Mergulho interior

Alvaro Piano

MERGULHO INTERIOR

Uma introdução
ao autoconhecimento

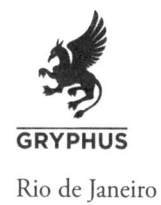

GRYPHUS

Rio de Janeiro

© Alvaro Piano

Revisão
Ligia Pereira Pinto

Diagramação
Rejane Megale

Capa
Carmen Torras – www.gabientedeartes.com.br
Ilustração - O deus romano Jano "bifronte", com uma face voltada para fora (a razão) e a outra para dentro (a intuição), simbolizando a porta de entrada que transforma o curso da vida.

Adequado ao novo acordo ortográfico da língua portuguesa

CIP-BRASIL. CATALOGAÇÃO-NA-FONTE
SINDICATO NACIONAL DOS EDITORES DE LIVROS, RJ
....
P643m

    Piano, Alvaro
        Mergulho interior : uma introdução ao autoconhecimento / Alvaro Piano. - 1. ed. - Rio de Janeiro : Gryphus, 2022.
        340 p. ; 23 cm.

    Inclui bibliografia
    ISBN 978-65-86061-44-4

    1. Espiritualidade. 2. Autoconsciência. 3. Teoria do autoconhecimento. I. Título.

22-77530   CDD: 158.1
                                                    CDU: 159.923.2
....

GRYPHUS EDITORA
Rua Major Rubens Vaz 456 – Gávea – 22470-070
Rio de Janeiro – RJ – Tel.: + 55 21 2533-2508
www.gryphus.com.br – e-mail: gryphus@gryphus.com.br

Para Joana Piano, Fernanda Piano (*in memoriam*)
e Maria Teresa Condé, minhas filhas e esposa.

Agradecimentos

Gostaria de expressar minha gratidão às pessoas que me ajudaram, direta ou indiretamente, a escrever este livro:

Antes de tudo, a todos os mestres e professores, visíveis e invisíveis, que tanto me inspiraram ao longo de meu caminho espiritual.

A Fernando Valle e Massê Llorden, com quem participo há oito anos de um grupo de estudos centrado na obra de Maurice Nicoll.

A Maria Helena Lyra, Vânia Granja, Mauro Emygdio, Marina Sartié, Tânia Queiroz e Heliacy Magalhães (in memoriam), que me assistem, há cinco anos, a dissertar sobre os comentários de M. Nicoll sobre os ensinamentos de G. I. Gurdjieff e P. D. Ouspensky.

A Susie Verde, pelo incentivo dado à minha capacidade de falar e escrever, desafiando-me a uma expressão simples e clara da sabedoria espiritual.

A Isabella Bozano, Ana Chirino e Mariah Rodrigues pelas curas energéticas e intuições oportunas.

A Rita de Cássia Guimarães, pelas consultas oraculares precisas, que me deram confiança para perseverar.

A Bárbara Meyer, irmã de alma, pelas consultas de tarot que tanto me proporcionaram orientação segura em minha caminhada.

Ao Dr. Jaime Gonçalves, pela Homeopatia sempre eficiente e pela certeza (maior que a minha) de minha vocação.

A Waldemar Falcão, amigo de longa data, pelo carinhoso prefácio.

A Gisela Zincone, da Editora Ghyphus, por ter acreditado no potencial do livro e aceitar publicá-lo numa época tão delicada.

A Maria Teresa Condé, minha esposa, por seu constante apoio e por sempre me cobrar na prática diária a imprescindível coerência entre as palavras e as obras, o tema por excelência desse trabalho e da própria vida em comum.

Dedico este livro:
A quem está num caminho espiritual,
A quem não está, mas quer estar,
A quem ainda não sabe se quer estar, mas está aberto para saber.

Sumário

Prefácio 13

1. Considerações iniciais: abrindo mão do que você crê ser para poder crescer 17

2. O autoconhecimento: o elo perdido entre a teoria e a prática 35

3. A importância do trabalho espiritual hoje. 53

4. Metagosto ou gosto: ser ou não ser. 63

5. A única prática possível: o dia de hoje. 91

6. Mãos à obra!. 103

7. O ser interno atrai a vida externa 129

8. Identificação: o apego à falsa identidade. 139

9. Observação de si: o instrumento maior para o autoconhecimento . 161

10. Lembrança de si: a reminiscência da origem sagrada. 181

11. Centros inferiores e superiores: das múltiplas inteligências ao amor consciente. 203

12. O refinamento da atenção: uma chave para e elevação da
    consciência 225

13. Das emoções negativas às positivas: a purificação necessária 235

14. Essência, personalidade e falsa personalidade 249

15. A Lei de Três e a transcendência do conflito 259

16. A Lei de Sete ou das Oitavas: a manutenção do compromisso com
    o ideal 279

17. Do esforço sem expectativas à entrega..................... 295

18. Do conhecimento à compreensão......................... 307

19. Considerações "finais": um incentivo à perseverança.......... 315

Bibliografia geral 333

Prefácio

Para que se possa comentar qualquer coisa a respeito de um trabalho realizado por Alvaro Piano no âmbito editorial é inevitável mencionar a saudosa Livraria Pororoca logo de início (*Livros contra a corrente* era o seu genial *motto*), porque além de ser uma referência indelével no coração e na memória de muitos, certamente ela é o tronco de onde agora brota o autor, antes livreiro, e agora responsável por um texto ao mesmo tempo claro e denso. De um lado, a escrita fácil nos traz a clareza que uma proposta de autoconhecimento precisa ter, e, de outro, as numerosas informações e referências bibliográficas compartilhadas com os leitores são uma consequência inequívoca da sua trajetória como dono de livraria. Não é por acaso que a bibliografia ocupa quase seis páginas ao final desta obra.

O alvo principal de um livro como este é um ser conhecido como "buscador", e este termo pode abranger uma gama muito vasta de pessoas que se sentem insatisfeitas com sua atual condição de vida. No fundo, são todos os que estão se dispondo a questionar as visões herdadas das gerações anteriores, quando Oriente e Ocidente ainda eram muito distantes e compartimentados em suas percepções da existência. Para estes, o autor se propõe a ser uma espécie de provocador, instigador de todos que se encontram nessa busca de um caminho evolutivo, tenha ele o nome que tiver. E com certeza este objetivo é atingido a cada página escrita.

O texto fácil e fluente de Piano reflete fielmente a agilidade de quem passou a vida envolto em livros, e por isso domina sua narrativa com maestria. E a força e o fundamento de suas referências bibliográficas lastreiam sua escrita de maneira extremamente feliz e oportuna. O entrelaçamento dos textos do autor com as extensas menções e citações aos numerosos autores que preenchiam as estantes da Livraria Pororoca é feito de forma hábil e criativa, sem jamais perder o ritmo narrativo. Na verdade essa "costura" acaba cativando ainda mais o leitor, pela alternância ritmada entre uma coisa e outra.

O autor também deixa claro desde o início que uma de suas principais referências (o "núcleo central das ideias propostas neste texto") é o chamado "Quarto Caminho", cujo principal representante foi G. I. Gurdjieff, e cuja contribuição para uma maior aproximação entre Oriente e Ocidente foi inegável. O trabalho de Gurdjieff e a referência a diversos discípulos e seguidores dos seus ensinamentos serve de fato como coluna vertebral do livro, dando título à maioria dos seus capítulos. Em seguida, a escrita fácil do autor desdobra e esclarece os conceitos expostos e traz a obra do *Quarto Caminho* para mais perto de todos nós. Um mérito louvável deste livro é a insistência em se alternar entre teoria e prática, entre filosofia e exercício, entre pensamento e ação. Conceitos como "Gosto e Metagosto", "Observação de Si", "Centros Superiores e Inferiores", "A Lei de Três" e "A Lei de Sete" são expostos de forma acessível a qualquer pessoa interessada, sem necessidade de nenhuma condição prévia para alcançar a compreensão destas expressões.

A despeito desta explicitação de uma coluna vertebral que norteia o livro, ele continua sendo preenchido com as já mencionadas numerosas citações e referências vindas de todas as tradições espirituais que se conhece. Piano circula com facilidade entre menções a Chögyam Trungpa, um dos grandes nomes do budismo tibetano no Ocidente, e ao médium Wanderley de Oliveira, autor de um livro psicografado pelo espírito Ermance Dufaux. Não há distância ou estranhamento entre ensinamentos de origens tão distintas quanto estes.

Prefaciar um livro desta envergadura é ao mesmo tempo uma honra e um desafio: a abrangência dos conhecimentos de Alvaro Piano sobre a matéria na qual se debruça torna a tarefa do prefaciador mais difícil: não há como resumir em um texto inicial toda a riqueza e densidade daquilo que é apresentado neste trabalho – e nem seria este o papel que aqui me foi destinado, o de um apresentador de *spoilers* da obra.

Minha função aqui é a mesma que o autor toma para si nas considerações iniciais do livro: a de um provocador, de um instigador do leitor, para que ele se anime a percorrer essas páginas com a curiosidade de quem sabe que vai se deliciar e se enriquecer com as informações, as menções e os ensinamentos compartilhados de forma tão vasta, organizada e generosa.

Waldemar Falcão
É músico, astrólogo e escritor, autor dos livros *Encontros com médiuns notáveis*, *O Deus de cada um*, *Conversa sobre a fé e a ciência*, com Frei Betto e Marcelo Gleiser, e *A história da Astrologia para quem tem pressa*.

1

Considerações iniciais: abrindo mão do que você crê ser para poder crescer

"Não é essencial encontrar um instrutor em carne e osso – ele pode estar num impresso. Um livro pode tornar-se um instrutor e guia bastante efetivo... Cada livro que estimula a aspiração e amplia a reflexão presta serviço e age como um guru... Algo que ajuda a avivar a centelha, transformando-a numa chama, é a literatura inspirada, seja ou não uma escritura – a associação mental, por intermédio de livros, com homens (e mulheres) que foram, eles próprios, completamente possuídos por esse amor." Paul Brunton – *A Busca*, (os parênteses são meus), pág. 228.

"Cada ser humano percebe apenas aqueles domínios da realidade para os quais possui a capacidade de ressonância. Isso se aplica tanto à percepção sensorial como à compreensão total da realidade. Tudo aquilo que se encontra além dos nossos limites de ressonância é imperceptível para nós e, portanto, inexistente. Por esse motivo acreditamos conhecer toda a realidade e que nada existe exceto essa realidade. Quando alguém lê um livro, julga que o compreende plenamente, embora possa absorver somente aquilo que estiver de acordo com seu estado de ressonância. Que isso ocorre dessa maneira, reconhecemos melhor ao relermos determinados livros, após alguns anos. Nesses anos, porém, houve uma expansão de consciência, possibilitando, assim, uma compreensão 'ainda melhor' do livro." Thorwald Dethlefsen – *O Desafio do Destino*, pág. 67.

"O início é algo grande. A chegada não é tão grande quanto o início, porque sempre que alguém chega é porque é capaz; quando alguém começa ainda não é capaz. Sempre que alguém começa é incapaz. Assim, o começo é um milagre... (Aquele que começa) Ele é um milagre – tão incapaz e tão corajoso." Osho – *Eu Sou a Porta*, (os parênteses são meus), pág. 40.

Somos muito mais do que pensamos ser, até mesmo muito mais do que nossa limitada imaginação possa tentar conceber, pois não se trata apenas do reino das quantidades, mas de uma qualidade que transcende totalmente nosso estado de consciência atual e, por isso, inconcebível para nós. Possuímos, sim, dentro de nós um ser de origem divina, mas que se encontra como que soterrado sob inúmeras camadas de máscaras que, erroneamente, tomamos como sendo nós mesmos. No entanto, para ser o que realmente corresponde ao que somos em nosso íntimo mais profundo, devemos estar dispostos a pagar o preço de abrir mão daquilo que pensamos ou imaginamos ser. Abrir mão, consequentemente, de algo que, no fundo, nem sequer possuímos, mas ao qual estamos ilusoriamente apegados por nos ser familiar. Abandonar o que é falso e nos causa sofrimentos desnecessários ou continuar sem mesmo questionar sua veracidade? Deixar ir o que nem nos pertence de fato e trabalhar para a "reconstrução" de nosso ser real, fonte de amor e de sabedoria: eis a missão sagrada que conclama a todos os que já pressentem a presença dessa contradição interior e percebem a incomensurável riqueza que vem junto com sua dissolução.

Em outras palavras, apesar de todas as aparências, apesar das evidências que nossos cinco sentidos nos fornecem o tempo todo, não somos apenas quem pensamos ser. Todos nós possuímos, nos recônditos de nosso ser, dimensões de uma riqueza que infelizmente podem permanecer quase intocadas ou em estado apenas latente por toda a extensão de nossas vidas. Por mais difícil e incômodo que seja realizar um *mergulho interior* a fim de poder explorar e constatar tudo aquilo que se passa em nosso psiquismo, questionando uma série de pressupostos culturais estratificados e tacitamente aceitos, a boa notícia é que a possibilidade de transformar esse estado de coisas está inteiramente em nossas mãos. Mesmo a ajuda, sem dúvida imprescindível, vinda tanto do plano material quanto do espiritual, depende de um terreno fértil preparado previamente por nós através de nossos próprios esforços, dedicação e perseverança. Se realmente queremos crescer como seres humanos, elevando nosso nível de consciência, temos à nossa disposição as ferramentas necessárias para empreender a obra, o mais importante desafio que a vida coloca diante de nós, não importando tanto as condições materiais nas quais nos encontramos no momento.

No entanto, para embarcar nessa jornada rumo ao crescimento interior, é preciso que possuamos uma disposição prévia e firmemente estabelecida para questionar nossa atual atitude de vida, baseada nos valores culturais herdados, e preparar-se para adotar conscientemente novos parâmetros e referenciais trazidos pela sabedoria espiritual. Essa nova atitude diante da vida, por sua vez, transcende a vigente sem, entretanto, negá-la totalmente, pois procura resgatar tudo aquilo de positivo que possui e que nos insere na vida social de forma responsável e prazerosa, harmonizando ambas, sim, mas sempre a partir do ponto de vista transcendente.

Como veremos mais profundamente ao longo do texto, essa realidade externa, mais uma vez contrariando as aparências, é mais uma consequência do que propriamente uma causa daquilo que se passa conosco internamente. A realidade, em última instância, é gerada de dentro para fora e não de fora para dentro. Se olharmos para esse fenômeno com a devida atenção, verificaremos o enorme potencial que tem para alterar nossa atual filosofia de vida, permitindo que lancemos mão num incomensurável poder para, a partir de uma mudança interior, modificar também as circunstâncias que nos cercam de uma forma sólida, paciente e harmônica, respeitando sempre os ritmos e os ciclos que as comandam.

Nesse caso não se trata de utilizar a chamada "lei da atração" simplesmente para obter aquilo que se quer, pois isso de nenhum modo questiona os pressupostos da visão corrente e materialista da vida, vindo quase sempre dos desejos superficiais e inconstantes do ego ou personalidade. Pelo contrário, a proposta aqui consiste exatamente em duvidar da capacidade dessa filosofia de vida de possibilitar uma elevação verdadeira de consciência, isto é, trata-se de questionar, antes de tudo, a própria qualidade daquilo que queremos, se isso realmente nos dá uma sensação de plenitude interior e atende ao anseio ou à vontade mais profunda de nossa alma, ou do que possuímos de mais elevado dentro de nós. Na verdade, cada pensamento, cada sentimento, cada ato nosso emite certas ondas eletromagnéticas, vibrações sutis e poderosas, que atrairão, por sua vez, pessoas e situações afins, dando a configuração exterior daquilo com que precisaremos lidar ao longo de toda a nossa existência.

Então, como será melhor explicado mais adiante, cabe a cada um de nós, antes de qualquer outra coisa, assumir plena responsabilidade por tudo aquilo que geramos por meio de nossas emissões energéticas mentais, emocionais e comportamentais. Esse é, na verdade, o primeiro e inequívoco sinal de que já existe um processo em curso de amadurecimento psicológico e de consciência ocorrendo, em algum grau, dentro de nós. Por outro lado, se não somos quem pensamos ser, ou seja, que possuímos uma dimensão espiritual que necessita ser desenvolvida e manifestada e que, em nosso nível de consciência atual encontra-se abafada ou num estado apenas latente, segue-se forçosamente que não se trata jamais de focar nosso trabalho interno para realizar uma melhora dessa parte mais superficial com a qual nos identificamos.

Pelo contrário, o objetivo maior é retirar gradualmente essa parte, a personalidade, do comando de nosso ser, a fim de que aquilo que possuímos de mais essencial possa vir à tona. Como se diz, a personalidade nos presta um grande desserviço quando dita o nosso caminho, mas quando se submete voluntariamente aos ditames de nossa alma, colaborando com o seu propósito mais elevado, pode tornar-se um aliado valioso dentro do caminho espiritual. Só pode haver crescimento real, portanto, a partir do que verdadeiramente somos em nosso íntimo mais profundo, e nunca somente melhorando aquilo que erroneamente pensamos ser. Em outras palavras, não adianta apenas se trabalhar para obter uma "máscara" social mais adequada pois, além de não levar a uma transformação digna do nome, ainda nos desvia de realizar o verdadeiro trabalho, que é exatamente a paciente desconstrução do poder da personalidade sobre aquilo que realmente somos, a essência de natureza espiritual.

Sem jamais deixar de reconhecer que a vida no plano material oferece inúmeras possibilidades de exploração e de um aprendizado que lhe é próprio, conferindo àqueles que a ela se dedicam tanto um amadurecimento psicológico quanto uma peculiar sabedoria de vida, este livro, e todos os que lhe são afins, se dirige primariamente aos que, reconhecendo, sem dúvida, tudo isso, sentem lá no fundo um desconforto existencial, uma espécie de cansaço ou desencanto com um modelo civilizatório unicamente baseado nas conquistas materiais. Essas pessoas já possuem um certo grau de intuição que as faz perceber que a vida não se resume apenas a isso e nem elas mesmas se resumem ao que foram levadas a crer que são.

É a presença tanto desse questionamento em relação ao estado das coisas atual quanto de uma fé e confiança na existência de outras camadas mais profundas já atuantes como uma centelha de origem divina dentro de si, que os impulsiona, com menor ou maior intensidade, para uma busca que, cada vez mais, passará a dar sentido à vida como um todo. Para Manly P. Hall, "a vida é um infinito desabrochar em direção ao Real. É a consciência crescendo através da experiência... Evolução é a liberação gradual, a partir de dentro, da potência divina atrás da forma" (*Questions and Answers*, págs. 13 e 29). Assim, o que dá o verdadeiro significado à vida é nossa contínua dedicação a fim de poder expressar todas as qualidades que possuímos ainda em estado latente.

Nesse sentido, para aqueles que já estão engajados numa senda espiritual, faço o convite para que se abram para a possibilidade de entrar em contato com algo novo, se não em termos de conteúdo, pois tudo que é importante já foi dito pelos grandes mestres desde o início dos tempos, pelo menos na abordagem e na forma de ser apresentado. Pois se, por um lado, tudo foi realmente dito, por outro, trata-se de uma "obra em perpétuo progresso", algo que não teve um começo verificável e, portanto, nunca terá um fim. Para quem ainda não tomou a decisão de trilhar o caminho, mas já sente um anseio pelo contato com um nível mais profundo de realidade, tenho a esperança de que esse texto forneça motivos concretos para que enverede com confiança e entusiasmo nessa busca, percebendo, como diz Osho, que o próprio caminhar é, em si mesmo, milagroso, permeando todos os momentos de nossa vida. Para os que ainda não sabem exatamente o que querem a esse respeito, porém, de algum modo, desejam saber, ou seja, sentem pelo menos um vago desconforto com essa indecisão e ficam motivados para, de um modo ou outro, confrontar a situação, quem sabe as ideias trazidas aqui possam funcionar como um fermento que os deixe com "uma pulga atrás da orelha", permitindo que tenham uma visão mais clara do que se passa dentro de si, de tal modo que seja capaz de levar a uma tomada de decisão para enveredar por um caminho evolutivo.

Como afirma T. Dethlefsen, tudo depende, no final das contas, da existência, dentro de cada um, de uma certa afinidade ou ressonância com a mensagem do ensinamento, sem o que não é possível haver uma capacidade real de assimilação de seu conteúdo. No meu caso, por exemplo, entrei em contato com o Quarto Caminho (o núcleo central das ideias propostas nesse texto) no início dos anos noventa. Sem dúvida, gostei, mas não tive a maturidade necessária para apreender a profundidade e a densidade de seu conteúdo. De qualquer maneira, naquela época eu tinha afinidade com outros ensinamentos, cuja sabedoria havia causado um impacto transformador em mim. Ou seja, o que quero ressaltar é que tudo aquilo a que nos dedicamos com seriedade e sinceridade, por mais que só consigamos absorver naquele momento uma camada mais superficial, acabará, em seu ritmo possível, afetando positivamente nosso crescimento, devendo ser devidamente reconhecido e louvado como uma etapa valiosa em nosso caminho. Até porque, em última instância, sempre que amadurecemos e elevamos um pouco nossa consciência, aquilo que anteriormente percebíamos como verdadeiro agora afigura-se como falso ou ilusório, e assim sucessivamente. No entanto, como se diz, nunca devemos "cuspir no prato em que comemos", isto é, o que hoje tornou-se falso alimentou nossa essência enquanto foi visto como verdadeiro.

O problema não está nessa sucessão saudável que aprofunda o que é a verdade para nós num determinado momento de nossa vida, fazendo-nos abrir mão das verdades passadas. O que realmente nos bloqueia é exatamente o apego inflexível ao que nos parece certo atualmente, impedindo que verdades mais abrangentes possam penetrar em nossa consciência e, de alguma forma, incluir dentro dessa nova perspectiva todos os degraus anteriores já percorridos. A postura incentivada pela sabedoria parece-me ser o cultivo de uma constante abertura para o novo, uma eterna "mente de principiante" onde queremos aprender com aqueles mais experientes no caminho espiritual, mas integrando esse novo ao antigo de modo que permaneça uma base sólida sobre a qual ambos interajam em harmonia. Em suma, a questão real não é tanto o que se torna ilusório à medida que avançamos em compreensão, não é a ilusão em si mesma, mas o apego que nos faz crer que seja algo imutável, a fim de tentar compensar a falta de consistência em nossa visão de mundo.

Desse modo, em 2012, tendo sutilizado minha ressonância e aprofundado a capacidade de percepção da verdade, pude captar melhor aquela mensagem cuja semente havia sido plantada vinte anos antes fazendo dela, a partir de então, o eixo prioritário de minha busca. Existe, portanto, um tempo individual para a gestação e maturação de um ensinamento recebido, onde algo é assimilado "apenas" parcialmente, não sendo ainda suficiente para realizar uma transformação mais profunda. No entanto, tudo que tocou realmente nossa alma, em algum nível sempre vai se somar em nosso processo de amadurecimento espiritual, gerando resultados mais palpáveis em seu devido tempo. Se não há uma ressonância forte o suficiente agora, quem sabe já não somos, mesmo sem o saber, um terreno fértil para que possa dar frutos num futuro em relação ao qual não temos hoje elementos para especular?

Minha sugestão, nesse sentido, é para que seja feita uma leitura atenta, mas leve, sem se cobrar um entendimento imediato, permitindo que o nível atual de absorção possível do ensinamento faça o seu trabalho em nossa psique, a fim de que fique mais claro o nosso grau de ressonância. Por causa disso, uso e abuso ao longo do texto de expressões como: aos poucos, paulatinamente, gradualmente, em nosso ritmo possível, e assim por diante, tentando deixar o mais claro possível que devemos fazer a nossa parte e entregar qualquer desejo de controlar os resultados. Que, então, plantemos a semente e cuidemos dela, mas sem tentar verificar o tempo todo se o seu crescimento corresponde às nossas expectativas ansiosas. Se uma ressonância com esse ensinamento não está presente em nossa etapa de vida agora, deixemos, pelo menos por enquanto, o livro de lado, mas com uma certa abertura para a possibilidade de revisitá-lo mais para a frente, mantendo uma sensibilidade alerta a fim de poder escutar o seu eventual "chamado" e agregá-lo ao que consideraremos como verdadeiro.

Antes de apresentar este ensinamento, gostaria de ponderar que, como qualquer outra sabedoria de cunho espiritual, trata-se de apontar para alturas virtualmente quase inalcançáveis para o ser humano dito comum (isto é, todos nós), mas que, todavia, anseia com perseverança pelo encontro com a verdade e o bem. A fim de evitar tanto o desânimo quanto a euforia, que são extremos irrealistas que se tocam, pois ambos são permeados por uma pretensão fantasiosa de facilidade e rapidez de resultados, costumo combatê-los da seguinte maneira: contra a euforia açodada e vaidosa, procuro me lembrar da distância incomensurável e infinita que me separa, e talvez sempre me separará, da meta final, ou seja, a união consciente com o divino; contra o desânimo paralisante me esforço para valorizar meus esforços limitados, mas sinceros, trazendo à tona a trajetória, dentro do caminho espiritual, percorrida por mim até este momento.

Como assevera Osho na citação acima, é importante dar e renovar sempre o valor que conferimos à nossa coragem ao assumir um compromisso existencial com uma busca espiritual, pois todos nós começamos cheios de entusiasmo, mas meio às cegas, guiados por uma fé ainda incipiente e frágil, mas já suficiente para nos impulsionar para a frente, enfrentando de modo meio "quixotesco" os inúmeros desafios que se apresentam diante de nós a todo o momento. Num certo sentido, penso que seremos eternamente principiantes nessa jornada, pois a distância que nos separa do divino, para o nosso próprio bem, nos será sempre velada e desconhecida.

Ou seja, combater a euforia ingênua colocando o que falta e, principalmente, o que **me** falta, se quero me aproximar do ideal maior; e, igualmente, contrapor-me ao desânimo e à autodesvalorização tendo consciência de quantos obstáculos consegui vencer com o trabalho feito pela expansão de consciência. Portanto, nessa busca constante e eterna por um equilíbrio entre a consciência de minhas imperfeições humanas e aquela de minha origem divina como filho de Deus, procuro (dentro do possível, é claro), evitar assumir uma atitude unilateral identificada com apenas um desses dois polos complementares. Impedir totalmente esse vaivém, como disse, está acima de nossa capacidade, cabendo a nós o esforço para diminuir a distância que os separa. Essa postura adotada por mim tem feito que o meu caminho seja percorrido de uma forma mais leve, sem autocomplacência e sem uma autocobrança exagerada. No final das contas, o mais importante é nossa dedicação contínua e sincera ao ideal, além da coragem para se ficar face a face com a verdade sobre si mesmo, não desistindo em hipótese alguma. Todo o restante vem como consequência e está fora de nosso alcance e controle, cabendo a nós a fazer nossa parte e entregar ao divino, com confiança e fé, os resultados do trabalho empreendido.

Nesse sentido, meu intuito com a proposição desse texto será, sempre que possível, dar ênfase àquilo que **pode** ser realizado dentro do alcance relativo ao nível de consciência que possuímos atualmente. Ou seja, o que podemos fazer hoje para transformá-lo, elevando-o pelo menos um pouco. Essa capacidade para começar a trilha de um caminho espiritual, por mais limitada que possa parecer, deve ser, como nos lembra Osho, motivo de importante celebração. Pois, na verdade, um começo dessa qualidade implica em um longo e árduo processo de maturação anterior. Dar esses primeiros passos significa, em alguma medida, a presença de virtudes sem as quais teríamos desistido antes mesmo de começar: antes de tudo é preciso haver uma certa maturidade moral, sem a qual todo o resto pode ficar comprometido; depois deverão surgir também coragem, sinceridade, confiança, fé, esperança, espírito de aventura diante do desconhecido, sede de saber e anseio pelo espiritual, entre outras.

Nesse divisor de águas em nossa vida que é o início da busca pela verdade, mesmo que ainda impossibilitados de receber ajuda a partir de dentro, por meio da intuição e inspiração que se desenvolverão apenas gradualmente na forma de vislumbres ocasionais, devemos sempre recorrer aos ensinamentos deixados pelos mestres de sabedoria através da palavra escrita ou transmitida oralmente. Só poderemos chegar a ter experiências internas mais avançadas, aquelas que transcendem as possibilidades da linguagem corrente para descrevê-las, se tivermos sido capazes de construir lentamente uma ponte entre a sabedoria que pode ser comunicada e nossa vida concreta. No entanto, como veremos ao longo do texto, mesmo em nosso nível atual de consciência, e em qualquer etapa em que estivermos, desde que possuamos as virtudes apontadas em algum grau, já seremos capazes de ter vivências importantes de autotransformação. O próprio ato de caminhar, em última instância, se constitui em sua recompensa, sendo uma verdadeira fruição já ao nosso alcance. Esse começo de qualidade vai, então, determinar a profundidade e o ritmo do restante da jornada.

Em suma, minha intenção é dar prioridade ao que podemos ser e nos tornar mais do que afirmar aquilo que ainda não somos ou podemos nos tornar no momento presente. Apontar, sim, as inúmeras dificuldades que deveremos enfrentar e superar, mas como que enquadradas pelo pano de fundo de nossas potencialidades passíveis de serem manifestadas no presente; mantendo, desse modo, viva a chama do entusiasmo e da dedicação, dando continuidade renovada ao nosso caminhar diário. Como vimos, sabemos que, à medida que avançamos na senda, experiências que antes nos pareciam reais, agora se mostram ilusórias, e assim deve ser, pois sempre estamos sutilizando e refinando nossa capacidade de percepção da verdade. Porém, por outro lado, devemos dar o devido valor a todas as nossas vivências dentro do caminho, já que, relativamente ao estado de consciência então possuído por nós, foram sinceras e, portanto, legítimas, devendo servir como um impulso para prosseguir e nunca como motivo de desânimo. Por conseguinte, qualquer nível de sutileza dentro do caminho é suficiente para ser preservado pela memória e celebrado como um marco digno de valor.

Podemos evocar nesse ponto, a fim de facilitar a compreensão dessa ideia, a conhecida imagem de um copo com água pela metade, dando origem ao debate secular sobre a visão otimista de quem percebe o copo como meio cheio e a pessimista de quem o vê como meio vazio. No entanto, procurando uma visão alternativa que nos tire dessa dicotomia que opõe as duas percepções da realidade, recorreremos a um terceiro elemento que, num certo sentido, as transcende e aponta para uma nova perspectiva (quando apresentarmos a "Lei de Três", isso deverá ficar mais claro). Esse elemento é a finalidade ou a motivação primária que explica a razão pela qual o copo foi feito. Sem trazer à tona essa dimensão, a tendência é que fiquemos presos no conflito entre duas visões opostas. Em nosso caso, a finalidade de um copo é servir como um receptáculo para que nele sejam vertidos líquidos de qualquer espécie. Isto é, com **qualquer** quantidade de líquido que receba, a motivação e a finalidade responsáveis, em última instância, pela sua criação ficam sempre preenchidas. Se é apenas uma gota ou se está transbordando, não faz agora nenhuma diferença, pois não se trata aqui de uma questão de quantidade, mas sim de qualidade.

Uma gota possui todas as propriedades do oceano, é uma centelha ou um holograma capaz de, em seu próprio nível, atuar como um elemento aglutinador e se unir a outras gotas, saciando cada vez mais a sede pela verdade ou o anseio pelo divino "oceânico". Igualmente, em nosso trabalho para o crescimento interior, nenhum esforço sincero é jamais perdido, sendo sempre uma peça valiosa do quebra-cabeça de nossa vida, não importando tanto o nível de consciência em que nos encontramos no momento. Então, o que é realmente decisivo em nossa busca pela verdade é fixar nossa atenção na plenitude que nós, de algum modo, já somos ou conquistamos com nosso trabalho e nossos esforços, dando-lhes o valor que merecem pois, sem essa atitude, nossa gotinha acabará secando e deixará de nos impulsionar para a continuidade e perseverança que são indispensáveis para que experimentemos resultados palpáveis, enchendo gradualmente o copo. Esse aparente paradoxo de uma "plenitude parcial", mas presente aqui e agora, se constitui, na verdade, no único ponto de partida possível para a nossa jornada; é a gotinha que, como Osho nos lembra, deve ser sempre um motivo legítimo de celebração, pois representa o maior divisor de águas em nossa vida, o ponto em que nosso foco deixa de ser exclusivamente voltado para fora e realiza um mergulho nas profundezas de nossa psique.

Essa gota, constituída certamente de sangue, suor e lágrimas, à medida que persevera em seu caminho, vai se aglutinando até o ponto em que pode transbordar e beneficiar também as outras pessoas. Ou seja, se nos fixamos apenas no que nos falta, como se fosse possível haver um copo meio vazio e descartássemos o líquido precioso já presente que sacia nossa alma, acabaremos por aumentar ainda mais a sensação de vazio interior, gerando desânimo, inércia, queixume e confusão mental. Concentrar a atenção no negativo faz do caminho espiritual um fardo desnecessariamente pesado. A vida naturalmente já se encarrega de nos enviar dificuldades suficientes, não cabendo a nós acrescentar outras artificialmente criadas por nossa imaginação fantasiosa.

Por conseguinte, nosso atual nível de consciência, não importando qual seja, desde que o anseio sincero pela verdade esteja presente, é suficiente para que possamos nos trabalhar interiormente e, gradualmente, elevá-lo. Se nossa sede é genuína e há diante de nós um copo com apenas um dedo de "água", deixaremos de sorvê-la porque o copo está quase vazio? Ou a beberemos numa atitude de gratidão pela oportunidade de poder ser lavados por dentro ou purificados? Portanto, se há água em qualquer quantidade, o copo estará sempre qualitativamente cheio na medida certa de nossa necessidade e capacidade de absorção. A ajuda recebida é sempre proporcional à qualidade de nossos esforços e na quantidade suficiente para nos impulsionar para a frente. O entendimento dessa dinâmica pode nos dar a serenidade e a confiança que são imprescindíveis para tornar nosso caminho mais leve e permeado por uma sensação de contentamento interior, permitindo que enfrentemos melhor os obstáculos inevitáveis que surgirão.

Existe uma imagem muito conhecida, trazida pela tradição Zen, em que se faz uma analogia entre o ensinamento espiritual e a sua experiência prática com a imagem de um dedo que aponta para a lua, advertindo-se o discípulo para que evite confundir o dedo com a lua propriamente dita; ou seja, que não se iluda, crendo que as palavras sobre a verdade sejam equivalentes à experiência individual e concreta dessa verdade. Dito de outra forma, que não deixemos que a beleza e a profundidade do ensinamento se bastem em si mesmos, impedindo que nos movamos para a sua fruição interior, a única coisa com poder real de nos transformar. Ao longo desse texto procuraremos certamente fazer tanto essa advertência quanto uma exortação para a prática.

Por outro lado, vendo essa imagem do Zen a partir de um ângulo diferente, podemos também constatar que, sem o dedo apontando a lua, sequer saberemos que ela existe ou, na melhor das hipóteses, que se encontra naquele lugar. Por conseguinte, sem uma sabedoria que atue como um norte, mostrando-nos uma meta e um ideal elevados e, a partir deles, como e para onde direcionar nossos esforços, fazendo com sejam mais efetivos e inteligentes, cairíamos num estado de dispersão e confusão, caminhando passivamente a reboque das circunstâncias. A distância que separa o dedo da lua é infinita, mas necessitamos de ambos, um ponto de partida seguro e ancorado em quem já chegou à meta e um ponto vislumbrado de chegada que alimente nossa fé e confiança a fim de que possamos enfrentar as dificuldades sem esmorecer.

Como afirmou acima T. Dethlefsen, à medida que caminhamos, afastando-nos do ponto de partida e ampliando a esfera de nossa ressonância enquanto compreensão mais profunda da realidade, devemos voltar repetidas vezes à fonte de sabedoria que elegemos, desvelando a cada releitura novas camadas de significado que se apresentam à consciência que se expandiu. Ou seja, se a palavra, por um lado, nunca poderá ser uma realidade fundamental, por outro, podemos, sim, unir nossos corações e mentes a ela, percebendo sua dimensão sagrada e fazendo dela um instrumento e um incentivo para um aprofundamento da experiência concreta e real. Nesse sentido, o contato consciente com a palavra de sabedoria, falada ou escrita, pode tornar-se também uma experiência transformadora em si mesma e, por causa disso, servir como uma ponte para a vivência. Portanto, somente experimentando a palavra de sabedoria igualmente como uma vivência real, poderemos saborear verdadeiramente aquilo para o qual ela está apontando. Enquanto a própria palavra não fizer parte também da dimensão prática do ensinamento, tenderá a bloquear seu papel de ponte para a experiência factual propriamente dita. Em seu próprio nível, portanto, a palavra deve ser tanto teoria quanto prática.

∽

Conta-se que a primeira coisa que Gurdjieff (aquele que nos trouxe o ensinamento do Quarto Caminho há cerca de 100 anos) perguntava à audiência era:

o que é que vocês realmente querem? Subentende-se que ele se referia tanto à sua palestra quanto ao que queremos para a nossa vida e, mais ainda, o que queremos ser, ou nos tornar, como pessoas. Isto porque, para o ensinamento que ele nos legou, não importa tanto aquilo que somos, fazemos ou conquistamos até agora ou não, mas sim a presença de aspirações mais profundas de natureza espiritual. Portanto, o fator decisivo para que exista uma verdadeira busca pela verdade depende da presença desse anseio por uma elevação de nosso nível de consciência, por uma purificação emocional, mental e comportamental de nosso ser.

É preciso que haja dentro de nós uma insatisfação, um certo desconforto em relação ao próprio conforto que a vida material pode nos proporcionar, mesmo em seus momentos mais felizes. Uma intuição mais ou menos clara de que há outras dimensões, invisíveis e intangíveis, capazes de fornecer o alimento sutil apropriado para nossa alma ou essência espiritual. Uma certeza de que o sucesso na vida, o cumprimento de nossas obrigações perante a comunidade, em suma, ser uma pessoa de bem ou de boa índole, sem dúvida é muito importante, mas no fundo de nossa alma sentimos uma carência ou uma saudade ligada à nossa origem divina que transcende qualquer realidade ou felicidade material. E a convicção de que uma vida interior renovada reverberará inexoravelmente para nossa vida social, proporcionando-nos uma felicidade mais rica e profunda.

Esse desconforto também se dirige a nós mesmos, ao tipo de pessoa que somos, cheios de defeitos e contradições que vão na direção contrária dos nossos ideais. Sentimos uma premência para realizar uma profunda transformação de nossos valores, prioridades e caráter. Intuímos que nos falta algo ou que existe algo latente e elevado dentro de nós que precisa ser expresso em pensamentos, sentimentos e atos. A partir da consciência desse hiato entre o que somos e o que queremos nos tornar pode nascer o impulso para que trilhemos o caminho espiritual e construamos uma ponte que una esses dois extremos. Para que isso se realize é imprescindível que seja feito um mergulho às profundezas de nossa psique a fim de que seja devidamente observada, conhecida e posteriormente modificada. Perceber nossas falhas e contradições é o ponto de partida realista, a verdadeira matéria-prima a ser gradualmente "alquimizada" ou sutilizada ao longo de nossa jornada.

É nossa tomada de consciência crescente em relação a esse abismo que separa nosso mais alto querer de nosso estado atual que vai nos impulsionar e motivar para que seja construída a conexão que os aproximará e, por fim, os unirá num todo harmônico. Em virtude desse fato, o trabalho espiritual demanda de cada um coragem e sinceridade para enfrentar a si próprio e ver sua verdade interior; ou seja, aquilo que realmente se passa dentro de nossa psique e que, até então, nos era desconhecido. Conclama-nos também a ter humildade, paciência, esforço e perseverança, pois aquilo que é fácil e rápido aparentemente nos satisfaz, mas no fundo é ilusório, superficial e não traz resultados duradouros que possam alterar o nível de nosso ser. Colheremos, portanto, de modo proporcional à intensidade de nossa persistência e dedicação.

É neste ponto que o ensinamento do Quarto Caminho pode nos dar uma valiosa contribuição. Após muitos anos percorrendo diversas vertentes na busca pela verdade e pela autotransformação, me deparei com essa maravilhosa metodologia que, no meu entender, disponibiliza para nós, passo a passo, **como** efetivamente aplicar a sabedoria à vida cotidiana, de modo que nossa consciência possa ser gradativamente expandida e elevada. Um método onde seus postulados nunca devem ser aceitos passivamente, mas que, pelo contrário, podem e devem ser ativamente verificados por cada um, fazendo de conceitos abstratos algo vivente dentro de nós. O Quarto Caminho possui uma riqueza e uma profundidade incomensuráveis. Porém, nesse texto vou procurar me concentrar mais em seu aspecto prático, buscando uma linguagem que seja acessível mesmo para quem não deseja aprofundar-se no ensinamento como um todo. Para aqueles que querem fazê-lo, sugiro que consultem a bibliografia recomendada.

Então, retomando a pergunta fundamental de Gurdjieff, desde agora convido o leitor a se questionar e refletir sobre o que realmente quer com **esta** leitura; e de uma forma mais abrangente, o que quer ser, ou seja, qual é seu ideal mais elevado em relação a si mesmo. Que se esforce para formular isso da maneira mais clara possível a fim de que fique sempre presente no fundo da psique e possa ser acionado, quando necessário, nas situações concretas cotidianas. Ter consciência daquilo que quer e precisa ser transformado em sua pessoa, pois somente assim terá sensibilidade para perceber quando é preciso especificamente aplicar os conceitos absorvidos através de uma reflexão prévia.

Entretanto, mesmo tendo, num certo sentido, uma importância secundária, é nossa trajetória de vida, aquilo que aprendemos e construímos ao longo dos anos que, em última instância, será a matéria-prima sobre a qual faremos nosso trabalho de purificação e elevação. Somente dentro desse contexto específico nossas aspirações terão chance de ser realizadas. De acordo com a maioria dos ensinamentos espirituais, nossa história de vida possui, na verdade, dois componentes: uma dimensão externa caracterizada pela sequência temporal das situações que vivenciamos, sendo aquilo que usualmente relatamos quando indagados, por exemplo, sobre nosso passado; contudo, possuímos também uma vida interior composta por nossos estados psicológicos, ou seja, nossos pensamentos, sentimentos, desejos, imaginação, sonhos, estados de ânimo e assim por diante.

Como veremos melhor ao longo deste texto, num certo sentido, é a qualidade desta última que determina como vivenciaremos a primeira. Dando um exemplo bem trivial, se estamos tristes, mesmo diante da paisagem mais bela ou da refeição mais saborosa, não conseguiremos aproveitar plenamente essa oportunidade. Inversamente, se estamos alegres, mesmo um lugar feio ou uma comida insossa podem não ser capazes de afetar nossa disposição interior. Portanto, é em nossa parte interna que realmente vivemos, e esta, em sua maior parte, é invisível, não sendo diretamente acessível aos outros. Aquilo que pode ser compartilhado pertence, na verdade, à dimensão material e factual da vida, ou sua contraparte externa, ao que conseguimos manifestar concretamente e é captado pelos cinco sentidos. Porém, comparado com nossa riqueza (ou pobreza) interior é quase como a ponta de um iceberg.

Certamente, essa deve ser uma das razões pelas quais ninguém tem o direito de julgar outra pessoa. Não possuímos a capacidade de acessar os recônditos da psique alheia, apenas as suas manifestações exteriores por meio do comportamento. A única coisa que nos cabe fazer, portanto, é avaliar os atos concretos praticados; mas, mesmo isso, tendo sempre consciência de nossa limitação estrutural e intransponível em relação à pessoa em si, isto é, se nossa avaliação porventura for negativa, deve ser também flexível e aberta à possibilidade de que haja potenciais, em estado mais ou menos latente, ainda não desenvolvidos no interior da pessoa em questão, e que para nós permanecerão, em si mesmos, incognoscíveis. Sem essa atitude mais humilde perante os outros, admitindo que são desconhecidos em seu íntimo para nós, resvalamos para um julgamento superficial e intolerante, abrindo a porta para o conflito, e com as consequências nefastas, estas sim, por todos nós mais do que conhecidas. Avaliamos, e com flexibilidade, portanto, apenas atos, mas nos abstemos de julgar o ser, o núcleo real oculto em cada pessoa.

Infelizmente para nós, em parte porque nossos sentidos são todos voltados para fora e também porque a presença e a sensação de nosso corpo físico são autoevidentes para nós, não damos a devida atenção e importância ao que se passa dentro de nós. Ou seja, nossa verdadeira vida permanece desconhecida e inacessível também para nós mesmos! Podemos simplesmente passar batidos pela vida sem realmente saboreá-la ou mesmo vivê-la plenamente, sem aprender suas lições ou compreender seu significado. À primeira vista, nossa vida e história pessoal parecem ser apenas compostas por fatos e sensações físicas. Nossa atenção tende sempre a estar, portanto, voltada apenas para fora. Seríamos todos um pouco como São Tomé; só acreditamos naquilo que podemos perceber com os cinco sentidos físicos; todo o resto nos parece incerto, fantasioso ou sem "base científica", como se costuma dizer. Como a sociedade e suas instituições somente estimulam esse lado exterior e factual da vida, pois, na verdade, foram construídas ao longo dos séculos exatamente por pessoas quase exclusivamente voltadas para essa vertente, podemos perfeitamente viver sem esse mergulho para dentro, aceitando tacitamente seus postulados como os únicos possíveis. Dessa maneira, o processo acaba se alimentando a si mesmo, já que nossa tendência é sempre reproduzir, sem qualquer questionamento, aquilo que nos é familiar, isto é, a cultura que herdamos do passado.

Na falta de uma vida interior ou mesmo do reconhecimento que realmente possuímos uma tal vida, não possuiremos nunca as ferramentas necessárias para nos contrapor a essa corrente cultural dominante e que se impõe de tal modo que parece ser a única possível. Limitados por esse quadro, nossa riqueza interior permanece intocada ou em estado latente, como uma semente que não germinou. A elevação de nosso nível de consciência nem passa por nossa cabeça, na medida em que cremos já ser plenamente conscientes em nosso estado atual, em conformidade com os ditames da psicologia e da ciência oficiais. Essa abordagem mais corrente impede ou abafa também qualquer questionamento das bases sob as quais se fundamenta nossa visão da vida e de nós mesmos.

No entanto, alguns de nós, mais cedo ou mais tarde, sentem ou intuem que falta algo importante para que haja uma felicidade verdadeira e profunda. Não se trata, nesse caso, apenas de uma insatisfação momentânea, motivada pelo fato de nossos desejos e expectativas não estarem sendo atendidos pelo mundo. O que sentimos, nesse caso, é mais um desconforto de natureza existencial, em relação às explicações que recebemos sobre o significado da vida desde a nossa mais tenra idade. Afinal, se estamos satisfeitos conosco e com a vida que levamos, crendo que esse modelo civilizatório é algo dado e inquestionável, não pode haver nenhuma razão para se iniciar numa busca pelo espiritual, por algo que, num certo sentido, foi perdido, mas que, ao mesmo tempo, continua presente na forma de uma pequena centelha de luz; e que agora precisa crescer e voltar a seu estado original, porém enriquecida pela compreensão das experiências vividas na vida material.

O trabalho espiritual poderia ser então descrito como um aprendizado de como harmonizar essas duas dimensões de nossa vida. Entretanto, é importante que isso seja realizado sob o comando e supervisão da parte interior, pois é aqui que, como dissemos, está nossa verdadeira vida. O trabalho ensina-nos, nesse sentido, a partir de um método definido, a empreender uma volta consciente para dentro a fim de que tomemos ciência do que acontece aí, pois até esse momento permanecemos inconscientes de nós mesmos, de nossa sombra e também de nossa própria luz, oculta até agora por detrás dessa sombra e, portanto, virtualmente inacessível. A luz interior está sempre presente, mas por não termos acesso a ela a maior parte do tempo, é quase como se estivesse ausente. Não temos a capacidade e a sensibilidade para perceber sua vibração e suas mensagens sutis de sabedoria e amor. É como se fôssemos ricos, mas, tendo esquecido disso, vivêssemos na realidade como pobres.

Podemos afirmar que, em nossa atual condição, somos mesmo limitados ou incompletos, pois nossa ignorância impede o pleno gozo de nossos potenciais e capacidades. Quem vive como mendigo, no final das contas, mendigo acaba sendo ou se tornando, não importando o tamanho, porque sem qualquer usufruto, de sua conta bancária. Nesse sentido, como teremos a oportunidade de ver, o trabalho espiritual voltado para o autoconhecimento vai procurar nos ensinar a observar como nossa vida exterior se conecta com a interior, fazendo com que nossas reações internas ao que nos acontece possam ficar menos dependentes das circunstâncias, reestabelecendo a primazia perdida da vida espiritual sobre a vida material; em suma, harmonizando, sim, as duas, porém sempre a partir dos critérios mais elevados trazidos pela sabedoria e, com o tempo, também pela nossa própria intuição. Além disso, também passamos aos poucos a possuir um poder para decidir com maior liberdade e discernimento o que realmente queremos pensar, sentir e como agir.

2

O autoconhecimento: o elo perdido entre a teoria e a prática

Em meados dos anos 70 frequentei uma reunião que tinha como mestre, por canalização mediúnica, a entidade do Frei Fabiano de Cristo. Lembro-me sempre de como conseguia extrair verdades profundas de histórias aparentemente simples. Creio que uma delas pode nos ser útil aqui: uma pessoa está ensimesmada e trancada em casa quando escuta uma voz do lado de fora pedindo que abra logo a porta pois lhe revelará toda a verdade sobre sua condição. Após relutar por algum tempo, não pôde resistir aos apelos que poderiam tirá-la daquela situação e acabou abrindo a porta, indagando ansiosamente pela revelação do que seria afinal a verdade. A resposta "singela" foi: "a verdade é uma porta que se abre!". Quer dizer, a verdade, nesse caso, quase uma tautologia e mais do que propriamente um conteúdo a ser comunicado, é ter uma nova postura diante da vida, uma atitude de abertura do coração, de esperança, fé e confiança diante da possibilidade de estar face a face diante da própria verdade, o agente maior para a cura e crescimento de nossa alma!

Em vista disso, para poder ser tocado por esta ou qualquer outra verdade, é muito importante possuir essa predisposição, esse anseio que vem das profundezas de nosso ser, do contrário não poderemos ser verdadeiramente tocados e transformados em nosso âmago e, por conseguinte, ajudados pela força da verdade em nossa trajetória evolutiva. Ao estarmos receptivos à entrada da verdade em nossa vida, acontece também um processo de desmascaramento e libertação em relação a tudo o que há de mentiroso dentro de nós. Outras qualidades virtuosas e igualmente verdadeiras, até então apenas latentes, libertam-se de nosso inconsciente e começam a vir à tona: a própria coragem para suportar a visão dura dessa verdade, a coerência entre nossas duas vidas, interior e exterior, a humildade decorrente da constatação de nossas fraquezas e hipocrisias, uma atitude mais compassiva e flexível face aos defeitos alheios, e assim por diante.

Em outras palavras, a verdade não pode arrombar a nossa porta, nunca pode ser invasiva e nos forçar a nada. Deve sempre ser "apenas" um convite sutil, suave e amoroso, mas contínuo, para que lhe abramos o coração e nos purifique, a fim de que possamos ver tanto a nossa própria verdade quanto, de acordo com o nosso grau de sensibilidade, também a dos outros. Portanto, uma vez que a porta foi voluntariamente aberta, graças a uma atitude de confiança, fé e esperança, e a convidamos a entrar em nossa casa interior a fim de que possa realizar seu trabalho purificador em nossa psique, receberemos as instruções necessárias para ver gradualmente a nossa verdade pessoal face a face. Ninguém, na realidade, pode fazer esse trabalho por nós. Ou melhor, trata-se de uma obra conjunta entre a ajuda recebida do alto e nossa própria iniciativa pessoal. Uma mera curiosidade não é suficiente, pois, uma vez que lhe abramos a porta, entrará em nossa casa e aí habitará, nos transformando por inteiro. Convido, então, o leitor a abrir a porta para esse ensinamento particular que me proponho a compartilhar, pois, igualmente nesse caso, é uma condição imprescindível para que sejamos ajudados em nossa busca pela verdade e possamos receber a força e o estímulo necessários para fazer a parte que nos cabe.

Retomando nossa linha de raciocínio, podemos nos questionar: por que, afinal, existe esse hiato quase perpétuo entre o que conhecemos e aquilo que praticamos? Como se trabalhar interiormente a fim de gradualmente diminuí-lo? Como fazer da sabedoria algo vivente, experimentado na vida concreta cotidiana? Como aplicar a sabedoria a nosso ser individual, de modo que nossa consciência possa ser elevada e nossa vida transformada? Ou ainda, como nossa relação com a teoria pode nos incentivar a praticá-la? Desde os conflitos interpessoais às guerras fratricidas entre os povos, todas as relações humanas ficam como que manchadas por esse descompasso fundamental, por essa incoerência entre o que sabemos ser certo e o que efetivamente fazemos a partir disso. Se pensarmos bem, a falta desse grande "como" ou a presença desse hiato permeiam a formulação de quase todos os nossos problemas fundamentais, a nível individual ou coletivo.

Para a maioria das tradições sagradas a chave para se descobrir esse "como" está no processo do autoconhecimento. Este "conhece-te a ti mesmo" era considerado como sendo a forma suprema do conhecimento, tendo todos os outros como derivados ou subordinados. Da mesma maneira, a forma mais elevada de prática é a aplicação do autoconhecimento à nossa vida diária, levando-nos a uma gradativa autotransformação. Como não poderia deixar de ser, segundo a sabedoria do "Quarto Caminho" a principal razão para que não vivamos plenamente nossos potenciais e não sejamos felizes de uma forma profunda é a nossa ignorância com relação a nós mesmos. É por causa dela que ficamos incapazes de exercer nosso livre arbítrio e nos tornamos escravos em relação a tudo que nos acontece. Transformamo-nos em meras marionetes das circunstâncias externas, onde nossas chamadas ações não passam de reações ou reflexos condicionados, abrindo mão de nossa capacidade de tomar decisões livres baseadas numa reflexão e intuição nascidas de um esforço próprio.

Portanto, não pode haver uma escolha realmente livre se não somos conscientes de nós mesmos e de tudo o que nos cerca, por mais que possuamos talentos e conhecimentos acadêmicos. O autoconhecimento é então um verdadeiro ato ou processo de libertação do que é falso dentro de nós, a fim de que possa haver uma união com nossa verdade interna. Trata-se de um processo que pode transformar concretamente nossa vida em todas as suas facetas, pois passamos a abordá-la com um olhar mais claro, objetivo e profundo. Além disso o autoconhecimento é condição imprescindível para a elevação do nosso nível de consciência. Sem que estejamos conscientes de nossa "sombra", de nossas fraquezas e mentiras, de nossas contradições e hipocrisias, não pode haver abertura para que tomemos consciência também de nossa semente de origem divina e de nossas virtudes e potenciais ocultos. Sem esse mergulho interior, como vimos, permanecemos ignorantes de nossa sombra e, infelizmente, também de nossa própria luz, continuando fascinados por uma vida exclusivamente materialista. É como se fôssemos mais "vividos" pela vida de uma forma passiva e dependente, abdicando inconscientemente de realizar as tarefas ou a missão para as quais fomos enviados a esse planeta, tanto em sua dimensão psicológica quanto social.

Uma visão alternativa e complementar, além de profunda, do conceito de "sombra" é formulada por Jean-Yves Leloup em seu livro *Caminhos da Realização*: "Sombra é a nossa luz contida, é a nossa luz que não queremos doar. O que chamamos Sombra, que por vezes nos torna pesados, infelizes e que nos destrói, é este amor que não podemos dar" (pág. 71). E mais adiante acrescenta: "A única coisa que não podem nos tirar, a única coisa que a morte não pode nos tirar, é aquilo que nós doamos. O que tivermos dado, nada, nem ninguém, pode nos tirar. É esta doação, o que fica de nós mesmos" (pág. 76). Ou seja, além da negatividade que não queremos ver ou refrear, também faz da "sombra" a positividade que não queremos ver ou compartilhar, não manifestando-a concretamente para beneficiar os outros. Possuir uma visão apegada e mesquinha daquilo que temos de bom dentro de nós acaba por bloquear nossos potenciais e também jogá-los no inconsciente, transformando assim nossa própria luz em "sombra". É preciso, portanto, perceber a enorme diferença qualitativa entre luz e "sombra", onde a luz doada se reverbera e multiplica para todos, incluindo nós mesmos, ao contrário da vida material, onde reinam quantidades que diminuem quando doadas.

Para M. Scott Peck, em seu livro *The Road Less Traveled and Beyond* (págs. 275 e 276), o real problema não é tanto a existência de um inconsciente que permanece desconhecido ou na "sombra" de nossa psique, mas sim a recusa de nossa parte **consciente** de querer olhar para ele, pois isso implicaria na necessidade de assumir a responsabilidade pelos erros que são constatados ali. Ou seja, é nossa recusa consciente de olhar para as nossas imperfeições e fraquezas de caráter, além das consequências que acarretam, que criaria o inconsciente propriamente dito, fazendo com que nos empenhemos em combater qualquer pessoa ou situação que ameace furar esse bloqueio autoimposto. Por outro lado, pelo fato dessa situação derivar de um ato deliberado nosso, coloca sua solução igualmente ao alcance de nossas mãos, sublinhando mais uma vez a importância de um trabalho de autoconhecimento para a elevação da consciência.

Evidentemente, o autoconhecimento é um longo processo (quase certamente perpétuo), requerendo paciência, determinação, confiança e perseverança de nossa parte. Deve começar com um minucioso e organizado estudo de si mesmo; e, para que este seja possível, é imprescindível possuir-se uma metodologia comprovadamente eficiente que nos informe como trilhar todas as suas etapas. No entanto, método, estudo e autoconhecimento não são fins em si mesmos, devendo servir a uma meta que os transcende, qual seja, a transformação de nosso nível de consciência e a elevação de nosso ser interno, a fim de melhor servir a comunidade em que vivemos.

Como veremos melhor mais adiante, para o Quarto Caminho a ferramenta mais importante para avançar no autoconhecimento é a chamada auto-observação ou "observação de si". Esta, para causar uma transformação real, não pode se limitar a uma mera constatação do que se passa interiormente conosco, devendo ser também uma intervenção concreta e purificadora em nosso psiquismo. Aos poucos aprendemos a refrear conscientemente as manifestações de nossos pensamentos e emoções negativas (sem repressão ou autocondenação), separando o que é falso em nós daquilo que é realmente nosso (através da lembrança de si). Então, à medida que ficamos mais transparentes para nós mesmos, mais íntegros e coerentes com nossos ideais, passamos também a afetar positivamente as outras pessoas e o nosso ambiente, atraindo fatos e experiências novas, "convidando" os outros a uma mudança através do nosso exemplo (sem jamais tentar nos impor).

Desse modo, mesmo o nosso usual conceito do que é ser feliz vai se alterando, migrando de uma dependência de ter nossos desejos satisfeitos pelas circunstâncias e pelos outros, para uma alegria interior perene e serena, ancorada na percepção da verdade de nosso ser, mas, ao mesmo tempo, receptiva a um relacionamento mais profundo com os outros. Paradoxalmente ficamos mais invulneráveis e protegidos internamente dos ventos das constantes mudanças que tenderiam normalmente a nos tirar dos eixos, porém, por outro lado, nos tornamos mais permeáveis e abertos à vida como um todo e às pessoas com quem nos relacionamos. Passamos a perceber toda uma riqueza de significados e beleza onde antes nos sentíamos vazios e entediados. Onde víamos apenas rotina agora somos capazes de captar inúmeras oportunidades de aprendizado, dando-nos maior capacidade de apreciar tudo o que a vida coloca diante de nós.

Corroborando essa ideia, Angela Maria La Sala Batà em seu livro *O Desenvolvimento da Consciência*, pág. 176, coloca: "Podemos dizer, assim, que quanto mais uma pessoa é evoluída, mais sensível se faz aos contatos e vibrações que lhe vêm do exterior. Realmente, à proporção que a consciência desperta, chega a parecer que o invólucro que a aprisiona e a delimita se torna sempre mais permeável, transparente, absorvente, tanto que o indivíduo sente aumentar a sua sensibilidade, a sua capacidade telepática e a sua faculdade de identificar-se com os outros" (aqui o termo "identificar-se" significa ter empatia, diferentemente do sentido com que o trabalharemos neste texto, como veremos melhor adiante). Então, através da autoconsciência e da consciência do outro, agregamos qualidades ao nosso ser que passam a nos pertencer de fato e que não serão perdidas se as cultivarmos com assiduidade.

Pela prática da auto-observação igualmente percebemos que nosso ego (ou falsa personalidade) e nosso eu real divino pertencem, na realidade, a níveis vibratórios distintos dentro de nós, que o ego, apesar de **estar** em nós, não possui qualidade de **ser**, isto é, não corresponde ao que, em nosso íntimo, verdadeiramente somos. O ego, portanto, existe, mas, em última instância, "não é", ou seja, não possui uma origem direta divina. Nosso maior problema, todavia, é que atribuímos a ele nossa identidade verdadeira, misturando inconscientemente o "joio" com o "trigo", como se tivessem o mesmo valor vibratório em nossa psique. A auto-observação, como veremos a seguir, vai nos revelando que a distância entre o falso e o real dentro de nós é, na verdade, intransponível, isto é, que são excludentes entre si. Em outras palavras, que não se trata então de meramente aperfeiçoar nosso ego, ou de obter uma máscara ou persona melhor, mas de constatar esta descontinuidade fundamental e dissolver o poder do ego de dizer quem somos. Segundo Gurdjieff, é preciso, antes de tudo, despertar e tomar consciência de nosso atual estado adormecido ou semiconsciente. Somente então pode se dar um abandono dessa falsa identidade e a construção de um "novo" eu por meio do trabalho espiritual.

A busca espiritual pressupõe, portanto, uma insatisfação com o nosso estado atual enquanto seres humanos. Porém, como vimos, trata-se de um desconforto existencial e não meramente circunstancial, apenas porque nossos desejos pessoais não estão sendo momentaneamente atendidos. Pelo contrário, sentimo-nos insatisfeitos por intuir que estamos aquém de nós mesmos e afastados de nossa origem divina. É a constatação desse descompasso que nos impulsiona para a busca da verdade maior, que nos faz ter uma fome ou anseio pelo que é espiritual, além de qualquer eventual situação em que estejamos. Mais uma vez, se estamos satisfeitos conosco ou apenas temporariamente insatisfeitos não há como trilhar seriamente um caminho espiritual.

Trata-se, portanto, inicialmente, de admitir nossa ignorância e nossa inconsciência, pois, na verdade, em nosso estado atual somos ignorantes até mesmo de nossa própria ignorância! Como dissemos, somos ignorantes da nossa fraqueza e de nossa força, e ainda de como sair desse impasse. Por conseguinte, tomar consciência de nossa inconsciência é o primeiro e grande passo em direção ao autoconhecimento, pois, de algum modo, esse já é um ato consciente. É a humildade presente quando somos sinceros em confessar para nós mesmos o "só sei que nada sei" socrático, mas junto com uma vontade firme de querer aprender e saber. Em suma, no "só sei que nada sei" estariam ocultos dois níveis de ser, o eu ilusório da personalidade e o "si mesmo" ou eu verdadeiro. É como se disséssemos: "meu eu verdadeiro sabe que meu eu falso nada sabe". Tendo então essa clareza interna podemos trabalhar para preservar e fazer crescer o que é puro em nós, nossa intuição de algo superior presente, e nos afastar do pretenso e vaidoso "saber" de nossa falsa personalidade.

Portanto, a presença de uma busca sincera e contínua pelo autoconhecimento nos afasta das formas mais nocivas e destrutivas assumidas pelo conhecimento, quando este, por exemplo, se torna indiferente ao sofrimento em qualquer uma de suas manifestações; ou ainda quando obedece passivamente aos ditames de interesses marcadamente egoístas, chegando às vezes às raias da crueldade. Porque nossa sociedade atribui um valor desmedido à posse do conhecimento sem sua contrapartida mais importante, que é o autoconhecimento. Assistimos diariamente a uma série de distorções que acabam nos parecendo normais ou corriqueiras, anestesiando nossa sensibilidade e capacidade de reflexão.

Admiramos, por exemplo, a presença da genialidade sem dar a devida atenção à dimensão humana ou à qualidade do caráter da pessoa genial. Por mais que, em qualquer domínio, a obra transcenda a personalidade de seu criador, é incoerente que este não tenha sua pessoa positivamente afetada por sua própria criação. Essa cisão entre o criador e sua obra pode, inclusive, limitar a qualidade da própria obra, pois esta, em última instância, brota da riqueza interior daquele. Como afirma P. D. Ouspensky (o principal aluno de Gurdjieff):

"No pensamento moderno, ignora-se tudo sobre a ideia do ser e dos diferentes níveis de ser. Ao contrário, imagina-se que quanto mais divergências e contradições houver no ser de um homem, mais brilhante e interessante ele poderá ser... A difusão dessa ideia de que a incoerência e a amoralidade seriam sinais de originalidade é responsável por numerosas charlatanices científicas, artísticas ou religiosas de nosso tempo e, possivelmente, de todos os tempos" (*Psicologia da Evolução Possível ao Homem*, págs. 68 e 69).

∽

Nossa estrutura educacional infelizmente privilegia o sucesso profissional baseado na posse da informação em detrimento de uma formação moral e ética ou do incentivo a uma cidadania responsável voltada para o bem comum. Absorve-se diariamente uma quantidade enorme de informações sem que nos seja ensinado como realmente assimilá-la e interpretá-la, aproveitando o que for valioso para nosso amadurecimento e descartando o que for falso e inútil. É claro que existe toda uma gama de graus possíveis dentro desse processo, podendo ser algo mais inconsciente ou indo até os extremos em atos deliberados onde predomina a mais pura hipocrisia.

Em suas manifestações mais radicais, porém não menos frequentes, podemos ver essa dinâmica nas figuras do sacerdote pedófilo ou adepto do terrorismo; do político que discursa a favor da democracia, mas é corrupto; do cientista genial, mas frio, envolvido na indústria armamentista; ou naqueles que fazem caridade de dia e de noite batem no cônjuge e nos filhos; sem esquecer do artista temperamental ou adicto, bem como dos falsos mestres espirituais que usam sua "sabedoria" para seduzir os discípulos. Infelizmente, essa lista é quase interminável, e num grau maior ou menor, inclui a todos nós. Não se trata, todavia, de deixar de reconhecer o valor do que esses talentos geniais criaram em suas respectivas áreas, mas sim de apontar para uma necessidade de integração harmônica entre o criador e sua obra, o que, a nosso ver, daria maior qualidade e densidade à própria obra.

Ilustrativa dentro desse quadro foi uma entrevista dada, há alguns anos, por um autor de novela de televisão campeã de audiência, onde ele dizia estar muito preocupado com os rumos da sociedade, pois uma pesquisa de opinião tinha apontado que a personagem que causava a maior empatia com o público havia tentado matar seu rival. A justificativa apresentada pelos telespectadores era que, afinal, "ela corria atrás do queria"! Ou seja, a mensagem passada era que quaisquer meios servem para justificar qualquer fim, sem levar em consideração a vida humana, apoiando-se abertamente um assassinato! Além da costumeira e batida falsa desculpa de que os fins justificam os meios, agora chegamos ao fundo do poço, pois os próprios fins ou propósitos também foram corrompidos, gerando uma "coerência" às avessas que compromete integralmente qualquer ação empreendida. Nessa mesma direção vemos um crescente culto à fama e à celebridade em si mesmas, tendo-se até criado uma nova figura, a do "famoso", sem que sequer seja necessário possuir quaisquer talentos ou virtudes, eliminando-se, portanto, até mesmo a importância de criar-se alguma coisa!

O sucesso na vida, quando honesto, é evidentemente importante e desejável, porém, quando se está num caminho espiritual, isso não é suficiente. No Quarto Caminho fala-se de uma primeira educação voltada para a vida social, que nos é dada pela família e por outras instituições, e onde é necessário haver uma autoridade exterior. Mas, para aquele que se propõe a seguir uma busca espiritual, existe também a possibilidade de uma segunda educação voltada para dentro, visando uma purificação de nossos sentimentos e pensamentos, e também de nossa vontade; este novo aprendizado, entretanto, deve ter seu ponto de partida num esforço individual deliberado e consciente, não nos sendo mais oferecido pelas instituições tradicionais; às vezes até mesmo o inverso deve acontecer, ou seja, se queremos nos trabalhar internamente, precisamos questionar, quando não se contrapor a alguns dos postulados da primeira educação.

Trata-se de um longo processo de ruptura, pois nossa tendência habitual é simplesmente dar continuidade ao que foi recebido durante a infância. A meta final é construir uma autoridade ou um mestre interior através do crescimento de nossa essência espiritual. No entanto, antes de isso ser possível, a sabedoria generosamente enviada por mestres que o realizaram em si mesmos supre temporariamente essa falta, servindo como uma referência. Porém, mesmo a obediência às instruções do ensinamento é feita a partir de dentro, por amor à sabedoria e amor à centelha espiritual presente em nosso âmago, e a partir de nossa própria reflexão, sem nenhum tipo de regras a serem cumpridas por imposição externa. Todo o processo deve partir de nossa própria capacidade de compreensão.

Para quem está nesse caminho, o mais importante é tomar consciência de que todos, inclusive e principalmente nós mesmos, estamos quase sempre em algum ponto desse espectro de incoerência existencial. Sem a busca por essa autotransparência ou confissão interior recairemos sempre nos mesmos padrões repetitivos que perpetuam o abismo que separa nossos ideais de nossa prática. Por outro lado, junto com essa tomada de consciência de nossos defeitos de caráter vem, aos poucos, também uma grande sensação de libertação, alívio e paz interior que sobrepuja em muito a visão de nosso eventual caos interior, pois a manutenção de nossas máscaras representa um verdadeiro fardo. A luz da consciência que ilumina nossa escuridão ou sombra mostra uma negatividade que, afinal de contas, já estava presente dentro de nós e nos prejudicava imensamente; até porque nossa ignorância nos impedia de formular o problema e tentar resolvê-lo.

Por mais que seja duro e difícil encarar face a face nossos defeitos de caráter e perceber o tipo de pessoa que atualmente somos, dissolvendo a nossa falsa autoimagem, o autoconhecimento, ao revelar gradualmente nosso ser autêntico e espontâneo, nos dá uma possibilidade cada vez maior de escolher sabiamente e com liberdade o nosso destino. Contudo, fazendo um contraponto, é importante ter em mente que nunca poderá haver uma coerência total entre a sabedoria e a nossa capacidade de implementá-la em nossa vida. A criatura, por definição, jamais será como o Criador. Então, simultaneamente devemos nos esforçar para uma aproximação gradativa com o Criador e estar conscientes, humildemente, de nossas limitações. Porém, por outro lado, essa espécie de tensão insolúvel na verdade nos é benéfica, pois exerce uma pressão que nos motiva a perseverar incansavelmente em nossa busca. É um olhar positivo para a imagem da cenoura colocada na frente do burro! Como o fim é inatingível, nunca poderemos colher os louros da vitória e descansar em nossa vaidade. Por outro lado, somos capazes de perceber nossa gradual aproximação, por mais insignificante que seja, e saborear as energias elevadas que nos chegam, e isso em qualquer estágio em que estejamos. É essa interação sem fim entre nossos esforços e nosso ideal supremo que irá exercer uma espécie de pressão positiva e nos motivará a perseverar e nunca desistir de construir a ponte que gradualmente os aproximará.

Então, à medida que aprendemos a nos perceber, logo constatamos que, ao longo de um mesmo dia, oscilamos continuamente entre as formas mais agudas ou suaves desse desequilíbrio, mas não nos damos conta disso, pois, como vimos, tornou-se um hábito dentro de nossa rotina diária. Acabou virando algo simplesmente dado e não passível de qualquer questionamento. Somos no máximo capazes de detectar suas consequências nos problemas concretos que temos que enfrentar, mas permanecemos ignorantes quanto à nossa própria responsabilidade em tê-los criado. Sem esse mergulho em nossa psique a fim de se constatar como reproduzimos especificamente esse descompasso ou hipocrisia, ou como isso se dá em nossa maneira ou estilo peculiar de ser e agir, tendemos a projetar nossos problemas nos outros, escolhendo bodes expiatórios que nos livrem de assumir a nossa parcela de responsabilidade pelos atos que nós mesmos cometemos.

Muitas vezes até mesmo nossa indignação, mesmo sendo supostamente justificada, é, na verdade, uma estratégia mais ou menos inconsciente para nos manter, por assim dizer, no lado de fora, sendo sempre os donos da verdade, evitando um confronto com a verdade interior que incomoda. Entretanto, sem esse encontro com nossa verdade, permaneceremos presos dentro do círculo vicioso que se alterna, por exemplo, entre um papel de algoz ou vítima ou de acusador e acusado, impedindo-nos de tomar as rédeas de nossa vida. Nesse sentido, o caminho espiritual estimula nosso poder de decisão, resgatando nosso livre arbítrio, pois, como vimos, uma das características do descompasso apontado é a perda da capacidade de implementar aquilo que decidimos fazer.

Podemos dizer que uma das pontes que unem a teoria à prática é um método correto e adequado ao nosso nível de consciência atual. É este que nos mostra como implementar efetivamente as instruções recebidas a partir da sabedoria. Ao longo de minha trajetória me senti tocado pela beleza e profundidade de vários ensinamentos. Aprendi muito com cada um deles e sinto uma enorme gratidão por isso. No entanto, muitas vezes seus métodos me pareciam vagos ou pouco adaptados à minha realidade ou às possibilidades de meu nível de consciência. Uma grande profundidade estava presente, sem dúvida, mas permanecia em vários aspectos inacessível para mim, num patamar elevado demais e incompatível com minhas necessidades reais, levando-me com certa frequência a uma sensação de inadequação e desânimo. Aos poucos, fui me dando conta que às vezes podemos estar diante de um grande mestre que, no entanto, não possui necessariamente as qualidades didáticas de um professor, ou seja, é, sem dúvida, um ser realizado espiritualmente, mas tem dificuldades de descer ao nível de consciência mais limitado de seus alunos. Estes, por sua vez, intuem sua profundidade e a admiram com sinceridade, mas têm dificuldades de entender e, por conseguinte, aplicar o ensinamento em suas próprias vidas. É claro que existem aqueles que congregam os dois lados, ou os que não chegam a ser mestres, mas são bons professores ou instrutores.

Em alguma medida, entretanto, todos nós sofremos do que Robin Hogarth, de forma bem-humorada, chamou de "a maldição do conhecimento": a dificuldade que temos para lembrar como é **não** saber algo que nós conhecemos bem (citado por Chris Anderson em *Ted Talks*, pág. 81). Ou seja, quanto mais conhecemos, mais estaremos sujeitos a sofrer dessa "maldição", pois nossa imersão e familiaridade dentro de um determinado assunto tende a fazer com que esqueçamos como éramos no início de nosso aprendizado, projetando nos outros um nível de assimilação que muitas vezes não corresponde à realidade deles, porém somente à nossa. Novamente nos remetemos à breve, mas significativa, colocação de Osho sobre a importância de ter sempre em mente, quando há uma proposta de transmitir um conhecimento, as dificuldades inerentes a qualquer começo, tanto as suas incertezas quanto a coragem necessária para enfrentá-las e seguir em frente.

Mais uma vez, a questão crucial que estou propondo aqui é, portanto, a importância de uma metodologia adequada e compatível com o nível de consciência do estudante ou discípulo, que torne possível essa passagem da teoria ou conhecimento para a sua aplicação em nossa vida concreta cotidiana, acessível e verificável em primeira mão, sem nenhum argumento de autoridade, dando origem a uma compreensão de si mesmo e dos outros. O conceito de compreensão nesse ensinamento tem uma acepção bem específica, como veremos mais à frente. Adiantando-me um pouco, seria uma espécie de média aritmética entre aquilo que conhecemos teoricamente e o nível de consciência de nosso ser, que determina, por sua vez, nossa capacidade de implementá-lo na prática. Podemos, portanto, conhecer muito, como dizia Gurdjieff, mas compreender pouco aquilo que conhecemos, o que é infelizmente o mais comum.

No Quarto Caminho, Gurdjieff propõe uma "classificação" do ser humano segundo o seu grau de consciência, indo do número 1 até o 7. Muito resumidamente, os seres humanos de número 1, 2 e 3 se caracterizariam por um estado semiadormecido e unilateral de consciência, sendo o 1 excessivamente focado nos aspectos físicos e pragmáticos; o 2 no aspecto emocional e o 3 no intelectual. Em cada um deles se verifica um foco exclusivo e excludente em sua respectiva área de interesse em detrimento das outras duas, gerando um grande desequilíbrio interno, pois se verifica tanto uma negligência ou desconsideração em relação aos dois aspectos restantes quanto uma visão distorcida, por ser exagerada, da sua área principal de interesse.

Os seres de número 5, 6 e 7 já possuem um nível elevado de consciência: subjetiva no caso do 5 e objetiva para os 6 e 7. São seres despertos ou realizados espiritualmente em algum grau. A questão crucial, então, se refere ao número 4, que são aqueles que estão em processo de despertar; portanto, nem adormecidos nem despertos, os chamados "buscadores da verdade". Cada grau, do 1 ao 7, certamente abriga, por sua vez, uma série de gradações sutis possíveis, não sendo jamais algo monolítico ou estanque. Em suma, meu intuito ao trazer, ainda que de modo esquemático, esse aspecto do ensinamento é apontar para a extrema importância de que o trabalho espiritual tenha como objetivo a construção dentro de cada um, seja este o 1, 2 ou 3, do nível de consciência 4, desde que, é claro, haja um anseio real presente na alma. Não há como se saltar do 1, 2 e 3 diretamente para o 5, 6 e7 sem passar pela ponte que os une, o número 4. É neste que se encontra, portanto, a chave para o começo da autotransformação, ou seja, o momento crucial que inicia um processo gradual de ruptura com um passado caracterizado pelo estado semiadormecido de consciência, digno, assim, de ser celebrado como o embrião de um novo nascimento de natureza espiritual.

No entanto, se isso não estiver bem claro para o leitor ou aluno num caminho espiritual, tenderá a confundi-lo e mesmo desanimá-lo. Esse é um dos motivos pelos quais me senti tocado pelo Quarto Caminho, na medida em que se concentra em instruções especificamente dirigidas para o fortalecimento do nível de consciência número 4, evitando ao máximo misturá-las com verdades profundas demais e fora do alcance do aluno em seu estado atual. Ao longo de minha trajetória, antes de tomar conhecimento dessa realidade, cheguei a ler muitos livros de profundidade inquestionável que, entretanto, me deixavam depois com uma ponta de desânimo. Anos mais tarde, relendo alguns deles já de posse desse ensinamento sobre as gradações da consciência, pude constatar sua causa. Muitas vezes no mesmo capítulo ou até na mesma página o ensinamento misturava afirmações que, por mais verdadeiras que pudessem ser, pertenciam ou eram relativas a níveis qualitativamente distintos de consciência, e sem deixar isso explícito o suficiente para o leitor. Isso tende a gerar confusão, pois algumas ideias são entendidas enquanto outras permanecem inacessíveis e sem que se saiba o motivo real, tornando mais difícil que se consiga conectá-las entre si. Sem essa clareza, nossas tentativas de aplicar o ensinamento à vida cotidiana também ficam comprometidas de algum modo, pois não possuímos a capacidade de implementar concretamente conceitos não suficientemente assimilados e compreendidos.

Sem dúvida, conhecer relatos em primeira mão de experiências concretas de união com Deus por parte dos grandes místicos e mestres de todos os tempos em suas diferentes tradições sagradas é sempre uma fonte de verdadeira inspiração, dando direcionamento à nossa jornada e incentivando-nos a perseverar em nossos esforços. Por outro lado, não deixa de ser também importante não se permitir ser levado por fantasias impossíveis dentro de nosso nível atual de consciência. Como disse, é ilusório crer que podemos saltar do 1, 2 e 3 diretamente para o 5, 6 e 7 sem passar pelo necessário processo de purificação de nosso caráter.

Um foco excessivo nas alturas espirituais pode agir como uma forma de escapismo para um mundo em relação ao qual o acesso não nos é realmente permitido neste momento, impedindo-nos de realizar o trabalho para o qual estamos realmente capacitados aqui e agora. Por conseguinte, nem acreditar em nossa imaginação fantasiosa de que já alcançamos algo sem ter se trabalhado arduamente para tal, nem autodepreciar-se ou cobrar-se por ainda não ter um nível de consciência que, na verdade, está muito fora de nosso alcance atual. Com o tempo, passamos a ter maior discernimento quanto ao nosso real nível de consciência, cultivando uma espécie de otimismo realista em relação às nossas possibilidades concretas de transformação, o que, ao mesmo tempo, possibilita que tenhamos breves, mas significativos, vislumbres de estados mais elevados de consciência.

~

No início dos anos 90 comecei a ler um autor que tocou muito a minha alma. Tratava-se de Maurice Nicoll, psiquiatra e psicólogo britânico, aluno e amigo de Carl Jung e depois de G. I. Gurdjieff e P. D. Ouspensky, os maiores expoentes da sabedoria do Quarto Caminho. No meu entender, o grande mérito de

M. Nicoll consiste exatamente em sua capacidade de explicar didaticamente verdades profundas e complexas, colocando-se no lugar dos alunos e fazendo com que eles se sintam sempre estimulados a prosseguir em seus estudos e práticas. A leitura de sua obra clássica em cinco volumes *Psychological Commentaries on the Teaching of Gurdjieff and Ouspensky* foi um verdadeiro divisor de águas em minha vida, impactando minha mente, coração e vontade. Era como se o ensinamento já estivesse vagamente presente dentro de mim desde sempre, mas agora pudesse subir para o nível consciente, sendo como que relembrado ou reconhecido. Em função disso, esse autor será minha inspiração maior e o fio condutor ao longo desse texto.

M. Nicoll sempre nos chama a atenção de quão importante é sentir afinidade e amor pela sabedoria que escolhemos seguir a fim de que esta possa realmente nos ajudar. Sem essa afeição como base não teremos um incentivo suficiente capaz de nos levar a praticá-la. No entanto, possuindo esta ligação afetiva, podemos obedecer às instruções recebidas espontânea e voluntariamente, porque constatamos sua veracidade em nossa vida. Como bem afirma Manly P. Hall:

"Disciplina não é o indivíduo forçar-se a fazer algo que não quer fazer; ao contrário, é a convicção interna direcionando a ação externa. Disciplina é vivenciar aquilo que se sabe, e não obrigar-se a viver algo que está além dessa compreensão e capacidade". (*Questions and Answers*, pág. 168)

Portanto, esse amor pela sabedoria e a confiança depositada nela, que vem como consequência, atuam como aquele portal que ajuda a desvendar o mistério que separa a teoria da prática, aproximando a cabeça do coração. A verdadeira disciplina, nesse sentido, nasce sempre a partir de dentro, como um fruto de nossa própria reflexão e dos novos valores que abraçamos, e nunca como uma obediência a princípios que ainda não estão suficientemente claros para nós. Somente tendo essa base, poderemos então aceitar conceitos mais elevados que ainda não somos capazes de assimilar totalmente, como uma fé de natureza consciente, porque está assentada sobre experiências concretamente vividas por nós.

Procurando ser coerente com o que foi exposto até aqui, quero compartilhar esse ensinamento da maneira mais simplificada e didática possível, adaptada à nossa época de grande circulação de informações e onde ser sucinto e objetivo tornou-se uma grande virtude. Mas tendo sempre presente essa conexão emocional com nossa alma, pois sem isso haverá somente uma ligação mental, importante, mas insuficiente para fazer do ensinamento algo vivo em cada um. Como dissemos, numa metodologia eficaz precisam estar envolvidos a mente, os sentimentos e a vontade, devendo os três ser submetidos à voz maior da consciência, sem o que a assimilação será apenas parcial, não podendo afetar verdadeiramente o nível de nosso ser.

Por outro lado, estou ciente da dificuldade dessa proposta, pois trata-se de um ensinamento originalmente proposto para permanecer circunscrito ao ambiente de uma escola espiritual, numa relação direta entre o mestre ou professor e seus discípulos ou alunos. Se, por um lado, essa riqueza é insubstituível, por outro, no meu entender, a própria formatação escrita do ensinamento possui força suficiente para estabelecer uma comunicação com a psique do leitor sincero em seu propósito e possibilitar um trabalho transformador, como postula Paul Brunton na citação de abertura. Num certo sentido, portanto, estou me aventurando num terreno movediço e carregado de incertezas. Contudo, como vimos, esses são desafios que acompanham inevitavelmente qualquer iniciativa de ordem espiritual. Correndo o risco quase certo de ter que sacrificar uma parte considerável da profundidade desse ensinamento, simplificando-o talvez demais, sou igualmente tomado de entusiasmo pelo desafio de tornar sua verdade um pouco mais acessível, com uma linguagem adaptada ao século XXI, e de modo a poder beneficiar um número maior de pessoas interessadas, mas que não se propõem, pelo menos de início, a ingressar numa escola espiritual. O próprio Gurdjieff nos trouxe e formulou o ensinamento do Quarto Caminho como um fruto de suas muitas peregrinações e iniciações por inúmeros mosteiros, escolas e ashrams. Se ele não tivesse disseminado e ensinado todo esse rico material, até então mantido secreto ou inacessível, milhares ou talvez milhões de buscadores provavelmente nunca teriam a chance de ser beneficiados. Todos os que sentem afinidade com esse caminho serão eternamente gratos a Gurdjieff e a Ouspensky por seu empenho, coragem, generosidade e, acima de tudo, por compartilharem a sua sabedoria.

Por conseguinte, após um ensinamento tomar a forma de um livro que é distribuído para o mundo inteiro, é inevitável que tenha sua linguagem original adaptada para um público maior e mais heterogêneo. No meu entendimento os dois movimentos são necessários e se complementam mutuamente. É imprescindível preservar a pureza original da doutrina, tal como nos foi deixada pelos mestres da tradição. Mas também é importante que seja compartilhada com mais pessoas, por mais que seja inevitável que se perca parte de sua profundidade. A meu ver, e por experiência própria, a enorme riqueza do material já publicado contém elementos mais do que suficientes para que possamos, pelo menos em suas etapas iniciais, empreender um trabalho sério de autotransformação e evolução de consciência, desde que obviamente haja dedicação e sinceridade.

Tenho plena consciência de que não me cabe acrescentar uma vírgula sequer ao conteúdo desse ensinamento; tenho também esperança de que consiga evitar uma distorção a ponto de desfigurar sua verdade. Minha proposta aqui é mais oferecer uma síntese de suas ideias principais a fim de facilitar seu conhecimento por um público maior. A imagem que me vem à cabeça é uma espiral ascendente, onde aparentemente as mesmas questões se repetem para, na realidade, receber novos elementos que as enriquecem com novos significados, fazendo-as subir de nível. Desse modo, se algo inicialmente não ficou claro, tenham em mente que será revisitado com outras abordagens ao longo do texto.

Entretanto, após mais de quarenta anos dedicados à busca da verdade dentro de um caminho espiritual, tive a ventura de entrar em contato com inúmeros ensinamentos que certamente em muito contribuíram para o meu amadurecimento. Nesse sentido, embora o núcleo mais profundo do que pretendo passar com o presente texto seja de fato o Quarto Caminho, permito-me também agregar outras influências que me marcaram e que considero compatíveis e complementares, enriquecendo, desse modo, o propósito geral do livro. Essa multiplicidade de fontes, por sua vez, esconde um denominador comum perene que pode estimular o leitor a realizar sua própria síntese pessoal. Unidade e multiplicidade, portanto, não precisam se opor, mas sim reforçarem-se mutuamente.

Frei Fabiano de Cristo sempre me lembrava da importância de, enquanto estivesse falando para os outros, falar ao mesmo tempo para mim mesmo. Ouvir-me a mim mesmo, como se eu fosse mais um interlocutor presente, evitando cair na armadilha de assumir um tom distante e professoral. A mensagem deve ser idealmente passada mais **através** do que propriamente **por** mim, por mais que eu precise imprimir um estilo próprio baseado em minha experiência pessoal, isto é, conclamando-me também a praticar o que é dito ou escrito por meu intermédio. Como toda relação entre teoria e prática, é algo muito difícil de ser realizado, exigindo um alto grau de atenção e dedicação, não sendo algo tão presente para mim como gostaria que fosse, mas, por outro lado, permaneceu sempre como um norte a me motivar até os dias de hoje. Quando consigo praticá-lo, porém, sinto que posso passar a mensagem com mais clareza, tanto para os outros como para mim mesmo. É dentro desse espírito, portanto, que tentarei escrever esse texto, isto é, procurando ser um leitor, aluno ou ouvinte de mim mesmo e, ao mesmo tempo, fazendo um convite para que o leitor procure fazer o mesmo. Nessa mesma direção, e corroborando a colocação de frei Fabiano, quero finalizar este capítulo com outro autor que muito admiro no Quarto Caminho. Trata-se de Rodney Collin, aluno de P. D. Ouspensky, que afirma em seu livro *The Theory of Conscious Harmony*:

> "Por que deveríamos temer quando percebemo-nos dizendo mais do que conhecemos? Isso deve acontecer conosco se queremos tornar-nos instrumentos úteis. Desse modo, devemos compreender o significado daquilo que foi dito ou escrito através de nós. E, a partir disso, nós crescemos e fazemos com que nos pertença". (pág. 12)

3

A importância do trabalho espiritual hoje

> "O 'eu' como projeto, que acreditava ter-se libertado das coerções externas e das restrições impostas por outros, submete-se agora a coerções internas, na forma de obrigações de desempenho e otimização. Vivemos em um momento histórico particular, no qual a própria liberdade provoca coerções... Explorar alguém contra sua própria vontade não é eficiente, na medida em que torna o rendimento muito baixo. É a exploração da liberdade que produz o maior lucro... A particularidade de sua eficiência está no fato de que não age através da proibição e da suspensão, mas através do agrado e da satisfação. Em vez de tornar as pessoas obedientes, tenta deixá-las dependentes." Byung-Chul Han – *Psicopolítica*, págs. 9,10,11 e 26

Antes de adentrar mais no ensinamento propriamente dito, gostaria de fazer uma rápida contextualização do momento atual de nossa civilização a fim de que possamos entender melhor a necessidade de se trilhar um caminho espiritual nos dias de hoje. Como sabemos, vivemos numa época de grande e rápido progresso material, científico e tecnológico. Nunca houve tanta facilidade de acesso à informação e de comunicação, bem como de conforto material em todos os níveis. Temos maior expectativa de vida e variadas opções de entretenimento e lazer. A chamada globalização nos mostra o quanto somos todos interdependentes e dependentes da natureza para nossa sobrevivência. A realidade virtual, cada vez mais próxima de nosso cotidiano, possibilita que nos relacionemos sem uma presença física, aproximando pessoas até então distantes. Tudo isso é obviamente positivo e veio para ficar.

No entanto, procurando interpretar essa realidade a partir de um ponto de vista mais espiritual, como o proposto aqui, nos deparamos com vários efeitos colaterais questionáveis relativos a esse avanço, e que podem comprometer ou pelo menos relativizar nosso progresso material e civilizatório atual. Portanto, dentro dessa ótica, nosso excessivo apego à vida material está destruindo, ironicamente, a própria matéria da qual depende qualquer tipo de continuidade para a raça humana no planeta. Para o autor (anônimo) do livro *Meditações sobre os 22 Arcanos Maiores do Tarô*, a provação de nossa época atual é muito mais decorrente da capacidade do modelo civilizatório de **satisfazer** todos os nossos desejos do que propriamente enfrentar a privação e a escassez, como no passado: "se todas as alegrias terrenas, isoladas ou juntas, podem adormecer a aspiração do homem ao absoluto e ao eterno, tornando-o completamente satisfeito e feliz".

Para a maioria das tradições sagradas, existem vários níveis de consciência possíveis para o ser humano. Entretanto, como a elevação deste nível não é sequer cogitada pelas instituições vigentes, o ser humano dito "normal" possui na verdade um nível baixo de consciência, muito aquém de suas reais capacidades, que infelizmente permanecem apenas em estado latente, muitas vezes não importando o eventual grau de sucesso alcançado por uma pessoa na sociedade. E uma dessas características é sua ignorância em relação a si mesmo e, em consequência, também quanto à vida em geral e às outras pessoas. Somos, portanto, dentro dessa perspectiva, todos ignorantes de nós mesmos e nem mesmo sabemos disso, ou seja, somos também ignorantes de nossa própria ignorância! Como afirmamos anteriormente, poder afirmar com sinceridade o "só sei que nada sei" socrático, implica, portanto, a presença de um elevado grau de sabedoria. Essa situação é grave, pois nos impede de buscar uma saída, na medida em que desconhecemos até mesmo a existência de um problema, encerrando-nos num círculo vicioso. Desse modo, uma vasta região de nossa própria psique nos é quase totalmente inacessível, ficando numa espécie de sombra como bem apontou Carl Jung. Então essas sombras internas se agregam em função da interdependência cada vez maior dos contatos sociais e formam uma grande sombra coletiva, manifestando-se, por exemplo, nesses efeitos danosos do progresso que uma abordagem mais profunda busca chamar nossa atenção. É essa divisão interna que acaba criando e perpetuando esse hiato entre o querer e o fazer ao qual nos referimos, assumindo formas diversas, mas tendo essa raiz comum.

Alguns desses efeitos são externos e por isso mais evidentes e conhecidos, porém não menos importantes, pois nosso nível de consciência nos impede de resolvê-los como deveríamos. Apontando apenas alguns exemplos, podemos nos lembrar do atual desastre ambiental e climático, com o extermínio crescente da flora e da fauna, e que, em grande escala, ameaça nossa sobrevivência como espécie pela primeira vez na História. O chamado progresso também se estendeu ao complexo militar-industrial, sofisticando cada vez mais os armamentos convencionais, nucleares, químicos, biológicos e até virtuais, sendo também uma ameaça coletiva. Além disso, as riquezas geradas por esse avanço são distribuídas de uma forma desigual e marcadamente injusta, atendendo a interesses geopolíticos escusos e beneficiando apenas uma parcela pequena privilegiada da humanidade.

Estamos acostumados a nos referir, por exemplo, à existência de um primeiro e um terceiro mundos, sem questionar o absurdo dessa ideia, expondo a superficialidade da globalização, mais voltada para uma sofisticação do que para um acesso dos novos bens de consumo à totalidade da população mundial. A chamada "lógica de mercado" possui uma mentalidade marcadamente imediatista, gerando uma produção incomensurável de dejetos e detritos que poluem cada vez mais o meio ambiente. Além disso, o atual modelo consumista, mesmo se pudesse ser estendido a todos, acabaria rapidamente com os recursos naturais disponíveis, tornando-se inviável como forma de promover a justiça social. Infelizmente, várias coisas poderiam ser acrescentadas, mas nosso propósito aqui é apenas dar uma ideia geral do que precisa ser enfrentado, e com urgência, pela humanidade dentro do panorama atual.

Há, por outro lado, outros efeitos colaterais mais internos, presentes na psique coletiva, e que, como vimos, na visão espiritual seriam a causa que explicaria o que acontece externamente. Em última instância, a sociedade está doente porque o ser humano está doente, e este está fisicamente doente porque sua psicologia adoeceu em primeiro lugar. Ou seja, na abordagem espiritualista a realidade é sempre criada e explicada de dentro para fora. Por exemplo, antes de criar concretamente uma obra de arte, o artista precisa ter uma visão total da obra em sua imaginação. Somente num segundo momento é que irá construir passo a passo o que viu "pronto" em sua mente. Em outras palavras, de acordo com nossa vida interior é que atraímos esta ou aquela manifestação na vida exterior. O que acontece conosco, bem como tudo o que criamos, resulta de uma gestação que se dá a partir de algo que já se encontrava dentro de nós. Levando essa ideia às últimas consequências, ela tem o poder de alterar a maneira pela qual encaramos e percebemos o significado de nossa vida, reverberando para todos os nossos relacionamentos. Nessa parte do texto estamos apenas lançando os conceitos a fim de que possa haver alguma familiaridade inicial, com o intuito de aprofundá-los nos capítulos subsequentes. Veremos que nossos estados internos atraem o tipo de situações que vivemos; e que para modificá-las devemos, portanto, atuar primariamente na mudança desses estados internos e não atuar apenas diretamente naquelas situações, como usualmente acreditamos e fazemos.

Então, vendo as coisas a partir dessa ótica, passamos a questionar se esse progresso é verdadeiro, ou se atende aos anseios mais profundos e aos interesses urgentes da humanidade, isto é, a elevação da consciência como um projeto que possa, pelo menos potencialmente, beneficiar toda a coletividade. Por estar centrado quase unilateralmente na melhoria da vida material, nosso conceito de progresso acaba deixando de lado nossa vida interior que, como dissemos, é a grande matriz responsável pelo que nos acontece. Nesse sentido, podemos até mesmo falar de uma decadência espiritual que caminha simultaneamente junto a esse progresso material, sendo, em algumas áreas, até reforçada por ele. Por exemplo, atrelando a identidade individual do ser humano apenas ao seu corpo físico e fazendo com que a sua vida se reduza apenas às circunstâncias externas, sufoca os anseios de sua alma para que seja alimentada por meio de uma busca de nossa origem cósmica e divina, causando-lhe uma grande frustração que, mesmo sendo inconsciente, manifesta-se indiretamente sob a forma de um vazio existencial que acabará, por sua vez, gerando diferentes distúrbios físicos e psicológicos.

Assistimos hoje a uma cultura cada vez mais superficial e baseada no mero entretenimento. O que deveria ser somente um divertimento, sem dúvida necessário, foi alçado como sendo a meta última de toda a cultura, comprometendo, por exemplo, a função da arte na formação do caráter de um povo. Vemos também uma crise moral permeando todas as instituições. Um aumento do consumo de drogas legais e ilegais, principalmente na juventude. Uma exacerbação dos fanatismos políticos, religiosos e raciais. Um aumento do crime organizado e agora também globalizado. Uma sociedade massificada, onde não há capacidade suficiente de assimilação de um excesso de informações de qualidade duvidosa, fazendo com que sejamos facilmente sugestionáveis e manipuláveis, assumindo uma postura passiva de apenas reproduzir ou repetir os conteúdos recebidos das mídias.

A própria prática política está cada vez mais contaminada pelas técnicas frias da propaganda e do marketing, tornando-a mais próxima de ser mais uma mercadoria do que uma instituição democrática. Reforçando isso, a maioria das profissões e empregos não estimula a criatividade, exigindo apenas o cumprimento de tarefas repetitivas e alienantes, abafando os verdadeiros potenciais e talentos escondidos dentro de cada um. Para tentar explorar esse vazio, o mercado oferece formas de lazer igualmente vazias, perpetuando o círculo vicioso. Esse grave quadro acarreta ainda um aumento das doenças psíquicas como depressão, estresse e síndromes diversas, bem como dos vícios causados pelos próprios remédios que as combatem, como é o caso flagrante dos opioides. Instituições arduamente construídas ao longo dos séculos vão sendo lentamente corroídas por processos que escapam à visão de mundo incentivada pelos valores dominantes.

Na abordagem esotérica, trazida pelas diferentes tradições sagradas, como vimos, fala-se de uma espécie de adormecimento milenar da consciência humana, onde nossa chamada consciência de vigília esconde estados interiores caracterizados por reações previsíveis e mecanizadas a tudo o que se passa conosco, apesar de haver uma aparência de maior liberdade. Liberdade passou a ser sinônimo de se fazer qualquer coisa que passe por nossa cabeça, sem nenhum questionamento sobre sua procedência ou sua qualidade. Como bem nos adverte B. C. Han, a própria liberdade humana passou a ser apenas uma isca, uma mercadoria intangível, mas valiosa, para a obtenção do lucro e a sofisticação do controle social, onde os mecanismos de dominação passam agora despercebidos como tais, sendo vistos como parceiros na obtenção dos objetivos pretendidos pelo ser humano. No máximo nos é permitido selecionar algo dentre opções previamente escolhidas pelas mídias, onde um excesso de informações superficiais embota a formação de nosso caráter e senso moral. Não agimos verdadeiramente a partir de dentro, como resultado de uma reflexão individual baseada em valores próprios, mas apenas reagimos automaticamente de acordo com a maré das situações e das mensagens das mídias, numa condição de dependência que, como vimos, compromete o verdadeiro exercício de nosso livre-arbítrio. Uma aparência de liberdade que serve para acobertar sua real carência, bloqueando assim qualquer anseio para conquistá-la.

Nesse esquema de coisas, se as circunstâncias atendem às nossas expectativas, ficamos felizes; se não, ficamos infelizes. Não há nada que se interponha ou se contraponha a esse dualismo primário e nos dê alguma estabilidade e independência interna. Ou seja, nossa vida interior fica assim sempre atrelada ao que se passa fora de nós, comprometendo qualquer possibilidade de uma paz de espírito ou serenidade. Estamos quase sempre ansiosos e cheios de medos e expectativas, muitas vezes fantasiosos, com o foco exclusivamente nas circunstâncias externas. É como se tivéssemos um centro de gravidade e ele estivesse fora de nós, projetando-se para tudo, sejam situações, objetos ou pessoas. Nossa identidade fica como que dispersa em tudo o que nos cerca, numa tentativa quase sempre frustrada de controle, fazendo com que fiquemos sem energia para o que é realmente importante (veremos isso com mais detalhes no capítulo sobre a identificação). O objetivo principal do trabalho espiritual consiste então em gradualmente nos libertar dessa dependência, sendo esta a verdadeira liberdade, fazendo com que construamos uma espécie de eixo interno sólido, ancorado dentro e não fora de nós. Para isso voltamos nosso olhar para dentro de nossa psique, com o intuito de purificá-la e torná-la receptiva às forças superiores que até então se encontravam impossibilitadas de se manifestar plenamente em e para nós.

Desse modo, passamos a perceber que todos os nossos problemas cotidianos possuem um denominador comum: o fato de nosso próprio nível de consciência estar muito aquém de nossos potenciais, não sendo realmente apropriado para lidar com nenhum problema ou com uma verdadeira solução. Sem uma transformação de nossa consciência, os problemas recebem um tratamento meramente paliativo, repetindo-se indefinidamente sob novas roupagens. Por isso, nossa proposta aqui não é tentar achar soluções para questões específicas de nosso cotidiano ou praticar um tipo de aconselhamento, por mais que isso tenha seu espaço e utilidade, mas sim buscar a causa por detrás de todas as causas em nosso próprio desequilíbrio de ordem psicológica ou interna. Sem remontar a isso, como veremos, qualquer suposta solução, na melhor das hipóteses, é apenas temporária, porém desviando-nos da busca pela verdadeira solução de caráter permanente.

Portanto, como afirmamos anteriormente, o trabalho espiritual concentra-se em nos dar instruções pontuais de como realizar esse mergulho interior a fim de que constatemos por nós mesmos aquilo que se passa em nossa psique, ou seja, em nossos pensamentos, emoções, imaginação, sonhos, sensações, desejos, valores e caráter, etc. Trata-se de tornar nossa vida subjetiva o mais objetiva possível para nós, estabelecendo uma espécie de distanciamento interno ou separação interna por meio de um processo de auto-observação, como veremos adiante. Tomando ciência do que se passa em nossa psique, do caos que muitas vezes aí predomina e do qual éramos absolutamente inconscientes, começamos aos poucos a alterar esse quadro, refreando o que vemos como inútil para nossa evolução e alimentando aquilo que a promove.

Por conseguinte, nosso único e real problema está no tipo de pessoa que somos atualmente, na falsa autoimagem que construímos ao longo da vida, e que precisa ser gradativamente desmascarada pela auto-observação. Em última instância, como sempre nos lembra Maurice Nicoll, em nosso estado atual somos o nosso próprio maior inimigo, talvez mesmo o único! Dessa espécie de contínua e inconsciente autossabotagem derivam, portanto, todas as dificuldades que enfrentamos. Sem conhecer essa nossa sombra não poderemos conhecer também nossa própria luz, nossos potenciais e nossas virtudes ocultos. Por mais duro que possa parecer, não há como pular essa etapa, não existem atalhos. Somente descendo às nossas profundezas teremos construído uma base sólida o suficiente para que possamos dar um salto em direção à luz. Sem essa descida às nossas profundezas, qualquer prática, seja uma meditação ou prece, ficará parcialmente comprometida, pois reproduziremos, sem o saber, todos os nossos desequilíbrios, misturando o que é sagrado com o grosseiro dentro de nós.

No entanto, reforçando o que dissemos, a boa notícia é que, mesmo essa tomada de consciência de nosso lado obscuro, de nossos defeitos de caráter, já é o primeiro passo para a presença da luz da consciência, numa manifestação inicial de nosso ser verdadeiro. Num certo sentido, podemos comparar a consciência com a luz, pois ilumina nosso lado inconsciente e desconhecido a fim de que possa ser visto e posteriormente mudado. Sem saber o que realmente se passa dentro de nós não poderemos saber o que precisa ser modificado. Esse seria o núcleo central do trabalho espiritual, sem o qual todo o restante pode ficar comprometido.

Em vista disso tudo, podemos perceber que não se trata de tentar mudar os outros ou mesmo as circunstâncias externas de nossa vida, pois somos nós os verdadeiros responsáveis por nossa vida ou destino. Somos o fator primário ou o sol em torno do qual todo o resto gira em torno. Sem essa mudança fundamental de perspectiva acabaremos sempre nos vendo como vítimas das injustiças da vida, acusando os outros por nossos problemas, numa postura passiva e paralisante que os perpetua. Ao assumir a responsabilidade pelo que acontece conosco tomamos as rédeas de nosso destino e só então podemos modificá-lo, pois tiramos o poder daquilo que não nos pertence de ditar o modo como reagimos.

Nossa atenção agora se volta para dentro, saindo temporariamente de nossos cinco sentidos externos, passando agora para o desenvolvimento de nossos sentidos internos até então adormecidos. Por exemplo, nossa visão agora se volta para dentro, para o que se passa em nossa psicologia; nossa audição passa aos poucos a captar a voz silenciosa da intuição ou do mestre interior; nossa memória passa também a privilegiar o conteúdo de nossos estados internos e não tanto os acontecimentos e as outras pessoas, captados pelos cinco sentidos físicos. Estas, dentro dessa nova abordagem, são agora percebidas não mais como algo apenas fora de nós, mas como uma espécie de espelho de nós mesmos, como se estivessem tentando, mesmo que de forma inconsciente na maioria das vezes, revelar para nós aquilo que nos recusamos a admitir em nossa psique ou em nosso caráter.

Desse modo, fica mais difícil repetir nosso velho padrão de usar o comportamento dos outros como desculpa ou justificativa para fugir dos problemas criados por nós mesmos. Tendemos, então, gradualmente a ficar mais tolerantes, pacientes e compassivos, pois paramos de projetar nossas dificuldades neles. Aprendemos a vê-los em nós e nós neles. Ficamos cada vez menos propensos a nos indignar ou nos ofender pelo que outros nos fazem ou dizem. Por mais que sejamos eventualmente ofendidos ou agredidos, cabe agora a nós decidir a qualidade da resposta a ser dada, e é esta que deve ser o nosso foco prioritário, tornando-a cada vez mais consciente e de acordo com nossos valores mais profundos. Levando, desse modo, essa atitude diante da vida às suas últimas consequências, talvez possamos nos dar conta de que o melhor modo de perdoar e amar nossos inimigos é perceber que eles, na verdade, são ilusórios, isto é, não podem existir enquanto tais, pois fomos nós que os atraímos para nossa vida como uma forma de cura e purificação. Trata-se mais, por conseguinte, de procurar compreender e amar aqueles que, apesar de nossa postura atual, ainda se consideram nossos inimigos, e certamente cheios de razão, em função de algo realmente errado que fizemos com eles no passado. Ou seja, em certa medida, além de sermos os maiores responsáveis pelo que atraímos para a nossa vida, também responderemos, pelo menos parcialmente, pelo estado negativo que nosso comportamento causou nos outros; e se estes alimentam até agora alguma animosidade em relação a nós, é porque fomos nós que, em alguma medida, a plantamos neles.

Segundo Byron Katie,

> "Você se torna o(a) professor(a) sábio(a) na medida em que se transforma em um(a) estudante de si mesmo(a). Já não lhe importa se alguém está lhe ouvindo, porque **você** está ouvindo. Você é a própria sabedoria que nos oferece... Não sabemos como mudar; não sabemos como perdoar ou como sermos sinceros. Estamos esperando por um exemplo. Você é o exemplo. Você é a única esperança, porque nós não mudaremos até que você o faça. Nossa tarefa é continuar a lhe atingir, com a maior força possível, com tudo o que o(a) irrite, perturbe ou repugne, até que você compreenda" (*Ame a Realidade*, pág. 210). É como se todos os que nos cercam estivessem continuamente nos devolvendo todas as projeções que jogamos em cima deles; como se existisse uma espécie de "câmara de eco" que traz de volta para nós tudo aquilo que emanamos a fim de que, como diante de um espelho, vejamo-nos a nós mesmos por meio dos outros e, a partir disso, pudéssemos nos transformar, inspirando com nosso exemplo os outros a fazerem o mesmo.

Tudo isso é obviamente fruto de um trabalho longo e perseverante, mas desde os primeiros passos já podemos verificar pequenos, porém significativos resultados dessa nova perspectiva de encarar a vida, o que nos estimula a continuar. Pequenas coisas que nos irritavam agora o fazem numa escala menor. Ficamos mais presentes em nós mesmos e assim evitamos que nossa subjetividade se espalhe e se agregue às situações que vivemos. Em outras palavras, ficamos menos apegados às coisas e pessoas pois agora somos capazes de colocar um distanciamento emocional que preserva nossa identidade e impede que simplesmente **sejamos** tudo o que se passa conosco. Paradoxalmente, isso nos dá maior objetividade e desapego, possibilitando um modo mais eficiente de agir e também mais atento às reais necessidades dos outros. Quanto menos fascinados e imersos estamos na vida dos outros mais capazes nos tornamos de captar, respeitar e apreciar sua singularidade como seres humanos, permitindo que a expressem o mais livremente possível.

4

Metagosto ou gosto: ser ou não ser

"Leva um longo tempo para se compreender que fazer o que se gosta não nos dá liberdade, pelo contrário, é uma forma de escravidão, até o momento em que tentamos, mais conscientemente, ir numa direção oposta ao que nós gostamos de fazer mecanicamente. Nós, então, começamos a ver que fazer o que se gosta não é realmente o que gostamos de fato. Quando somos governados por nossas paixões, por nossos impulsos mecânicos, por querer impor nossa maneira de ser, no fundo não nos sentimos confortáveis conosco... Nós estamos sempre fazendo o que gostamos. Por exemplo, estamos sempre evitando nos esforçar em fazer coisas que sabemos que deveriam ser feitas, e até que verdadeiramente reconheçamos que, simplesmente fazer o que queremos naquele momento, não nos dá paz interior e que algo mais profundo existe em nós, até que percebamos a verdade disso, não podemos entender realmente o que é o Trabalho... Através do desenvolvimento de uma espécie de gosto interior (*inner taste*) começamos a sentir desprazer em nossos estados negativos... Nós começamos a hesitar em relação a muitas coisas sobre as quais éramos inconscientes anteriormente... Quando esse processo se inicia, sabemos que não mais podemos nos comportar de certa maneira, pensar e sentir de certa maneira como fazíamos antes, impunemente... Então sabemos que não mais podemos agir como gostamos ou gostávamos, mas temos que seguir, temos, na realidade, de gostar de outra qualidade de ideias, de outro significado de nós mesmos, de outro modo de viver nossa vida, em vez de simplesmente ser nossa vida." Maurice Nicoll – *Psychological Commentaries on the Teaching of Gurdjieff and Ouspensky*, vol. II pág. 635

Após ter estabelecido preliminarmente uma base teórica, e buscando ser coerente com a necessidade imperiosa de colocá-la em prática, vou propor um exercício para que possamos aplicar o ensinamento ao cotidiano, fazendo com que verdadeiramente esteja vivo dentro de nós e, assim, passe a nos "pertencer" permanentemente. Maurice Nicoll, ecoando várias tradições espirituais, costumava dizer a seus alunos que nossa vida é como se fosse um dia, e um dia é como uma síntese ou um símbolo de toda a nossa vida. Nele tendem a se manifestar, com maior ou menor intensidade, todos os nossos problemas e também as suas possíveis soluções. Agora podemos ver num simples dia toda uma importância e profundidade que antes poderiam nos passar despercebidas. Cada situação, cada momento assume um novo significado, com um potencial de transformar o modo como respondemos e atuamos na nossa vida como um todo. Esse é um exercício matriz, como uma espécie de holograma que se reproduz gradativamente para todas as áreas de nossa vida. À medida que formos avançando para os próximos capítulos, novos elementos serão agregados, tornando-o mais denso e profundo; mas as bases iniciais serão apresentadas agora, sendo essencial que sejam bem apreendidas.

Então, onde antes havia uma mera rotina cotidiana, agora nos propomos a introduzir cada vez mais a dimensão da consciência, aquela capaz de transcender o tempo cronológico, dando-nos maior capacidade de fazer escolhas, tanto em nossa vida externa como, e principalmente, na interna. Aprendemos que não precisamos mais ficar eternamente reféns de nossos pensamentos aleatórios, de nossas paixões ou mesmo de nossos desejos. A dimensão da consciência, como veremos, tem o poder de intervir e modificar a qualidade dessas três instâncias. Lembrando o que foi colocado no início das considerações iniciais, também nesse exercício devemos entrar com leveza; esforçando-nos, mas, ao mesmo tempo, aceitando nossas limitações e procurando ser pacientes conosco, com nosso ritmo possível. Até porque um dos objetivos da prática é exatamente que constatemos nossa incapacidade de implementá-la plenamente, questionando eventuais fantasias que alimentamos acerca de nós mesmos.

Começamos nossa prática assim que acordamos pela manhã, depois de sair da atmosfera onírica noturna e antes de focar nossa atenção nas tarefas rotineiras que nos aguardam, ou seja, quando nossa mente ainda está relativamente vazia, mas já estamos despertos o suficiente para afirmar conscientemente uma intenção que deverá estar presente e nos acompanhar ao longo do dia. Porém, isso não significa que devemos ficar o tempo todo relembrando-a; deve ser mais uma presença sutil, como um pano de fundo que só será acionado em situações pontuais, ou seja, quando percebemos que, em alguma medida, nos afastamos do ensinamento e das metas que abraçamos. O propósito do exercício é colocar nossa atenção, o máximo possível, mas sem tensão, nessa interação que mencionamos entre nossa vida exterior e interior, com o intuito de harmonizá-las.

Mas, antes mesmo disso, devemos reconhecer para nós mesmos que **temos** esta espécie de vida "dupla", procurando distinguir como as duas possuem qualidades diferentes. Por exemplo, como um objeto material percebido pelos sentidos na verdade não é o mesmo quando pensado, imaginado, sentido ou evocado pela memória. Como, no primeiro caso, ele pode ser verificado e compartilhado com as outras pessoas; enquanto que no segundo é algo que somente nos pertence, sendo inacessível ou acessível apenas no modo como o manifestamos externamente, o que nos dá, portanto, a possibilidade de controlar nossas reações ou dar-lhes um direcionamento compatível com nossos anseios mais profundos. Conforme foi dito anteriormente, o acesso à nossa vida interior se dá pelo desenvolvimento de nossos sentidos internos, o que começaremos a fazer a partir da prática diária desse exercício.

No entanto, em nosso estado atual somos passivos em relação ao que se passa conosco internamente. Somos o tempo todo assolados por pensamentos e emoções sem qualquer participação deliberada de nossa parte. Uma espécie de barulho mental e emocional que, por estar tão presente, normalmente passa despercebido pela consciência. No fundo da psique, no entanto, essa invasão é sentida como um desconforto vago, mas constante, dando origem a um estado onde qualquer coisa tem o potencial de nos irritar. E isso, entre outras coisas, constitui exatamente o que estamos chamando de consciência adormecida. O objetivo da prática é, então, verificar concretamente ao longo do dia como isso acontece em determinadas situações, a fim de que numa segunda etapa possamos começar a, por assim dizer, "despertar". Melhor dizendo, a própria constatação de nosso adormecimento deve ser necessariamente o primeiro passo para o despertar da consciência.

Maurice Nicoll dizia que somos todos, na verdade, seres invisíveis; ou que nossa verdadeira vida é invisível. Então, o primeiro passo é tentar perceber nas situações ao longo do dia essa diferença qualitativa entre nossas vidas exterior e interior. Ou seja, entre aquilo que chega a nós por meio de nossos cinco sentidos físicos e o modo como reagimos internamente a isso, de acordo com qualidade maior ou menor dos nossos estados psicológicos, isto é, nossos pensamentos, sentimentos, memória, motivações, imaginação, desejos, estados de ânimo, etc. Como, por exemplo, tendemos logo a "colorir" uma situação recebida através dos sentidos com uma série de associações mentais e emocionais já presentes dentro de nós. Vemos tudo através das lentes distorcidas de nossa consciência "adormecida", forçando fatos e pessoas a se adequarem às nossas expectativas e imaginação, deletando todo o resto, ou seja, o que realmente está acontecendo!

Normalmente, portanto, só vemos e podemos ver o que queremos ver. A realidade objetiva factual nos escapa quase totalmente. Vivemos, como se diz, "no mundo da lua", aprisionados por nossas próprias fantasias. As impressões frescas que a vida continuamente nos envia não são devidamente reconhecidas, assimiladas e valorizadas. Em vez disso, seguimos sempre o mesmo padrão repetitivo, tentando encaixar tudo em nossas expectativas preconcebidas, não importando o tipo de circunstância vivida. As respostas que automaticamente damos na maioria dos casos são mais fortes do que nós mesmos, desconsiderando o que, em nosso íntimo, realmente queríamos fazer, fugindo quase totalmente ao nosso controle. Muitas vezes queremos dizer ou fazer algo, porém nossa ação concreta vai numa direção diferente, quando não oposta. É o clássico lamento de Paulo de Tarso em sua luta interior e que ressoa em nós, graças à nossa maior confusão, certamente com muito maior intensidade: aquilo que quero não faço; o que não quero, isso eu faço.

Para que nossa prática não fique abstrata demais, vamos tomar um foco específico para onde deveremos colocar a nossa atenção. Trata-se de uma situação que é comum a todos nós no cotidiano: nossas pequenas irritações, que teimam em nos acompanhar a todo o momento e que contaminam negativamente grande parte de nossos atos. Tendemos a fazer as coisas de má vontade quando irritados, como um fardo, sentindo-nos muitas vezes incompreendidos e ofendidos em função do comportamento alheio ser contrário ao que entendemos como justo, devido ou merecido por nós. Nosso dia fica pesado e ineficiente, alimentando ainda mais a nossa irritação inicial e criando um círculo vicioso que acabará por nos deixar sem energia e alegria de viver. Tudo que fazemos fica sempre como que manchado por um desejo frustrado de ser recompensado ou reconhecido.

Não possuímos a capacidade de simplesmente agir porque é a coisa certa a ser feita no momento. Temos sempre uma motivação ou uma agenda oculta e não confessa, presente nos bastidores de tudo o que fazemos. Neste exercício, nossa intenção ao longo do dia vai, então, se concentrar em notar quais são as situações específicas que nos causam irritação e quais são as nossas reações típicas que as acompanham. Procuraremos também perceber como ambas, situação potencialmente irritante e reação irritada, tendem a se repetir nesse mesmo dia, variando apenas quanto às aparências. Então, procurando perceber aquilo que está por trás dessas aparências, vamos aos poucos trazendo à tona nossa intenções e motivações inconscientes, isto é, o fator que verdadeiramente explica essa dinâmica repetitiva, fazendo com que sejam reconhecidas e desmascaradas pela luz da consciência.

Como afirmamos anteriormente, dentro da abordagem espiritualista é o não manifesto que dá origem ao manifesto. Logo, dentro de nosso exemplo, podemos dizer que, na verdade, nossa irritação já estava presente em estado latente antes da situação potencialmente irritante ocorrer. A situação externa só pode ocorrer como uma consequência de nossa própria confusão interior. Por conseguinte, em vez de culpar os outros, como fazemos habitualmente, somos agora levados a ver que, mesmo inconscientemente, é como se nós mesmos **procurássemos** as situações que nos permitirão extravasar, da maneira mais intensa e efetiva possível, nossa irritação reprimida e em estado latente. Tendo em vista esse quadro, já começamos o dia com o pressuposto tácito, mas ativo e atuante, de que tudo na vida deve satisfazer nossos desejos, que todos devem adivinhar o que estamos pensando e procurar nos agradar o tempo todo. Como isso denota uma visão de vida imatura e ingênua de nossa parte, e quase intocada desde nossa infância, sendo, portanto, virtualmente impossível de se realizar concretamente, tendemos a ficar constantemente contrariados em nosso dia aqui em questão. Nicoll chama isso de "autoidolatria"; uma forma distorcida de nosso amor-próprio, como veremos adiante.

Então, logo ao acordar, devemos fazer um esforço consciente para se contrapor a esse desejo infantil de que todos estão aqui para nos servir, substituindo-o pela intenção declarada de detectar e desmascarar como se dará essa dinâmica entre expectativas, frustrações e irritações ao longo do dia. A ideia principal, então, é tentar perceber concretamente como essa irritação já está presente dentro de nós, de forma sutil, porém não menos atuante, assim que abrimos os olhos. Tomar ciência de que, mesmo de uma forma não verbalizada, partimos de um falso, mas incontestado, pressuposto, a saber, que a vida nos deve, a priori, todos os favorecimentos possíveis e imagináveis. Esforçar-se para formular em palavras da forma mais clara possível a ideia que até então atuava inconscientemente e permeava quase todo o nosso comportamento ao longo do dia. Constatar que, insuflados sutilmente por esse dogma incontestado, qualquer contrariedade que se apresente, consequentemente, tende logo a nos desestabilizar, afetando negativamente o nosso humor, muitas vezes até por dias seguidos.

Agora, ao contrário, devemos formular claramente essa pressuposição inconsciente a fim de que o reconhecimento do problema possa interferir positivamente em nosso padrão repetitivo quando ele surgir no decorrer do dia. É, portanto, um esforço contínuo para inverter a ordem habitual que nos foi ensinada desde a infância e é mantida pelos valores correntes da sociedade, onde algo vindo de fora é sempre o responsável por tudo o que nos acontece, justificando a maneira habitual como reagimos. Ou seja, nossas ações são, na melhor das hipóteses, apenas reações previsíveis e automáticas àquilo que a vida supostamente nos impõe, deixando-nos numa posição de perpétua passividade e impotência diante de seus desafios. Com a continuidade do trabalho espiritual a vida interna vai assumindo a posição de primazia que corresponde à ordem verdadeira das coisas, construindo gradativamente um eixo sólido capaz de nos dar o discernimento necessário para uma tomada de decisões baseada em critérios oriundos de nossos valores mais profundos.

A fim de facilitar a compreensão de nosso exercício, vou compartilhar com vocês algumas de minhas próprias dificuldades em aplicá-lo. Dar-se conta das próprias dificuldades, como veremos, é uma etapa fundamental do trabalho espiritual. Logo em seguida ao nosso propósito de querer praticar o ensinamento somos confrontados com nossas resistências internas para efetivamente implementá-lo em nossa vida. Todos os nossos hábitos mentais, emocionais e comportamentais formam uma imensa barreira, muito difícil de ser transposta sem um esforço contínuo de nossa parte. Tudo aquilo que é verdadeiramente novo se constitui numa ameaça para o que já está rigidamente estabelecido interiormente. Vai haver, inevitavelmente, uma luta entre o novo e o velho dentro de nossa psique. A maior ou menor profundidade de nosso compromisso com o novo vai determinar o resultado a longo prazo.

Vou compartilhar meu exemplo particular a fim de ilustrar melhor o que estamos propondo. Tudo se passa de maneira tão sutil e constante que não preciso nem entrar em minha vida particular. Como nossa mente está quase o tempo todo nos pregando peças, não é nem necessário sair da própria feitura desse texto, aqui e agora, para ilustrar o que quero dizer. Pois, enquanto estou escrevendo essas exatas palavras sobre irritação, irrito-me com minha própria falta de habilidade em digitar no teclado do computador e com minha insuficiente capacidade de concentração. Entretanto, só me dei conta disso *a posteriori*. Não me ocorreu naquele momento a inconsistência entre a minha escrita e meu próprio estado interior. Estava escrevendo como que "da boca para fora", desconsiderando o conteúdo proposto em relação a mim mesmo, não fazendo nenhuma ligação entre teoria e prática, ironicamente o próprio tema que está sendo exposto! Facilmente me deixo levar pela preguiça de repetir o que é habitual e familiar e esqueço-me, pelo menos temporariamente, de tudo o que creio ser verdadeiro e quero implementar em minha vida; mais ainda, sobre o qual estou escrevendo e convidando os leitores a se "inspirarem" em meu exemplo e procurar fazer algo semelhante!

Irritei-me comigo e com o computador, mas sem jamais buscar a causa dentro de mim, em minhas expectativas inconscientes. Percebo, de início vagamente, que a origem está numa suposição inquestionada minha de que o texto deve sair logo quase pronto, como num passe de mágica, com um mínimo de esforço e dedicação de minha parte. Quero os "louros da vitória" sem os ter realmente merecido, isto é, assumo inconscientemente a atitude do ladrão que quer possuir o que não tem direito. Esse contínuo martelar sobre como as coisas **deveriam ser** torna qualquer coisa que discorde de mim uma interrupção inadmissível, uma ameaça ao meu comodismo, algo desagradável e potencialmente irritante. Se me proponho a observar o meu dia, percebo que essa situação se reproduz sob diferentes formas. Irrito-me basicamente porque nada nem ninguém obedece aos meus desejos e transfiro a responsabilidade para tudo, menos para mim mesmo, como um salvo conduto para continuar fazendo sempre a mesma coisa sem jamais me questionar.

Na verdade, é muito mais confortável ficar projetando tudo para fora sem assumir a responsabilidade por nossos atos. Ser como que levado à deriva pela maré da vida tem suas compensações, perpetuando uma atitude infantilizada onde sempre cabe aos outros tentar nos agradar. Se assim não fosse, não seria uma atitude quase generalizada. É o que Angela Maria La Sala Batà, em seu livro *Maturidade Psicológica*, chama de "infantilismo adulto":

> "Esses, como as crianças, não têm senso de responsabilidade, são instáveis e egocêntricos, são destituídos de inibições e de senso moral, incapazes de ter afeições oblativas e maduras e estão sempre necessitados de apoio e proteção. São excessivamente sensíveis e, ao mesmo tempo, egoístas e incapazes de dar e compreender. São incapazes de tomar uma decisão por si mesmos e muitas vezes raciocinam de maneira ilógica e absurda". Para Harry Overstreet, citado pela autora, "os membros mais perigosos da nossa sociedade são aqueles adultos caracterizados pela efetiva autoridade de adultos e por motivos e reações infantis" (págs. 27 e 28).

Nesse sentido, é mais importante ainda que, quando nos damos conta de que algo em nós não quer amadurecer, procuremos sempre pelos ganhos que representam, porque, de algum modo, nos é confortável e agradável, numa tentativa de perpetuar a atitude dependente e irresponsável da criança. Sem desmascarar isso, a tendência é continuar se repetindo, o que faz com que os outros também se repitam conosco, num círculo vicioso difícil de ser rompido. Tudo é tão sutil, como dizia, que, quando depois percebi a minha incoerência, irritei-me novamente por ter falhado anteriormente! Irritei-me com minha própria irritação, um evento recorrente e bastante comum em nosso cotidiano e, com certeza, presente em vários momentos em nosso dia aqui em questão. Em vista disso, tanto a primeira quanto a segunda irritação, nosso falso juiz interno, devem ser objetos de nossa investigação.

Nessa mesma linha, cabe também ao leitor praticante do exercício perceber suas limitações em atingir os seus objetivos. Ter paciência e respeito com o seu ritmo possível. Uma das causas para a irritação, como disse, é a ansiedade por resultados rápidos, desproporcionais aos nossos esforços e, portanto, não merecidos. É outra forma de cultivar uma atitude passiva e infantilizada perante a vida, esperando por milagres que nos livrem do trabalho de construí-la. Quem está num caminho espiritual com certeza precisa de ajuda, divina e humana, mas nunca para nos eximir dos esforços necessários, e sim para ajudar-nos a tornar esses mesmos esforços mais inteligentes e eficientes, mostrando-nos em que e como, especificamente, devemos nos trabalhar. A ajuda, portanto, em vez de excluir nosso trabalho interno, sobrepõe-se a ele, enquadra-o, fazendo com seja ainda mais profundo e transformador.

Porém, por outro lado, mesmo essas tentativas supostamente "fracassadas" são úteis para o processo de conscientização, desde que sejam parte do (ou assimiladas pelo) trabalho espiritual. Nada se perde quando nossa motivação é sincera e séria. Tudo o que nos acontece torna-se um rico material a ser investigado e "alquimizado", uma fonte para o nosso aprendizado. Não há nada que possa servir de justificativa plausível para que desanimemos. Gurdjieff costumava dizer que o melhor aluno é aquele que tropeça, mas não cai; ou seja, que sabe usar os tropeços ou fracassos para aprender mais ainda sobre si mesmo. Quando uma incapacidade nossa nos é revelada, traz também à tona uma série de outras emoções até então bem escondidas: culpa, inveja, tristeza, desânimo, preguiça, entre outras. É importante, portanto, que a irritação latente seja trazida à tona, abrindo nossa "caixa de pandora", para poder ser reconhecida como tal e gradualmente dissolvida. A irritação tende a ser vista como uma emoção negativa trivial ou superficial, sem maiores consequências; porém, como estamos vendo, faz com que, em sua esteira, várias outras apareçam. Estas, entretanto, escalonam negativamente, abrindo de forma perigosa as portas de nossa psique e nos deixando mais vulneráveis. Além das que acabamos de mencionar, por exemplo, a irritação pode dar origem à impaciência, a discussões verbais, ao desejo de retaliar, ao isolamento social, chegando muitas vezes às vias de fato, quando o ódio se manifesta num conflito violento. Um incêndio tem sempre origem numa pequena chama descontrolada.

Contudo, como veremos, logo após o fato acontecido ou antes de dormir, devemos fazer uma recapitulação do que foi vivenciado durante o dia. Se, no meu caso, pude perceber a presença de uma contradição, foi porque nesse momento especial possuímos uma qualidade de consciência mais refinada. Com a continuidade do trabalho espiritual, a simples presença de emoções ou pensamentos negativos e conflitantes passa a nos dar uma sensação de termos sido invadidos por algo que nos tirou do equilíbrio, fazendo soar uma espécie de alarme interno. No meu exemplo, escrever sobre irritação e irritar-se sem o perceber deixou um gosto amargo que cada vez mais passou a me causar desconforto. Diferentemente da mera irritação automática, esse desconforto existencial já se configura como um alerta enviado pela nossa alma ou essência espiritual, a fim de que reconheçamos prontamente a presença de uma emoção de baixa frequência vibratória querendo tomar de assalto o nosso ser.

Devido a isso, devemos ter o mais claro possível a enorme diferença qualitativa que separa nossa irritação corriqueira do desconforto de origem espiritual, procurando jamais misturar o que é grosseiro com o sutil e elevado. Sem esse discernimento, tendemos mesmo a anular os efeitos benéficos das mensagens enviadas pelo que é superior dentro de nós, perdendo assim oportunidades preciosas para nos conhecer e transformar. Por conseguinte, se, na superfície, ainda continuamos satisfeitos com a repetição de nosso comportamento habitual, agora já possuímos sensibilidade suficiente na parte mais profunda da psique para sentir, ouvir e, principalmente, valorizar, mesmo que ainda de forma vaga e tênue, as vibrações e mensagens continuamente enviadas pela nossa natureza superior.

Desse modo, pelo fato de nos esforçarmos para fazer a ligação entre nossa vida interior e exterior, desmascarando pouco a pouco nossa atitude habitual de colocá-las em compartimentos estanques, paulatinamente vai tomando forma dentro de nós uma maneira alternativa de ver a vida. Acima de nossos gostos e valores corriqueiros habituais se sobrepõe um novo gosto e uma nova escala de valores, agora ancorados na sabedoria espiritual. Passamos a ter simultaneamente como que dois gostos e duas escalas de valores diferentes e que lutarão entre si por um longo tempo pela supremacia de nosso ser. Então, de maneira crescente, nos momentos decisivos de nossa vida, esse conflito interno assumirá a forma de um verdadeiro "ser ou não ser", um divisor de águas do qual não poderemos escapar, se queremos estar num caminho espiritual autêntico.

Podemos falar, desse modo, de um velho gosto exterior e de um novo gosto interior ou, para simplificar, de um gosto e de um "metagosto" que o engloba e, ao mesmo tempo, o transcende. Em cada situação vivida em nosso dia seremos colocados diante de uma decisão crucial, que determinará, em última instância, o curso de nossa vida como um todo. Portanto, a partir dessa nova atitude, um "mero" dia passará cada vez mais a assumir uma importância incomensurável e será disseminado para todos os outros dias de nossa vida, fazendo desta uma espécie de dia ampliado. Essa nova e profunda maneira de encarar os fatos começa a influenciar nossos pensamentos, sentimentos, desejos, ações e até a memória, que agora passam a estar em harmonia crescente com o nosso chamado "metagosto". Metagosto consciente ou gosto inconsciente? Eis a questão crucial e decisiva a clamar continuamente por uma escolha de nossa parte. À medida que gradualmente avançamos no caminho, cada pequena e pontual escolha consciente vai se somando à anterior, dando-nos a solidez necessária para cada vez mais reafirmar nosso compromisso com a verdade interior e, assim, paulatinamente nos libertar daquilo que nós costumamos fazer, mas não sabemos que o fazemos, a maior fonte de nossos conflitos interiores e exteriores, a causa última de nossos sofrimentos.

Para ilustrar melhor como se dá esse processo numa situação concreta, vou relatar um episódio vivido por Maurice Nicoll e Carl Jung, seu professor e amigo. Conta Beryl Pogson, principal aluna e continuadora do trabalho de Nicoll após a sua morte, que, numa determinada ocasião, quando os dois estavam conversando relaxadamente à beira de um lindo lago na Suíça, Jung se lembrou que tinha que dar uma palestra e que deveriam sair prontamente, mesmo contra a vontade de ambos naquele momento. Jung, no entanto, transformou toda a situação dizendo algo aparentemente trivial: "Vamos logo Nicoll, vamos para a palestra!" Ou seja, inverteu completamente os ponteiros ao lidar com o evento. Em vez de deixar-se ser comandado a partir de fora e ir à palestra forçado e com má vontade, teve a capacidade de direcionar sua vontade e colocá-la no que **sabia** que deveria ser feito: ir à palestra porque é isso que quer fazer, num movimento inverso, de dentro para fora. Num instante passou então a **querer** deliberadamente o evento, sobrepondo-se a qualquer sentimento de uma mera obrigatoriedade. Essa sutil mudança de atitude tem, na verdade, o potencial de fazer com que encaremos toda a nossa vida com um outro olhar, que parte daquilo que é mais profundo em nós.

Sem essa mudança de atitude, diz Pogson, isto é, se permanecesse a maneira costumeira de impor-se o cumprimento de uma regra ou mesmo seu oposto complementar, numa recusa preguiçosa de ir, haveria inevitavelmente uma perda considerável de força ou energia; pois em ambos os casos existiria uma resistência ao que nos acontece e ao que sabemos ser necessário que seja feito e bem feito. Portanto, a reação natural seria ou simplesmente querer ficar no lago ou então impor-se uma disciplina de uma forma forçada e pesada. Mas

Jung propôs uma terceira via, uma maneira alternativa, mais leve, prazerosa e eficiente de abordar a questão e compreender a vida. Trouxe à tona uma nova motivação para a tomada de qualquer decisão e sua implementação. Em vez de perceber a palestra como uma interrupção inoportuna, passou, em vez disso, a deliberadamente querê-la. Deixou de ter uma atitude passiva em relação à sua própria vontade, de ser apenas um refém de seus desejos habituais. Conseguiu sair do padrão comum do mero "gosto/não gosto", que nunca é objeto de qualquer questionamento de nossa parte.

O trabalho espiritual, diferentemente, nos conclama a ter consciência da qualidade nossos desejos, se estão ou não de acordo com aquilo que cremos ser profundamente verdadeiro. Então, a esse gosto menor ou a esse querer impulsivo se sobrepõe um "metagosto", um olhar a partir de cima que vai decidir o real curso da ação subsequente. Nossa vontade maior atua sobre nossa vontade menor, dando-lhe uma nova direção caso não esteja em harmonia com aquela. De modo semelhante ao gosto/metagosto, temos agora também vontade de transformar nossa própria vontade habitual, até o momento dependente de nossos caprichos e estados de ânimo que oscilam ao sabor da maré das circunstâncias. O novo gosto e a nova vontade podem atuar agora em uníssono, como um leme apontado para a meta maior que é a evolução da consciência.

Jung se referia a essa atitude como "seguir o chamado do objeto", aguçando sua sensibilidade para intuir e discriminar o que é mais importante em cada situação, abrindo mão do que é percebido como secundário; e assim estabelecer uma relação de aceitação ou de abertura emocional com os objetos e tarefas que vão surgindo diante de nós ao longo do dia, quaisquer que sejam, agradáveis ou desagradáveis. Ou melhor, alterando a própria medida ou critério do que é agradável ou desagradável, aprofundando, assim, nosso próprio conceito de felicidade. Fazer simplesmente a próxima coisa a ser feita, indo voluntariamente e com boa vontade em sua direção, como que aceitando um convite da realidade para atuar, dançando com sua melodia em vez de tentar impor a nossa. Levando essa premissa às suas últimas consequências, M. Nicoll dizia que se trata, na verdade, de querer tudo o que nos acontece, pois é o nosso ser que atrai as circunstâncias que vivemos a fim de que nos sejam apresentadas as lições necessárias para nosso amadurecimento evolutivo. Nossa personalidade superficial certamente não gosta disso porque não tem alcance para compreender as leis cósmicas, tentando sempre escapar do que lhe é desagradável. Porém, nossa alma, nosso lado profundo, interpreta nossa vida a partir de outra referência, onde pode ser necessário abrir mão do que é superficialmente confortável a fim de dar vazão a potenciais e qualidades que permaneciam bloqueados exatamente por nossa inércia.

Com essa nova atitude diante da vida percebemos que é possível até mesmo decidir como nos colocaremos diante de nosso próprio livre arbítrio, ou seja, como aponta a citação de Nicoll, que temos igualmente liberdade para decidir como usaremos essa mesma liberdade, pois, sem exercer esse direito inalienável, nossa liberdade irresponsável nos levará posteriormente sempre a algum tipo de escravidão ou aprisionamento, anulando ou comprometendo aquele exercício inicial de nosso livre arbítrio. Paradoxalmente, portanto, um exercício imaturo e inconsequente da liberdade implica, ao mesmo tempo, em algum tipo de sujeição ou subserviência, pondo mesmo em cheque a própria existência de nosso livre arbítrio. Usando mal a liberdade perdemos grande parte do direito de mantê-la viva e atuante em nossa vida. Nossa liberdade é tão ampla que podemos até mesmo destruí-la! Cabe, portanto, ao trabalho espiritual elevar a qualidade de nossa liberdade.

Como diz A. M. La Sala Batà, "a verdadeira liberdade é uma conquista, é um estado de consciência que, para ser alcançado, exige uma série de amadurecimentos interiores, de superações. Em outras palavras, ela é o resultado de um processo de libertação" (*O Caminho Para a Libertação do Sofrimento*, pág. 50). Em outras palavras, a liberdade madura é o coroamento de um processo onde primeiramente nos libertamos de nós mesmos, do apego às nossas próprias reações automáticas e infantilizadas. Nessa mesma linha, Virginia Hanson e Rosemarie Stewart chamam atenção para o fato de que

> "permitir a outros que escolham por nós é em si mesmo uma escolha e precisamos ainda pagar o preço exigido pelas consequências da nossa omissão... às vezes pode parecer que somos escolhidos pelos nossos pensamentos ou emoções, mas isso ocorre apenas porque permitimos à mente ou ao coração moverem-se sem uma direção consciente". (*Karma, a Lei Universal da Harmonia*, pág. 8).

Para que uma eventual mudança possa ser realizada posteriormente, devemos, portanto, partir inicialmente de uma atitude humilde de aceitação e apreciação em relação ao que nos acontece, no entendimento de que tudo o que se apresenta para nós obedece a leis cósmicas justas e que estão muito além de nossa capacidade de compreensão. Como no exemplo de Jung, a mudança começa sempre dentro de nós, na maneira como interpretamos a vida. Tendo sido capaz de querer o que lhe acontecia, economizou preciosa energia para que certamente desse uma palestra melhor, isto é, na medida em que estava em sintonia com sua vontade mais elevada pôde ter maior acesso a sua própria sabedoria, e compartilhá-la de algum modo com os assistentes. A aceitação serena e de boa vontade da situação que se apresentou diante dele possibilitou igualmente que seus dons e talentos aflorassem naturalmente e sua atuação pudesse ter maior eficiência e densidade de conteúdo.

Eu mesmo, em várias ocasiões na feitura desse texto, me peguei escrevendo por obrigação ou dever. Quando "desperto" e consigo mudar minha atitude passiva para uma vontade ativa, percebo logo como isso afeta positivamente o texto em termos de fluidez e clareza, mantidas, obviamente, as devidas proporções em relação a Jung. Portanto, começar resistindo aos fatos que estão diante de nós já compromete a qualidade posterior de nossa ação, pois literalmente assumimos uma postura irrealista, negativa e fantasiosa; uma atitude imatura e escapista de "avestruz" face à realidade. No entanto, negar a realidade não a faz desaparecer, apesar das enganosas aparências alimentadas por nossa imaginação. Somente a atitude receptiva de dar boas-vindas aos fatos nos fornece a matéria-prima necessária para construir sua posterior transformação em algo melhor, mais de acordo com o gosto superior que estamos construindo. Não se trata, em nenhum momento, portanto, de uma mera resignação passiva, mas sim de uma aceitação deliberada e ativa, tendo fé e confiança na perfeição e na justiça das leis cósmicas, sempre nos conclamando a uma ação transformadora e visando ao nosso bem maior.

Selim Aissel, um mestre contemporâneo do Quarto Caminho, em seu excelente livro *The Path to our Essence*, também explora com profundidade esse tema. O autor afirma a importância de sentir e expressar gratidão por tudo o que a vida coloca diante de nós, pois é uma parte valiosa de nosso caminho espiritual. Tudo aquilo que dá impulso ao amadurecimento e a expansão de nossa consciência, seja ou não prazeroso segundo nossos critérios habituais, assume agora uma dimensão "sagrada". Cada momento, cada ato fica permeado por essa atmosfera carregada de significado. A partir dessa visão, passamos cada vez mais a tratar tudo e todos com carinho, respeito e cuidado.

Até mesmo os chamados objetos inanimados assumem outra dimensão, onde reconhecemos, por exemplo, todo o trabalho humano envolvido em sua feitura e o serviço que nos prestam, ajudando-nos em nossas tarefas diárias e permitindo que tenhamos maior tempo livre para o trabalho interior, para o convívio humano e para a expressão de nossa criatividade.

Todos os nossos atos, ainda segundo Aissel, passam a ser sagrados e envolvidos por um sentimento de gratidão. Nossa agressividade tende a diminuir, pois nos sentimos menos contrariados e injustiçados pela vida, na medida em que nossos desejos deixam de ser exigências inflexíveis e se transformam em meras preferências, onde aceitamos de bom grado a eventual impossibilidade de serem satisfeitas. Aissel nos lembra ainda de que devemos nos aceitar, incluir-nos também nessa atitude de aceitação, compreendendo nossas próprias limitações dentro do estágio possível em que nos encontramos no momento, sem culpa ou autorrejeição. E igualmente valorizar nossa trajetória, nossos esforços na busca da verdade, bem como aquilo que já somos capazes de realizar no presente. Se permanecemos divididos, num perpétuo conflito interior, acabaremos por projetar isso para todos os nossos relacionamentos. Por causa disso, Aissel diz ser imprescindível que seja empreendida essa unificação interna, pois sem estar reconciliados conosco rejeitaremos inevitavelmente as outras pessoas.

Nosso maior desafio no caminho espiritual, portanto, é desenvolver a capacidade de ver nossa própria negatividade ou falhas de caráter sem que isso nos torne, por sua vez, igualmente negativos. Ser capazes de constatar de uma forma "impessoal" tudo aquilo de errado que acontece dentro de nós sem se deixar, por assim dizer, contaminar, suportando a visão, sim, dura da verdade, sem, entretanto, perder a paz interior e o entusiasmo para continuar desvelando camadas e mais camadas de nossas fraquezas. Passar por um sofrimento purificador sem perder nossa alegria de viver e nossa serenidade interior, pois a própria purificação deixa-nos mais livres, leves e autênticos, sem o custo de ter que representar papéis que nunca correspondem ao que verdadeiramente somos.

∼

Retomando nossa linha de raciocínio, no meu entendimento, uma das formulações mais profundas dessas duas maneiras de perceber a realidade que estamos chamando aqui de gosto e "metagosto" foi feita por René Daumal:

"É claro que a pessoa tem que saber o que é contentamento (interior). Não é prazer. Nasce quase sempre em meio a sofrimentos. É o contentamento absurdamente desejado apesar da tristeza necessária... A alma de fato sente contentamento quando ela age, o que significa dizer quando ela sabe, e tristeza quando ela sofre (passivamente). Daí se segue que, para se compreender essa doutrina do contentamento, deve-se classificar todos os prazeres suportados (recebidos de fora), os quais o ser humano desfruta sem os ter construído, sob a categoria de tristeza, e todos os sofrimentos autoimpostos (gerados conscientemente) ou ativamente aceitos tendo em vista o conhecimento, sob a categoria de contentamento." Citado por Michel Waldberg em *Gurdjieff – An Approach to His Ideas*, pág. 45. Parênteses acrescentados por mim.

Tentando destrinchar o significado de uma colocação de tom meio enigmático, logo de saída podemos perceber que o autor busca estabelecer os critérios profundos que norteiam a nossa alma em seus sentimentos experimentados como sofrimento e contentamento, invertendo radicalmente as nossas referências habituais e culturalmente aceitas. Começa questionando a própria veracidade de nossa felicidade e tristeza, um tabu quase sempre intocado. Portanto, nem toda felicidade realmente nos convém e nem toda tristeza deve ser descartada *a priori*, se nos propomos a trilhar um caminho espiritual. Pois, paradoxalmente, nossa centelha divina, na verdade, sofre com todas as nossas emoções superficiais, sejam elas agradáveis ou não, isto é, aquelas que nos mantêm numa posição passiva ou inerte diante dos desafios da vida, por mais que nos deixem momentaneamente satisfeitos e felizes.

Portanto, a alma somente pode receber o alimento sutil que a faz crescer quando a alegria é algo que transborda a partir do que possuímos de mais elevado interiormente. Trata-se de uma alegria interior que, ao mesmo tempo, está além dos eventos, embora também os permeie e enriqueça. Por que transcende os fatos externos pode igualmente estar neles sem que haja uma relação de dependência. É um contentamento profundo que torna o desagradável menos desagradável e o agradável mais agradável ainda. A alma se alegra pela crescente aproximação entre nossos ideais e nossos atos, pela coerência e harmonia entre o dizemos e o que fazemos, tornando-nos pessoas mais íntegras e transparentes. Mesmo em nossa linguagem corrente, intuitivamente, sabe-se que uma alma mal alimentada dá origem ao uso de termos como "desanimado" ou, levando a extremos, "desalmado".

Mas o que seria, afinal, a alma, a fim de que possamos entender melhor a ideia trazida por Daumal? Mais uma vez vou recorrer à ajuda de Rodney Collin, pois ele possui uma grande capacidade de concisão e clareza numa questão de grande complexidade como esta. Para o autor, em seu supracitado livro *The Theory of Conscious Harmony*, a alma é:

"A ponte entre o corpo e o espírito, entre a Terra e o Céu. Ela está lá, mas você deve tornar-se consciente dela, deve senti-la, deve viver nela. Você sente a alma abrindo seu coração para as pessoas, aceitando aquilo que é. A alma cresce por meio do coração. O coração é a porta para a alma." (pág. 105)

"O corpo vive no espaço e tempo, sujeito à matéria, à ilusão e aos sentidos. O espírito vive na eternidade e na verdade. A alma deve unir os dois. Então, toda certeza pertence ao espírito, tudo aquilo que é luta (interior) pertence à alma. O espírito conhece Deus, a alma tem fé; o espírito conhece Deus, a alma tem esperança; o espírito conhece Deus, a alma tem caridade. Assim é como a alma é posta a vibrar, e o ser humano torna-se uma unidade, torna-se ele mesmo." (pág. 108)

Dentro de um caminho espiritual a presença do sentimento de apego em relação a pessoas, objetos ou situações coloca barreiras ao nosso crescimento, por mais prazeroso que possa ser quando o foco do apego está em nossas mãos, ao nosso alcance. Por conseguinte, se há sinceridade em nosso propósito, devemos estar abertos para a possibilidade de abrir mão, ou até mesmo perder, tudo aquilo em relação ao qual estamos apegados, por mais doloroso que seja, pelo menos no início. Bem entendido, pode ser uma perda literal, quando há uma resistência inflexível nossa, ou uma perda de caráter psicológico, por meio de uma renúncia voluntária.

Podemos, então, ver que estamos diante de dois critérios distintos com os quais avaliaremos aquilo que nos convém ou não. O critério convencional, atrelado às várias e necessárias formas de sucesso na vida, profissional, familiar, conjugal, social; e outro, baseado em valores ligados à necessidade de crescimento interior da alma, e que muitas vezes podem precisar se contrapor ao primeiro, na medida em que se trata agora mais de um despojamento ou esvaziamento interior do que propriamente de um processo de acumulação. Ou seja, num primeiro momento ocorre uma verdadeira inversão de critérios e valores, colocando-nos diante de uma luta interior onde teremos que optar entre coisas que nos parecem, à primeira vista, excludentes e antagônicas. Esse processo pode ser percebido por nós como um sacrifício ou uma renúncia daquilo que ainda nos agrada, por mais que já tenhamos começado a intuir a presença do "metagosto", fazendo com que nossa personalidade ou nosso lado mundano se ressinta e, portanto, sofra. Já existe um certo desconforto com uma felicidade mais superficial, mas ainda não é suficiente para gerar um desapego sólido.

Em outras palavras, o contentamento interior ainda não tem força para se sobrepor à perda de nossas gratificações habituais. Aquilo que normalmente nos agrada, num outro nível, o da alma ou psique profunda, também nos desagrada, conclamando-nos repetidamente a uma tomada de decisão crucial na determinação da direção que realmente queremos seguir. Cada vez mais a mera gratificação de nossos desejos perde a capacidade de ser um atrativo. Sentimos que fica uma espécie de vazio em meio à própria felicidade experimentada, fazendo-nos questioná-la como sendo a única meta de nossa existência. Agora, passamos a desgostar do que gostamos e porque ainda gostamos, isto é, do que ainda nos motiva a continuar gostando, apesar de, numa camada mais profunda de nosso ser, já existir a semente que nos faz ver e avaliar nossa vida por um outro ângulo, a partir "de cima", por assim dizer. À medida que a alma é alimentada pelo autoconhecimento crescente, pela visão da verdade interior, deixa de ser algo intangível e remoto para assumir o papel de um real protagonista em nossa vida. Passamos cada vez mais a experimentar sua presença como algo vivente, muitas vezes até mais presente e atuante do que a própria realidade física que, por sua vez, passa cada vez mais a ser orientada pelos critérios da alma. É esse amadurecimento que vai nos fazer regozijar junto com a alma e questionar a validade daqueles prazeres que nos afastam dela.

Com o tempo, entretanto, veremos que mesmo essa dicotomia inicial entre uma felicidade mundana e outra de ordem interior também é ilusória. A renúncia, necessária no começo, vai dando lugar a um simples abandono, onde aquilo que tanto nos agradava vai perdendo toda a sua graça ou sua capacidade de causar fascinação, como o adolescente que deixa de lado seus brinquedos infantis sem luta, por uma transcendência que agora parece ser quase natural, mas que, na verdade, foi o resultado de uma série de decisões coerentes tomadas ao longo de vários anos. Um amadurecimento que agora pede e alegra-se com a presença de alimentos mais sutis e compatíveis com o momento vivido.

Os antigos prazeres vão ficando cada vez mais obsoletos, anacrônicos e defasados. Não há qualquer sentimento de rejeição ou repulsa, apenas uma adequação da vida exterior aos novos valores da vida interior. Vemos agora que não precisam ser excludentes. Quando o que é superior orienta o que é inferior, o aparente conflito cessa. Somente na situação inversa, isto é, quando somos comandados exclusivamente pela personalidade ou máscara social, é que existe conflito com a alma, pois esta, a alma, procura sempre uma abordagem inclusiva e unificadora, tentando ao máximo harmonizar nosso gosto e nosso "metagosto"; mas sempre, é importante ter em mente, com o critério último, o voto de minerva, pertencendo ao que é mais elevado. Ecoando a própria ordem cósmica dentro de nós, o mais elevado deve sempre comandar e educar, sempre de forma harmônica e amorosa, o que é mais periférico ou superficial.

Com a continuidade do trabalho espiritual, cada vez mais nosso conceito habitual de felicidade vai igualmente se adensando, fazendo com que sintamos aquele desconforto existencial já mencionado diante de nossa felicidade corriqueira, dependente das circunstâncias externas. Em inglês, como bem salienta Beryl Pogson, felicidade é *happiness*, palavra derivada do verbo *to happen*, que significa acontecer, sendo *happening* um acontecimento, demonstrando como ambos os conceitos estão imbricados até mesmo na linguagem corrente. Para a alma, no entanto, a verdadeira felicidade ou contentamento provém da qualidade presente em nossas circunstâncias internas. Como aponta Daumal, mesmo o sofrimento, quando é sentido por nós a partir de uma constatação dura de uma contradição, defeito ou hipocrisia, pela visão face a face com nossa verdade interior, é percebido como contentamento pela alma, pois tem um efeito de cura, purificação e crescimento para a psique. É essa valoração superior dos fatos, o metagosto, que deve, em última instância, se sobrepor aos nossos gostos usuais, enquadrando-os de modo que se manifestem somente quando estiverem em harmonia com a vontade da alma.

Dessa explanação podemos então deduzir que, sob a batuta da alma, são igualmente necessários tanto uma tristeza interior, pela visão que desmascara o que é falso e negativo dentro de nós, como um contentamento interior por estarmos sendo libertos da falsidade e negatividade. Uma tristeza pelo estrago que a falsidade operou em nossa vida e na dos outros que nos cercam e, ao mesmo tempo, uma grande sensação de alívio e serenidade pela própria contemplação do que é verdadeiro em nós. Esses dois processos devem caminhar sempre juntos para que o problema seja realmente transcendido. Ou seja, sem um desmascaramento doloroso não haverá o choque necessário para quebrar o apego aos nossos valores habituais; porém, sem a fruição consciente da verdade observada, o sofrimento necessário nos levará para o desânimo e a culpa. Por conseguinte, ambos, sofrimento e contentamento, precisam estar presentes e atuar juntos em equilíbrio, nos separando do que é falso e nos unindo ao que é verdadeiro. Primeiro descer às profundezas da mente para, usando o "fundo do poço" como uma alavanca, poder se elevar ao nível da alma.

É como um remédio amargo que, quando ingerido, tem um gosto momentaneamente desagradável na boca, mas, à medida que é assimilado pelo organismo, causa um efeito terapêutico benéfico e duradouro. Como na alegoria da caverna de Platão, acostumados com as sombras, sofremos uma espécie de choque pela irrupção súbita da luz da consciência, e a tal ponto que, num primeiro momento, nos deixa "cegos" ou confusos, pela perda de nossos referenciais até então familiares. Nosso lado infantil e imaturo tende a rejeitar tudo aquilo que não nos dê uma gratificação imediata, por ser incapaz de vislumbrar as suas potencialidades latentes a longo prazo. Não possui a paciência necessária para aguardar a ação curativa, pois não consegue perceber nada além do que lhe informam os sentidos físicos. Irrita-se com tudo o que contraria seus desejos imediatistas. Irritação, portanto, é o gosto infantil frustrado, é uma birra totalmente fora do tempo presente, atrelando-nos fixamente ao passado. Dentro dessa concepção, Deus, para nós, se assemelharia mais à figura de um Papai Noel ou à lâmpada mágica de Aladim, ou qualquer coisa que nos conceda prontamente tudo aquilo que desejamos. Inversamente, a partir da entrada dos critérios trazidos pela alma em nossa vida, em vez de querer ser servidos passamos a querer servir, doando o que possuímos de melhor para ajudar o "Plano Divino" e cooperar para a elevação da consciência a nível coletivo.

Podemos, então, grosso modo, constatar três etapas nesse processo que vai do mero gosto ao verdadeiro "metagosto". No início, o "metagosto" é ainda uma percepção de caráter filosófico ou um ideal a ser buscado. Nossos gostos habituais tendem a predominar, mas agora já são referidos à nova escala de valores em formação, perdendo gradativamente seu poder de atração sobre nós.

Aos poucos, nosso próprio gosto passa a nos desgostar. Numa segunda etapa gosto e "metagosto" aparentemente se equivalem, gerando uma luta interior pelas decisões que tomaremos. Nossos hábitos são familiares para nós e passam uma sensação de conforto difícil de ser questionada. O resultado para um ou outro lado vai ser determinado pela profundidade de nossa certeza quanto aos novos valores e pelo grau de nossa afinidade emocional em relação a eles. Se esses dois fatores estão suficientemente presentes, nossa vontade será positivamente afetada e tenderá, aos poucos, a se inclinar para o "metagosto".

A opção pelo novo assume a forma de um sacrifício e uma renúncia por coisas que ainda ressoam com intensidade em nossa psique. Em muitas ocasiões certamente os valores tradicionais predominarão. O importante aqui é não perder a confiança no poder regenerador do que é novo, sabendo que hábitos levaram décadas para ser instalados e que devemos, portanto, nos ancorar no ritmo próprio e possível da cura trazida pelos novos valores da sabedoria, sabendo esperar pacientemente pelos resultados de nossas práticas, sem ansiedade ou expectativas fantasiosas. O acúmulo de decisões voltadas para o "metagosto" vai se depositando na memória e nos dando cada vez mais força para tomar novas decisões semelhantes.

M. Nicoll fala na formação de uma nova memória mais focalizada em nossos estados internos e que irá nos dar novos elementos para que interpretemos todo o nosso passado à luz dos novos valores que abraçamos, como que criando um "novo" passado para nós, por mais inusitado que isso possa parecer à primeira vista. Na terceira fase o "metagosto" já predomina sobre o gosto, por mais que este ainda tente se fazer ouvir. Porém, agora já somos mais capazes de observar os gritos de nossos hábitos a partir "de cima", como ocorrendo numa parte menor ou periférica de nossa psique, como resquícios de algo que vai perdendo seu poder de atração sobre nós a cada dia. A experiência positiva acumulada serve como um porto seguro que nos dá referência para novas escolhas. Possuímos uma noção mais clara do que são nossas verdadeiras prioridades, o que nos dá uma sensação de serenidade, mesmo quando nossa imaturidade ainda clama por ser satisfeita. Uma paz que permanece subjacente aos nossos estados negativos e nos ajuda a sair deles com maior rapidez. A privação do que sabemos ter menor importância já não nos incomoda tanto, pois nos sentimos preenchidos por aquilo que agora realmente importa. Nosso "metagosto" passa gradualmente a ter a palavra final, a avaliação decisiva, educando e orientando nossos velhos hábitos, descartando alguns e adaptando outros à nova realidade; ou seja, mantendo e estimulando aqueles que são compatíveis e levando a um abandono paulatino os que não são.

Na verdade, essas três etapas se superpõem umas às outras, são vivenciadas quase simultaneamente de acordo com o grau de consciência em que estejamos em determinado momento, mais ou menos aferrados aos nossos gostos usuais. Quanto mais psicológicos são estes, mais tendemos a estar nas duas primeiras fases. Por exemplo, quando decidi me tornar vegetariano a partir de uma decisão humanitária de evitar o sofrimento dos animais, meu paladar ainda era o mesmo de antes. A tendência inicial era de buscar substitutos com o sabor mais parecido possível com as carnes, as chamadas carnes vegetais. Mas, com o tempo, os novos valores foram se afirmando e meu paladar se modificando, até o momento em que o velho paladar tornou-se desagradável. No entanto, quando adentramos no terreno psicológico o buraco é mais embaixo, como se diz. Nossas resistências são bem mais profundas e não se deixam vencer tão facilmente. Torna-se importante, neste ponto, ter confiança de que nossos esforços, em seu devido tempo, trarão resultados e que nossa alma nos dará o discernimento para que os percebamos, valorizemos e ajamos em concordância.

O choque criado pela visão de nossa verdade interior é tanto maior quanto for nosso gosto pela manutenção daquilo que é negativo dentro de nós. E um de nossos maiores e mais arraigados gostos é o desejo de estar sempre certos e com a razão, numa postura muitas vezes intolerante, inflexível e agressiva, mas que, na maioria das ocasiões nos passa totalmente despercebida. Partimos quase sempre dessa premissa inconsciente sem nos dar conta dos conflitos que cria em nossas vidas. Essa falsa suposição alimenta também nosso conflito interior, dificultando sobremaneira a percepção de nossos erros, já que, por definição, estamos sempre certos! Recebemos uma espécie de carta branca de nós mesmos para fazer qualquer coisa que tivermos vontade. Ou seja, se estamos sempre certos podemos errar à vontade! Portanto, qualquer tentativa de reconhecer nossas contradições esbarra sempre em nossa intocável autoimagem, tornando desnecessariamente mais penoso nosso desmascaramento. Nossos gostos são como atos automatizados e repetitivos, são imposições que tentamos infligir à realidade e às outras pessoas. E, quando circunstancialmente obtemos algum êxito, nos sentimos superiores e especiais, reforçando nosso apego ao gosto e gerando um perigoso círculo vicioso.

No fundo, só realmente fazemos aquilo que queremos fazer e só queremos fazer o que gostamos de fazer. Mais ainda, só gostamos porque conseguimos ver benefícios concretos para nós, muitas vezes indo contra o que sabemos, pelo menos de modo filosófico e moral, ser certo e de acordo com nossos ideais. De uma maneira mais ou menos consciente, é como se acreditássemos que cometer erros compensa, ou pelo menos que a prática do que sabemos ser errado traz recompensas que suplantam o compromisso com nossos valores. Quando estes não nos interessam, convenientemente são jogados para o fundo inconsciente da psique a fim de que não possam nos incomodar. Calamos temporariamente a voz da consciência de acordo com nossas conveniências e inventamos uma série de desculpas esfarrapadas para nos justificar perante os outros e principalmente perante nós mesmos. Escolhemos o gosto em detrimento do "metagosto", o que, como vimos com Daumal, causa sofrimento à nossa alma. Entretanto, quem está num caminho espiritual e tem sensibilidade suficiente acabará, mais cedo ou mais tarde, sofrendo junto com a alma e buscando retomar o contato com sua verdade maior ou "metagosto".

Em outras palavras, sem admitir nossos erros para nós mesmos, evitando qualquer tentativa de maquiá-los ou distorcer os fatos a nosso favor, não poderá haver a honestidade e sinceridade imprescindíveis para manter-se com firmeza no caminho espiritual. Mais uma vez, como dizia Gurdjieff, tropeçar sim, o que é inevitável, mas não cair, usando as lições, muitas vezes amargas, para amadurecer como seres humanos. O mais difícil, nesse caso, é reconhecer que gostamos de nos sentir especiais e que pagamos quase qualquer preço que reforce isso perante os outros e diante de nossa própria autoimagem idealizada e fantasiosa. Viver na imaginação e na fantasia é muito mais confortável e fácil, pois nos exime de enfrentar a realidade dos fatos dentro e fora de nós. No entanto, sem saber e sentir os efeitos nocivos para nossa psique, que vêm a reboque dessas decisões automáticas e irrefletidas, não poderemos sustar essa progressão de eventos que se move como uma bola de neve descendo a montanha; e onde quem fica soterrado obviamente somos nós mesmos, numa camuflada autossabotagem que vem, contudo, com uma embalagem agradável à primeira vista e nos seduz.

Portanto, é preciso que confrontemos exatamente o nosso apego aos ganhos e facilidades proporcionados pela manutenção de nossa autoimagem, onde estamos sempre com a razão por sermos pessoas muito especiais e superiores aos outros. Queremos estar certos porque assim podemos nos sentir especiais, destacando-se o máximo possível dos demais. Estar errado significa sentir-se diminuído e inferior, devendo ser evitado a todo custo. Desejo de ser superior e medo de ser inferior são duas faces da mesma moeda: o desejo de ser diferente, o desejo de não ser igual, de evitar uma relação entre iguais. A personalidade prefere mesmo sentir-se inferior do que igual aos outros, pois assim pode manter presente a meta de tornar-se, quem sabe no futuro, finalmente superior. Complexo de inferioridade ou superioridade são dois aparentes extremos que, na verdade, se tocam.

Sendo assim, o melhor meio de afirmar nossa diferença é o conflito, em todos os seus matizes, desde as relações pessoais às guerras coletivas. O conflito é o instrumento onde a separação assume a sua forma mais intensa e radical, indo da simples irritação e subindo a escala até o ódio mais ferrenho. A triste ironia é que o conflito também cria laços, só que às avessas, pois as partes ficam como que "grudadas", e não unidas, pelo sentimento negativo em comum. E, pela lei do carma, para quem a conhece e admite, as pessoas envolvidas voltarão a se encontrar até que a pendência seja resolvida pela aceitação mútua das diferenças e a percepção da existência de uma fraternidade essencial que as une acima de qualquer diferença.

Uma das formas mais frequentes assumidas pelo conflito e que serve de instrumento de autoafirmação para o ego ou personalidade é o ato de procurar rebaixar os outros a fim de artificialmente se elevar. Nossa sociedade aprova a chamada "lei do mais forte", usando o argumento superficial de que apenas reproduzimos a natureza. Quando nos interessa nos comparamos aos animais a fim de justificar qualquer covardia e crueldade humanas (inclusive com os próprios animais!). Em outras situações, pensamos ser verdadeiros semideuses, a coroa da criação, predestinados ao paraíso, sem fazer nenhuma conexão entre as duas ideias. Valorizamos mais a competição que separa em vez da colaboração que unifica. Já os grandes mestres de sabedoria deixam sempre para nós o ensinamento de outra lei, a lei do amor, onde o mais forte, em vez de explorar covardemente, serve, protege, cuida e ama o mais fraco; onde o exemplo vivo de Jesus Cristo foi o maior de todos.

Contudo, fazendo um breve contraponto, desde o início dos tempos, mesmo que muito lentamente, a humanidade vem ampliando pouco a pouco sua consciência e incluindo o outro, o diferente. Historicamente, o expediente mais comum para negar ao outro seu direito à existência tem sido o de recusar-lhe a presença de uma alma em seu interior, retirando sua dignidade como ser vivo e dotado de livre arbítrio. Nos primórdios da evolução humana, todos os que são diferentes de nós são, por definição, nossos inimigos. Num segundo estágio, passamos a incluir aqueles com quem temos laços de sangue, ampliando sucessivamente aqueles que aceitamos como iguais. Então, o inimigo, o escravo, os que têm opiniões políticas, crenças religiosas, gêneros, raças, idades, posição financeira, cultura, sentimento patriótico, e assim por diante, todos diferentes dos nossos, gradualmente vão sendo incluídos, pelo menos pela mentalidade mais aceita socialmente.

Por mais imperfeito e incipiente que esse processo seja, e efetivamente é (pois, ainda hoje, todas essas etapas anteriores ainda vivem, em algum grau, em todos nós), a globalização acabou trazendo, mesmo por vias tortas, pelo menos a possibilidade de que construamos uma civilização menos entrincheirada num localismo excludente e uma consciência de caráter mais planetário e fraterno. Tenho inclusive a esperança de que no futuro, longínquo com certeza, incluamos também em nosso afeto todos os animais, vegetais e minerais, tirando da natureza o mínimo possível para nossa sobrevivência (e redefinindo esse mínimo), como começam a apontar as iniciativas voltadas para a chamada sustentabilidade. Daí a extrema importância do trabalho espiritual hoje, pois sem uma base interna sólida, as modificações institucionais, por mais importantes que sejam, sem uma mudança de consciência numericamente significativa entre a população, por si só não se sustentam.

Por conseguinte, numa época tão decisiva para que exista um futuro digno para a humanidade como a que estamos vivendo agora, a luta do gosto contra o "metagosto" tende a ser mais ferrenha, lenta e difícil, porém de importância cada vez mais crucial. Sem ter uma vontade firme para querer ver onde estão nossas incoerências e hipocrisias, admitindo que lá no fundo nós realmente gostamos delas, pois nos conferem ganhos palpáveis dentro da velha escala de valores, não teremos força interior suficiente para nos contrapor a esse esquema tão estratificado. Ou seja, sem encarar que de fato **gostamos** do que é inferior e negativo não poderá haver uma transformação digna do nome em nosso caráter e senso moral. Entretanto, com a contínua presença do "metagosto" em nossa consciência, vai se formando um sentimento crescente de rejeição e repulsa por essa situação. Passamos a sentir aquele já mencionado e importante desconforto conosco, com o tipo de pessoa que sempre fomos e que somente agora o percebemos em todas as suas implicações. Por outro lado, pouco a pouco sentimos aquela alegria interior pelo crescente abrir mão de nossa atitude mentirosa e pela maior proximidade em relação aos anseios de nossa alma.

Em função de toda essa dinâmica se, por um lado, o esfacelamento do que é falso, mas firmemente cristalizado em nós, causa-nos sofrimento, por outro, e corroborando Daumal, nossa psique profunda ou alma se regozija e se alimenta pela visão da verdade. Ambos, sofrimento e alegria, como vimos, precisam estar presentes. Porém, mais uma vez, o mais importante é saber que a alegria ou contentamento interior, por ser um sentimento puro e elevado, possui um nível vibratório infinitamente maior do que o sofrimento, por mais purificador que este possa ser. Então, em última instância, o caminho espiritual, por mais difícil que seja, é também um caminho que pode ser permeado por sentimentos de paz, gratidão, contentamento, fé, coragem e outras emoções positivas. Reforçando R. Collin, quanto maior for nosso amor pela sabedoria, pela meta que aponta e pelas pessoas com as quais interagimos nesse caminho, mais nossa alma amadurece e mais leves ficam nossas lutas e renúncias. O amor, portanto, é a chave que torna o "jugo" suave e o "fardo" leve.

Parte desse choque de realidade é ver que nosso próprio querer imaturo é o maior responsável por nossa infelicidade, que nós mesmos erigimos as barreiras que nos aprisionam. Se há agora um novo querer, a vontade de evoluir, o velho querer precisa diminuir. Neste normalmente tendemos a projetar nossos defeitos nos outros, culpando-os pelos nossos problemas; o que é cômodo para nós. Com o aprofundamento da nova abordagem espiritual essa equação se inverte, fazendo-nos tomar consciência de como nossos atos reverberam negativamente sobre os outros, chegando muitas vezes a cristalizar seu comportamento em relação a nós, impedindo a relação de sair de um impasse paralisante. Porém, ao assumir a responsabilidade por nosso comportamento, por mais difícil que seja, temos também a liberdade para modificá-lo, deixando de nos colocar como vítimas dos atos alheios. Uma liberdade madura capaz de nos libertar de nós mesmos, de nossos próprios padrões repetitivos inconscientes e, ao mesmo tempo, nos aproximar dos outros de uma forma mais harmoniosa.

Nesse sentido, a própria leitura desse livro ou de qualquer outro que tenha como foco o crescimento espiritual, num primeiro momento terá um efeito desagradável sobre nós, ou seja, contrariará os critérios firmemente estabelecidos de nosso gosto habitual pelo que é confortável e familiar. No entanto, se há em nosso querer um compromisso com a busca pela verdade suficientemente forte, aos poucos começaremos a sentir e ouvir o contentamento que vem das profundezas de nossa alma. Um ensinamento desse tipo dirige-se especificamente ao que temos de mais elevado dentro de nós; e se tentarmos absorvê-lo com nosso lado mais superficial, que é nossa tendência natural, logo chegaremos a um impasse insolúvel, desqualificando-o como sem sentido, abstrato demais, enfadonho, etc. Quando isso ocorrer, é preciso ter claro o que em nós está se manifestando e, se for esse o nosso caso, fazer uma escolha consciente pelo metagosto. Segundo David Richo, reforçando essa visão, "assim, pessoas e acontecimentos que me desafiam o ego e produzem sua deflação são forças que assistem minha alma. Cada um deles é uma personificação da graça. Os inimigos do ego são amigos do meu *Self*" (*Milagres Inesperados*, pág. 42), deixando claro, mais uma vez, a inversão de valores necessária para o amadurecimento espiritual.

Pois o ensinamento propõe, em última instância, que realizemos voluntariamente um deslocamento do foco de nosso amor do gosto para o metagosto, isto é, que passemos a verdadeiramente amar aquilo que nos ajuda a crescer interiormente, abrindo mão do apego costumeiro disfarçado de amor, ao que é facilmente agradável, mas que causa sofrimento à nossa alma. Com isso, ouvindo o sofrimento da alma, passaremos a nos esforçar para agradá-la, o que, por si só, já a faz feliz. Para o Quarto Caminho, ter o nosso gosto meramente frustrado pelas circunstâncias desfavoráveis da vida consiste numa forma de sofrimento inútil, pois o reforça cada vez mais na medida em que procuraremos ansiosamente por outros meios para satisfazê-lo, abafando a voz sutil da alma. Por outro lado, ter nosso gosto superficial exposto e desmascarado pela consciência é um sofrimento útil, pois retira o que é falso do comando de nosso ser e restabelece o primado da alma em nossa vida. Quem sofre agora é, portanto, nossa falsa autoimagem, e quem se alegra é nossa alma, pelo nosso compromisso ativo com seu crescimento, como magistralmente nos aponta Daumal. Em outras palavras, a supremacia do gosto faz a alma sofrer inutilmente, mesmo quando nossos desejos são atendidos, é importante relembrar. Por outro lado, e inversamente, o primado do "metagosto" anímico faz a personalidade ou ego sofrer de maneira útil para a evolução de nossa consciência.

Para M. Nicoll é como se estivéssemos antes de cabeça para baixo, com as prioridades totalmente invertidas, e agora, gradativamente nos levantássemos, até poder caminhar eretos em direção à meta. Vou finalizar esse capítulo dando novamente a palavra a R. Collin:

> "O sofrimento é fixativo – como o tingimento usado para fixar uma tintura. Ele tende a fixar qualquer parte da natureza humana que estiver em evidência enquanto o sofrimento é suportado. Naturalmente, se for involuntário traz junto com ele ressentimento, autopiedade, e assim por diante, e os fixa. Por outro lado, se um ser humano se recusa a sofrer, exceto quando realiza esforços para um propósito definido e sabe o que quer, então ele (o sofrimento) tende a fixar esse propósito e sua determinação (para alcançá-lo). Este é muito útil." (*The Theory of Concious Harmony*, pág. 169)

5

A única prática possível: o dia de hoje

Antes de introduzir o exercício propriamente dito, gostaria de fazer uma mais uma "breve" digressão, mas que se mostrará muito útil para dar densidade à nossa prática. Todo esse esforço em colocar conscientemente nossa atenção na interação entre as nossas duas vidas, interior e exterior, buscando suas mensagens ocultas e seu significado para o nosso crescimento espiritual, vai criando dentro de nós uma mentalidade questionadora ou indagadora, que busca respostas profundas para nossos anseios de caráter existencial. É essa nova atitude que vai intensificar a presença em nossa vida do que Jung chamou de sincronicidade. Adianto que não é o objetivo desse texto aprofundar-se no vasto significado desse conceito; porém, pode nos ser muito útil familiarizar-se um pouco com ele, pois a sincronicidade vê os acontecimentos como dotados de uma ordem intrínseca e plena de significado, nunca como produtos de um mero acaso ou acidente. A ocorrência da sincronicidade evidencia, antes de tudo, a origem divina comum a todos os seres, ou seja, seus laços profundos inseridos numa espécie de parentesco ou fraternidade cósmicos, onde os semelhantes se buscam e se atraem sem cessar. Em seu excelente livro sobre o assunto, *Milagres Inesperados*, David Richo define a sincronicidade como um encontro entre a dimensão exterior e a interior da vida, como uma intervenção da eternidade no tempo cronológico, exatamente o tema que estamos tratando aqui. Em suas próprias palavras:

"A sincronicidade é uma coincidência significativa inesperada entre um acontecimento externo e uma prontidão interior para uma mudança ou transição." (pág. 23)

"Com efeito, a sincronicidade está fundada na confiança de que há significado no mundo, mas que ele só se mostra quando nos mostramos receptivos." (pág. 27)

"A sincronicidade como coincidência entre acontecimentos exteriores e processos interiores confirma o caráter único do fora e do dentro e sua paixão por se comunicar um com o outro." (pág. 98)

A sincronicidade não está exatamente sujeita à lógica da causa e efeito, mas a leis analógicas ou de correspondência entre fenômenos aparentemente desconexos, onde predomina a simultaneidade do semelhante atrai semelhante ou da afinidade vibratória. Em sua dimensão mais profunda, a sincronicidade abarca tudo o que acontece, paralelamente à causalidade, mas atuando num nível mais profundo, o simbólico; como dissemos anteriormente, é aquilo que vivenciamos internamente que vai atrair esta ou aquela circunstância exterior. Entretanto, toda a riqueza das mensagens enviadas através da sincronicidade se perde caso já não estejamos previamente atentos, numa atitude de "prontidão interior", como coloca Richo, para a possibilidade de seu surgimento.

Richo faz, nesse sentido, uma distinção importante entre sincronicidade e sincronização. Enquanto esta não é mais do que coincidência fortuita atiçando a nossa curiosidade, a sincronicidade, para ser real, pressupõe, ao contrário, sempre a presença de uma mente que busca respostas para as questões da vida por ela mesma previamente formuladas e, tendo ciência de suas limitações, pede ativamente a ajuda das esferas superiores. Por conseguinte, se não há um anseio e um questionamento prévios que provenham do âmago de nosso ser, a sincronicidade não poderá ser realmente acionada. M. Nicoll costumava dizer que o Universo é um organismo que fornece respostas às nossas demandas.

Porém, estas devem ser sempre fruto de uma longa reflexão e objeto de uma formulação clara e coerente com nossos ideais. Desejos temporários, aleatórios e de caráter personalista são perguntas dispersas, superficiais, quando não francamente contraditórias, que carecem, portanto, do direcionamento e da força necessários para acionar a presença da verdadeira sincronicidade.

Na realidade, toda essa mudança de atitude perante a vida proposta por este e por qualquer outro ensinamento sério, tem o propósito de que se construa uma mente buscadora das verdades subjetiva e objetiva, e que possua sensibilidade suficiente para captar e compreender o significado das mensagens continuamente enviadas pelas esferas superiores. Desse modo, ao longo de nosso dia "matriz", como veremos a seguir, vamos treinando nossa percepção a fim de que possamos reconhecer a presença sutil, mas nem por isso menos incisiva, da sincronicidade, dando-nos pistas valiosas como matéria-prima para uma reflexão mais rica sobre nosso problema.

Não se trata, entretanto, de ficar procurando-a ativamente de uma forma ansiosa, pois esta é exatamente uma postura egocêntrica e autossabotadora que a afasta. Como postulamos, trata-se de uma postura de "espera atenta", atuando como num pano de fundo na nossa psique; tendo, portanto, mais afinidade com uma atitude receptiva e alerta do que propriamente ativa, daquele que espera pacientemente uma resposta em seu tempo certo, sem qualquer açodamento, pois confia na existência de uma ordem harmônica que estrutura todos os fenômenos da realidade visando à nossa evolução espiritual. Essa abordagem afasta qualquer impaciência de nossa parte, porque pressente e confia nesse *timing* justo e perfeito do Universo. Paradoxalmente, trata-se de uma espera pelo inesperado, um estado ativo de estar alerta, mas, simultaneamente, relaxado; uma atitude, portanto, de entrega e fé, sabendo que qualquer expectativa nossa será sempre limitada por aquilo que já nos é familiar e que tendemos, inconscientemente, a projetar para o futuro, estando, em verdade, muito aquém do mistério que é a verdadeira graça.

Ainda segundo Richo, e ecoando as ideias aventadas pelo ensinamento que estamos propondo, a forma suprema da sincronicidade aparece com maior intensidade quando somos capazes de dizer um "sim incondicional às condições da existência", em total harmonia com os desígnios cósmicos manifestados nos eventos vividos por nós. Essa atitude de acolhimento incondicional perante a vida gradualmente nos leva a uma reconciliação que engloba todo o nosso passado, presente e eventual futuro, incluindo todas as pessoas com quem tenhamos ficado presos emocionalmente em situações mal resolvidas, dissolvendo velhos ressentimentos e promovendo uma nova postura mais compassiva, onde vemos que ninguém de fora responde pelos nossos atos; onde todas as perdas, traumas e dificuldades vividos revelam seu papel na formação do que somos hoje, gerando em nós mais um sentimento de gratidão pelas duras, mas necessárias, lições aprendidas do que qualquer mágoa ou sensação de termos sido injustiçados na vida. Para o autor, portanto, ao sermos capazes de adotar profundamente essa nova visão, em vez de simplesmente receber a sincronicidade, passamos a encarná-la ou "ser" a própria sincronicidade. Em vez de resistir e reclamar como antes, nos movemos agora harmonicamente com o fluxo dos acontecimentos, no qual confiamos, e que a vida nos envia continuamente. E é a partir do reconhecimento dessa harmonia cósmica que tudo permeia, que vamos poder discriminar o que pode ou não ser modificado em cada situação, mas agora dentro de uma atmosfera de aceitação e serenidade, pois temos maior percepção do significado por trás dos eventos que vivenciamos.

Por conseguinte, a resposta desse ensinamento para a clássica frase de origem estoica: aceitar o que não pode ser mudado e transformar aquilo que pode, recebendo a sabedoria para discriminar entre as duas possibilidades, seria que, em nossa vida interior, **sempre** é possível fazer algo para que seja modificada, devendo ser essa nossa maior prioridade; e que, ao fazê-lo, abrimos uma janela para que algo possa, em seu devido tempo (e não o nosso), afetar também a realidade externa, sendo a própria sincronicidade uma de suas formas. O externo, como já afirmamos várias vezes, e apesar das aparências, vem sempre em seguida ao que se passa interiormente. Logo, o foco de nossa atenção, como está sendo proposto nessa prática, deve se concentrar primariamente onde a realidade está sendo efetivamente gestada. Uma vez tendo estabelecido esta base interna, temos então uma maior condição de intervir positivamente nas situações externas, sem afobação ou ansiedade. Com essa atitude passamos a encarar a vida com uma espécie de otimismo realista, onde sabemos ser sempre possível transformar para melhor (pelo menos um pouco) nossos pensamentos e sentimentos, ao mesmo tempo em que percebemos e compreendemos as dificuldades reais que a vida coloca diante de nós, onde nem sempre existe a possibilidade de uma mudança, pelo menos a curto e a médio prazos, devido à maior resistência e cristalização características da vida no plano material.

Precisamos, em vista disso, chegar na realidade externa por vias indiretas se queremos que nossa intervenção tenha efeitos mais duradouros. Qualquer ação feita a partir de uma atitude resistente e inflexível face ao real, onde colocamos objeções em relação a tudo que teima em não concordar com nossa visão rígida de como as coisas deveriam ser, já parte de uma atmosfera de conflito altamente contraproducente criada por nós mesmos. Por melhores que sejam nossas intenções confessas, muitas vezes, por baixo do pano, nossa motivação real é impor nossa vontade aos outros. Tudo o que fazemos tende a ficar manchado pela presença de uma agressividade subliminar, causando resistência também nos outros, conscientemente ou não, dando origem a um círculo vicioso onde o conflito predomina e frustrando quase sempre as nossas expectativas iniciais.

Desse modo, movimentando-se em sintonia com o fluxo e o ritmo cósmicos, vivenciando em alguma medida aquele sim incondicional à vida tal qual se apresenta aqui e agora, passamos a receber as mensagens das dimensões superiores dentro e fora de nosso psiquismo com maior intensidade, ou seja, episódios "sincronísticos" passam a ser cada vez mais frequentes. Por causa disso, é muito importante revisitar durante o dia nossos questionamentos, tê-los presentes no fundo de nossa mente a fim de poder reconhecer quando "a eternidade penetra no tempo" e nos fornece elementos valiosos para a compreensão do que se passa conosco. Sem essa capacidade minimamente desenvolvida os "presentes" continuarão a ser enviados, mas não reconhecidos como tais e, por causa disso, não valorizados, recebidos ou acolhidos voluntariamente, até que eventualmente deixem mesmo de ser mandados, pois não pode haver desperdício de energia na "economia cósmica".

Essas mensagens do alto podem assumir inúmeras formas: por meio da palavra falada, escrita ou ouvida internamente, ou de imagens que simbolizam a ideia em questão, podendo ser igualmente externas ou internas, como no sonho ou na imaginação consciente. Muitas vezes, no meu caso, tendo dúvidas em como atuar numa situação, ao caminhar despretensiosamente pela rua, cruzando com pessoas que conversam entre si, ouço apenas uma palavra ou um fragmento de frase, e esta é a chave de minha resposta, a matéria-prima para a reflexão que deverá vir em seguida. Em outras ocasiões a resposta vem por meio de algo que é dito num filme ou numa letra de música; os instrumentos utilizados para atrair nossa atenção são infinitos. Por meio da sincronicidade as situações corriqueiras da vida assumem agora uma proporção muito mais rica e profunda, atuando como uma espécie de oráculo que desvenda nosso destino e nos dá pistas para que tenhamos maior clareza para modificá-lo.

Uma vez, por exemplo, estando indeciso quanto à leitura de determinado livro, e raro, diga-se de passagem, quando chego na lanchonete onde costumava tomar meu café da manhã, me deparo com o dito cujo bem em cima do balcão e exatamente onde eu sempre sentava! Basta dizer que li o livro e fiquei amigo do dono. Em outro episódio estava na praia com amigos debatendo sobre o papel de Judas na vida de Jesus quando uma onda trouxe uma folha rasgada de papel para o pé de um de nós. Para nosso espanto era a página da Bíblia em que Judas dá o beijo em Jesus, enriquecendo nosso diálogo. Ainda em outra ocasião, querendo subsídios para me ajudar a resolver episódios da minha infância, trabalhando num sebo, o primeiro livro de uma grande pilha lidava exatamente com aquele problema, e dentro dele havia um cartão do autor. Ainda por cima era o fim de semana do dia das mães! Para resumir, uma sessão me livrou de um fardo psicológico que carregava há muitas décadas!

Para encerrar com esses exemplos, não posso deixar de mencionar algo que ocorreu em minha livraria. Um cliente assíduo adentrou o local visivelmente transtornado, com uma expressão de ódio estampada na face, mostrando uma faca com que, dava a entender, usaria contra o seu próprio cônjuge! Fiquei chocado, pensando no que poderia fazer para aliviar a situação. Então, para minha total surpresa, essa pessoa abriu, num gesto abrupto, numa página qualquer o livro que estava sobre o balcão (não me recordo exatamente qual, mas sei que era do Osho), leu um trecho e, para meu espanto, seu estado se transformou em segundos! Disse que havia entendido tudo e foi embora satisfeito! Especulando um pouco, deve ter tido um vislumbre de sua verdadeira natureza e refreado seus impulsos instintivos violentos; um choque consciente, um momento de "ah, isso não sou eu!". Dias depois vi o casal de mãos dadas na rua. Esses são, sem dúvida, exemplos mais extremos, mas servem para dar nos uma ideia da enorme força do fenômeno da sincronicidade. O mais importante, entretanto, é procurar colocar-se cotidianamente numa atitude receptiva a fim de ter a sensibilidade necessária para poder captar as mensagens sutis que nos chegam com muito mais frequência do que imaginamos à primeira vista.

Jung foi um grande estudioso da filosofia chinesa, notadamente do I Ching que, mais que um oráculo, nos fornece uma anatomia sábia do tipo de situação que é o objeto da consulta. Não me recordo da fonte onde li isso, mas se diz que, quando os chineses querem entender um evento, mais do que procurar por suas causas no tempo cronológico, perguntam pelas coisas que estavam acontecendo simultaneamente em seu entorno, isto é, pelas sincronicidades presentes naquele momento. Em suma, nossa consciência da dimensão sincronística ao longo de nosso dia dá maior densidade e riqueza de significado a tudo o que ocorre conosco, dando origem ao que Nicoll chamava de "tempo estendido", ou seja, quando um mero instante, antes visto como algo trivial e acidental, envolve agora uma série de novas dimensões e mensagens até então completamente despercebidas, mostrando que podemos escolher uma direção diferente onde antes éramos apenas levados pela maré da vida sem qualquer questionamento.

No entanto, é importante ter em mente que, se a presença de uma reflexão e indagação são precondições para o aparecimento da mensagem por meio da sincronicidade, o mesmo deve se dar após, isto é, a mensagem, uma vez recebida, também tem que passar pelo crivo da reflexão, primeiramente certificando-se que estamos mesmo diante de uma sincronicidade, ou seja, procurando desvendar seu significado específico dentro de nosso caso e o modo como será aplicado concretamente. Por conseguinte, até mesmo uma graça recebida demanda esforço e trabalho de nossa parte, a fim de gerar a energia necessária que nos colocará diante de novas mensagens, dando origem a um círculo virtuoso que desvendará pouco a pouco os significados que explicam os acontecimentos que vivenciamos, dando oportunidade, como insistimos, para que os redirecionemos em maior concordância com as nossas metas.

Para finalizar esse tópico, gostaria de salientar a importância de adotar uma concepção de vida que veja o Universo como sendo o produto de uma criação consciente, plena de amor e sabedoria, fruto necessário da presença de um Criador, sem o qual o fenômeno da sincronicidade perderia todo o seu significado para nós. Assumir a teoria científica em voga de um "big bang", de uma explosão cósmica que teria dado origem à vida e, mais ainda, à vida inteligente, é mais ou menos como crer que o fato de explodir bilhões de vezes as letras do alfabeto acabará dando origem a um poema ou a um tratado filosófico. Se nem mesmo as mais simples criações humanas podem prescindir da presença de um elemento intencional em sua consecução, quanto mais o Universo, a natureza e a própria capacidade humana de, também, em seu nível, criar (lembro-me do episódio em que um conhecido marchand perdeu dezenas de preciosas obras de arte num incêndio em sua casa e, quando perguntado sobre isso, respondeu que o que mais o fez sofrer foi a morte de seu gato, ou seja, a criação humana, por mais sublime que possa ser, será sempre incapaz de dar origem à vida, quanto mais à consciência).

Se tudo é um resultado do acaso, sem qualquer intencionalidade envolvida, inevitavelmente nossa existência igualmente o será, ficando privada de um significado que transcenda a mera sequência aleatória dos acontecimentos. Sem fazer a conexão entre a parte e o todo que a criou e a ultrapassa, ficamos totalmente à mercê dos fatos, gerando medo, ansiedade e desânimo. Por conseguinte, reconhecer a presença e a importância das mensagens enviadas por planos superiores para nos ajudar em nossos questionamentos nos incentiva a perseverar na busca pela verdade e enquadra nossa vida individual ao Plano Divino que a criou, o que nos conclama a dar também uma contribuição como cocriadores. Crer num acaso cósmico faz igualmente de nossa vida um acaso individual, um mero acidente desprovido de qualquer propósito que a transcenda; já, por outro lado, ter fé e compreender a necessidade de uma criação cósmica nos convida também a uma criação a nível individual e em prol do coletivo. Caro leitor, se você já percorreu essas páginas até aqui, talvez possamos afirmar que esse livro foi sincronisticamente atraído por você a partir da profundidade de suas próprias indagações metafísicas!

∼

Após ter exposto todo esse conteúdo mais teórico e filosófico, a prioridade agora é fornecer um contexto concreto onde possa ser realmente aplicado e vivenciado nas situações cotidianas, possibilitando que o ensinamento faça parte de nosso ser, ou seja, que afete positivamente a qualidade de nosso senso moral, caráter, ideias, sentimentos, vontade e ideais; ou ainda, transformando nosso nível de consciência e a maneira como interpretamos a vida. Em nosso caso, como dissemos, o contexto mais próximo e apropriado para tornar os conceitos em algo vivente dentro de nós é o dia de hoje, o momento específico e único que nos dá repetidamente a oportunidade para que saiamos de nossas reações estereotipadas, desde de que a reconheçamos como tal e empreendamos ativamente uma mudança, tanto em nossa vida interna quanto em nosso comportamento objetivo.

Para quem assistiu ao excelente filme *O Feitiço do Tempo*, podemos ver que o personagem principal fica preso a uma cadeia repetitiva onde os mesmos fatos retornam para ele ao longo do mesmo dia, mas apenas ele sabe disso. Primeiro é tomado pela revolta e pelo tédio com a rotina insuportável. Depois percebe que, ao poder antecipar o que vai acontecer, é capaz de obter vantagens pessoais e angariar artificialmente a simpatia das pessoas. Mas nem isso o livra da prisão temporal. Somente quando expressa seu amor com autenticidade e sinceridade consegue quebrar o "feitiço". Em outras palavras, o tempo o enfeitiçava repetindo-se sem fim porque ele mesmo se repetia, aprisionado por suas próprias reações automáticas e previsíveis; mas ele era incapaz de perceber isso, projetando a culpa nas outras pessoas e no próprio tempo cronológico.

Essa repetição infinita, por outro lado, pode ser vista também como uma dádiva, como um aviso "sincronístico", pois funcionou como um espelho que desmascarou sua superficialidade, expondo incansavelmente para ele mesmo a mentira que estava vivendo, até que fosse vencido pelo cansaço consigo mesmo, com suas atitudes anacrônicas e obsoletas. Portanto, só quando conseguiu se superar, penetrando numa outra dimensão do tempo, mais interior, psicológica ou anímica, como estamos propondo aqui, foi capaz de sair pela tangente do círculo vicioso em que ele mesmo havia se colocado. A realidade pulsante ao seu redor se movia em seu fluxo contínuo; no entanto, ele é que estava adormecido ou fechado para ela. Com um mínimo de esforço podemos quase certamente constatar a presença dos mesmos elementos em nosso próprio dia típico, isto é, como estamos aprisionados por nossas reações repetitivas diante das situações do dia a dia que, apesar das aparências e de nossa miopia, nunca se repetem, sendo sempre dotadas de um frescor inusitado que, porém, nos passa despercebido, como se não existisse verdadeiramente para nós. Trata-se, então, nesta prática, de aplicar o ensinamento espiritual para transcender esse "feitiço" autoimposto que envenena o nosso dia e, por tabela, a nossa vida.

∼

A ideia aqui, como vimos, é procurar ver o dia de hoje (em certo sentido, o único que existe) como uma espécie de réplica ou miniatura de nossa vida inteira, tendendo a trazer à tona todos os nossos problemas principais herdados do passado. É o palco real onde tudo acontece e, em consequência, onde podemos introduzir novos elementos para uma transformação positiva. M. Nicoll enfatizava sempre que, se começamos mudando o dia de hoje em alguma medida, geraremos um efeito cumulativo que se espalhará para os dias seguintes, mas desde que mantenhamos presente na memória e na reflexão renovada aquilo que foi concretamente realizado. Desse modo, vamos quebrando os hábitos monolíticos que fazem de nossos dias compartimentos estanques e fechados, sem um fio condutor consciente, como vimos na metáfora do feitiço do tempo. Para o autor, com uma atitude teimosa de procrastinação negamos a nós mesmos a oportunidade de ter um ponto de partida real para o crescimento, pois, como sabemos, o amanhã nunca chegará de fato e, portanto, o crescimento também não. Delimitando, portanto, a prática sempre a um único e possível dia, podemos aplicar melhor os ensinamentos, evitando assim uma dispersão que poderia nos levar ao desânimo e facilitando que sejam feitas as conexões entra a teoria e a nossa prática.

O propósito maior consiste, então, por um lado, em se esforçar para obter o conhecimento de como se desenrolam as situações ao longo desse dia, procurando entender seu encadeamento ou o significado que as une; e, por outro, mais importante ainda, conhecer a si mesmo em relação a essas situações, isto é, ser capaz de observar e compreender como determinada situação acarreta sempre as mesmas reações estereotipadas de nossa parte, ou como nossas respostas partem de julgamentos já presentes em nossa psique, desconsiderando a natureza daquilo que realmente está acontecendo. Na medida em que vamos tendo maior clareza desse duplo processo, interno e externo, aumenta proporcionalmente nossa capacidade de realizar intervenções conscientes a fim de poder alterar essas reações automáticas e passar a agir com uma liberdade amadurecida e coerente com nossos ideais mais elevados. Aos poucos, como vimos, passamos a desgostar de tudo o que nos afasta deles e a gostar daquilo que nos aproxima, redefinindo os critérios com os quais avaliamos o nosso dia.

Desse modo, nossa proposta com esse livro é concentrar todos esses ensinamentos a fim de "alquimizar" nossa experiência concreta diária, fazendo com que sejam vivenciados e se tornem parte de nós, dentro de nosso ritmo próprio possível. Como até agora já coloquei muitos elementos, e vários outros se seguirão ao longo do texto, por mais que estejam conectados entre si de uma forma razoavelmente clara (pelo menos assim o espero), sei que essa riqueza pode também confundir o leitor. Meu conselho é procurar não se preocupar com isso e dar à prática uma postura mais leve e lúdica, concentrando-se nas situações que nos parecem ser mais importantes no momento e naqueles aspectos do ensinamento que mais tocaram nossa mente e coração, deixando o restante temporariamente de lado. Pois, à medida que algo novo penetra em nossa psique, por mais insignificante que possa parecer à primeira vista, já representa uma primeira ruptura com a cadeia associativa de pensamentos e emoções que nos é familiar e abre uma pequena, mas importante fresta para a visão da verdade interior. Se temos capacidade de manter essa atitude aberta e receptiva em relação à sabedoria, valorizando-a acima de tudo, aos poucos ela vai realizando esse trabalho "de formiguinha" dentro de nós, facilitando a compreensão e a aplicação de seu conteúdo. O mais importante é, portanto, manter sempre viva a chama de nosso entusiasmo e dedicação.

6

Mãos à obra!

"Gradualmente eu comecei a dar-me conta de que a maior parte da minha irritação era o resultado de uma suposição bizarra em minha mente. Eu supus que Lily deveria, de algum modo, estar sempre presente quando eu assim o quisesse, e ausente quando sua presença fosse inconveniente. Além disso, eu presumia que ela deveria, de algum modo, saber, não somente qual o momento certo para ambos os casos, mas também sabê-lo sem que eu precisasse dizer-lhe. Passou-se talvez mais uma década antes que eu fosse plenamente capaz de curar-me daquela insanidade particular." M. Scott Peck, *The Road Less Travelled and Beyond*, pág. 113.

"Seu propósito primário agora é permitir que a consciência penetre no que você faz. O propósito secundário é tudo o que você alcançar por meio do fazer... Como eles podem ser reconciliados? Compreendendo que a jornada de toda a sua vida consiste, em última análise, no passo que você está dando no momento presente. Dessa forma, dirigirá a ele a sua máxima atenção. Isso não significa que você não saiba aonde pretende chegar, mas apenas que esse passo é primário, enquanto seu destino é secundário. E aquilo que você vai encontrar quando alcançar seu destino dependerá da qualidade desse primeiro passo... O sucesso ocorre quando o fazer é investido da qualidade perene do Ser. A menos que o Ser flua para o fazer, a não ser que esteja presente, você se perde em qualquer coisa que faça... Sentimos prazer com qualquer atividade em que estejamos plenamente presentes, com toda ação que não seja apenas um meio para alcançarmos um fim. O que nos proporciona essa sensação não é o ato que executamos, e sim a energia vital que flui para ele." Eckhart Tolle – *O Despertar de uma Nova Consciência*, págs. 232 e 234.

Ao longo desse texto temos mencionado repetidas vezes a importância de formular conscientemente um ideal ou propósito maior para a nossa vida como um todo, ligados, por sua vez, à percepção que possuímos quanto à necessidade crucial do despertar para a nossa natureza espiritual. Entretanto, um excesso de idealismo pode nos colocar numa posição de dependência e expectativa exageradas em relação ao que acontecerá ou não no futuro, gerando sentimentos de ansiedade, impaciência, desânimo, incerteza e medo, entre outros. Esse excesso de foco no futuro é, além disso, uma atitude altamente autossabotadora, pois nos tira a atenção sobre o momento presente, tornando nossas ações dispersivas e ineficientes e, portanto, postergando ou mesmo impedindo a nossa aproximação em relação à meta ou ao ideal escolhidos. E. Tolle nos coloca, portanto, diante de uma inversão radical de perspectiva na maneira de se abordar nossas metas e objetivos na vida, tanto os de longo quanto os de curtíssimo prazo, como o dia de hoje. A dimensão mais importante de nosso propósito não se encontra, como poderia parecer à primeira vista, num futuro próximo ou distante, mas na qualidade de nossos atos aqui e agora. E, o que, em última instância, determina essa qualidade é o grau de consciência que possuímos ao empreender qualquer ação concreta. A presença ou ausência desse fazer consciente serão os fatores decisivos para que alcancemos ou não o objetivo escolhido e façamos dele o nosso novo destino.

Em outras palavras, o autor nos propõe uma inversão de prioridades, colocando nossa meta no momento presente, sendo o futuro algo apenas derivado, uma consequência direta de nossa capacidade de permanecer conscientes em nosso fazer imediato (quando abordarmos adiante o conceito da "lembrança de si", ficará mais claro o que entendemos por consciência). Além disso, Tolle afirma que não é o ato em si mesmo que é o responsável pela sensação de alegria quando fazemos alguma coisa que nos dá prazer, mas a presença de uma energia vital interna e intangível, própria da dimensão profunda da consciência. É a união da consciência com nossos pensamentos, sentimentos e ações que, por sua vez, liga nosso presente ao futuro previamente intencionado e planejado.

Meios e fins podem ficar, então, dotados de uma coerência intrínseca e reconciliados entre si. Os meios são o fim, o objetivo final; e vice-versa, a meta final passa a ser a vivência plena do meio, a consciência atuante no aqui e agora. Nosso próprio caminhar consciente passa a ser a meta final, por mais paradoxal que isso possa parecer à primeira vista. Sem essa perspectiva tendemos a desqualificar nossos atos presentes como sendo meros degraus para uma fruição plena de alguma coisa somente num futuro incerto, fazendo com que deixemos de perceber que esse futuro nunca poderá chegar se não houver essa fruição, em algum grau, já presente e acontecendo. No entanto, como dissemos, essa fruição é primariamente interna, na dimensão da consciência e do Ser, ou do "metagosto", como pleiteamos aqui.

É esse "metagosto" consciente e presente no Ser que irá, por sua vez, determinar o prazer da fruição no nível da ação concreta. Ou seja, há primeiramente uma fruição no agora atemporal de caráter "sincronístico" que, então, pode fluir para o nosso fazer no momento presente do tempo cronológico. Sem ter essa diferença o mais claro possível em nossa escala de valores, corremos o risco de misturar níveis qualitativamente distintos e ficar apegados à enganosa expectativa de fruição no futuro, como alerta Tolle. Quando, portanto, baseamos nossos atos numa espera por recompensas a ser colhidas no futuro criamos uma cisão forçada e artificial entre meios e fins, tornando-nos vulneráveis para sentir ansiedade, impaciência, pressa, desânimo e tédio. Desse modo, como veremos a seguir, em nossa retrospectiva do final do dia, é importante perceber os momentos em que nos permitimos ser tomados por esse excesso de foco no futuro, cujos sintomas são exatamente essas emoções negativas.

O caminho espiritual se torna, assim, desnecessariamente árido, tedioso e pesado, quando, na verdade, apesar de todos os inevitáveis obstáculos e dificuldades que devem ser enfrentados, pode e deve ser algo mais prazeroso, onde possuímos uma certa capacidade de apreciar a realidade diante de nós (todavia, saibamos reconhecer nossos limites e evitemos, de forma fantasiosa, cobrar-nos atitudes elevadas, especialmente em situações críticas, que não correspondem às nossas capacidades atuais). Tenhamos, assim, essa colocação de Tolle sempre a nos orientar na formulação de nossas metas e ideais na vida e, principalmente, quanto aos de natureza espiritual. Mais uma vez, se, ao final do dia, quando fazemos a retrospectiva do ocorrido, tivermos uma sensação de peso e falta de energia vital, podemos estar certos que fomos acometidos pela "doença do amanhã", como costumava dizer M. Nicoll. Se o dia é um resumo da vida, o momento presente, consciente ou não, é uma miniatura do dia. Na medida em que trabalhamos sobre ele, transformamos simultaneamente o agora, o dia e a vida como um todo, incluindo a percepção que temos do passado!

∽

A proposta, por conseguinte, é trazer para o nosso dia todos os ensinamentos expostos até aqui. Para facilitar a tarefa dividiremos o dia em três etapas. A primeira é assim que acordamos pela manhã, quando procuramos ter o mais claro possível quais são nossas intenções e a atitude com que vivenciaremos as situações que se apresentarem ao longo do dia. Um momento, portanto, de preparação, nos deixando alertas para detectar nosso comportamento estereotipado e ter o discernimento para sustar, quando possível, sua manifestação, e expressando uma ação mais consciente. A segunda é o transcorrer do dia propriamente dito, onde nos esforçaremos para manter o que foi decidido pela manhã presente em nossa psique, tentando levar o que aprendemos para a vida concreta. Nesta etapa, o mais importante não é apenas registrar a sequência dos fatos, mas se remeter aos estados psicológicos que vêm ao seu reboque, procurando compreender como ambos, fatos e estados, estão conectados entre si. Por fim, na terceira e última etapa, antes de dormir, faremos uma breve retrospectiva, o mais objetiva e sincera possível, de tudo o que foi experimentado durante o dia, percebendo onde conseguimos nos aproximar ou não do que foi colocado pela manhã e por quais razões, tentando captar o fio condutor que deu significado ao dia como um todo.

De um modo mais abrangente, a intenção que permeia esses três momentos pode ser sintetizada como uma vontade de transformar positivamente o dia, olhando para as situações e as pessoas envolvidas de uma maneira diferente, procurando apreciá-las, vendo-as como se fosse a primeira vez (o que, nesse dia, na verdade, sempre é); buscando o significado oculto em nossas experiências a fim de tomar consciência das lições sempre renovadas que o dia nos traz. Em suma, transformamos o dia transformando a atitude que temos diante dele e, a partir daí, alteramos igualmente nossos atos concretos, desafiando o modo automático e repetitivo com que tendemos a nos comportar habitualmente.

PELA MANHÃ

Antes de mais nada, é importante que mantenhamos presentes duas intenções: uma que guie nossa vida como um todo, a longo prazo, como o próprio despertar da consciência e de nossos talentos a fim de melhor servir ao próximo e colaborar com a obra divina na terra; e outra mais pontual, de curtíssimo prazo, focalizada no nosso dia em questão. Esta, como propusemos anteriormente, será detectar as situações "gatilho" que excitam nossas reações típicas de irritação, com tudo que tende a acompanhá-las: objeções a tudo o que está acontecendo na forma de reclamações, acusações, altercações, autopiedade, desânimo e assim por diante. Contudo, como afirmamos, as situações externas funcionam mais como um espelho ou um reflexo do que já se passa interiormente em nossa psique. Os gatilhos factuais seriam, portanto, somente causas aparentes, imediatas ou secundárias, estando a verdadeira causa primária sempre dentro de nós.

Em outras palavras, porque **somos** irritados (e irritantes), **ficamos** irritáveis ou suscetíveis à irritação e, em função disso, buscamos inconscientemente um ambiente propício para o extravasamento da irritação (uma situação qualquer de conflito), até então apenas em estado mais ou menos latente dentro de nós. Segundo O. M. Aïvanhov em seu livro *La Clef Essentielle* (pág. 39), "na realidade, nós somos todos um. É por isso que, no momento de se decidir a fazer o mal a alguém, deve-se refletir e dizer para si que é a você também que o mal será feito, porque você vive naquele outro e ele também vive em você. Essa é a verdadeira moral". Na verdade, para que seja possível sentir o desejo de prejudicar outra pessoa, o mal, como vimos, já tem que estar presente em nosso coração, nos envenenando interiormente antes de que possa ser manifestado exteriormente. Ou seja, ter o impulso de prejudicar ou fazer o mal a alguém implica que, em algum grau, eu já o cometi internamente em relação a mim mesmo. Qualquer ganho aparente advindo de minha ação má encobre, na realidade, um ato autodestrutivo, afetando negativamente minha integridade e equilíbrio. Preciso me ferir ou me apequenar diante de mim mesmo a fim de poder diminuir o valor dos outros.

Por conseguinte, toda a violência cometida contra o outro pressupõe, portanto, um tipo de "suicídio" espiritual já em andamento. Só posso desumanizar ou despersonalizar o próximo porque já realizei o mesmo comigo, comprometendo minha sensibilidade para perceber tanto a minha essência espiritual quanto a dos demais. Concordando com essa ideia, Maria Luiza Carvalho, em seu livro *Filosofia, Entendimento e Vivência*, lembra que o bem ou o mal têm efeitos muito mais profundos em quem os promove do que na pessoa a quem é dirigido. Reforçando seu ponto de vista, cita ainda Huberto Rohden em *De Alma para Alma*: "Para os outros é um mal periférico – para ti mesmo é um mal central. Para quem o sofre é um mal extrínseco – para quem o pratica é um mal intrínseco" (pág. 212). Ralph Waldo Emerson também corrobora essa ideia: "O crime e o castigo brotam do mesmo tronco. A punição é um fruto que, insuspeito, amadurece dentro da flor do prazer que a oculta. Causa e efeito, meios e fins, semente e fruto não podem ser separados; pois o efeito já floresce na causa, o fim preexiste nos meios e a fruta, na semente" (*A Compensação*, em *Karma, a Lei Universal da Harmonia*, op. cit., pág. 113).

Retornando ao nosso exercício, nossa principal tarefa matinal, de preferência assim que acordamos, talvez com os olhos ainda fechados, será detectar a presença sutil dessa irritação permanente que permeia nossa consciência como um todo, e que, por nos ser muito familiar, passa quase totalmente despercebida quando estamos em nosso estado de vigília habitual. Conforme viemos insistindo ao longo do texto, e atestado por M. Scott Peck, na citação que abre este capítulo, normalmente existe em nós uma premissa não confessa e inconsciente de que a vida e as outras pessoas são, por definição, nossas devedoras, sendo sua obrigação atender aos nossos desejos, prestar-nos admiração e reconhecimento e jamais nos incomodar sob qualquer pretexto. Qualquer coisa que abale este esquema, em que nos conferimos o direito inalienável de impor nossa vontade sobre os outros, tem o potencial de desencadear uma reação irritada de nossa parte. Mas, como não nos observamos internamente, tendemos a nos fixar na causa aparente para os nossos sentidos físicos, projetando a culpa nas situações e nos outros, e assim justificando para nós mesmos a irritação sentida e manifestada e todas as emoções e pensamentos negativos que a acompanham. Todavia, segundo S. Aissel, "não é o outro que me irrita, sou eu que me irrito com ele. Os outros são responsáveis pelo mal que podem nos causar, mas não pela emoção negativa dentro de nós" (*Vivre au Meilleur de Soi-Même*, pág. 88).

Desse modo, inconscientemente, vamos sempre procurar reproduzir este mesmo padrão comportamental em quase todas as circunstâncias vividas durante o dia. Porém, uma vez conscientes deste padrão já pela manhã, tanto da presença constante e sutil de nossa irritação, quanto da sua tendência em se projetar para fora e negar ou camuflar sua própria existência, podemos ficar melhor preparados e alertas quando isso ocorrer efetivamente durante o dia, sendo já às vezes capazes de sustar esta cadeia repetitiva e introduzir uma ação mais consciente, na medida em que esta percebe a dinâmica existente entre as nossas vidas interior e exterior. Esquematizando: primeiro existe nosso estado de consciência, o evento primário por excelência, e que atrai tudo o que acontece conosco, segundo a lei da simultaneidade "sincronística"; então surgem os fatos propriamente ditos, captados pelos sentidos físicos, porém, mais ou menos distorcidos de acordo com a qualidade ou nível de nosso estado de consciência.

Quanto mais inconscientes, portanto, mais tenderemos a criar uma espécie de bolha existencial ou realidade paralela onde somente veremos aquilo que concorda com nossas premissas convenientemente inconfessas, fechando-nos para o que é novo, constantemente oferecido pela vida; em suma, quando o "feitiço do tempo" se volta contra nós, os seus verdadeiros feiticeiros. Voltando à nossa esquematização, os fatos captados e interpretados subjetivamente geram nossas reações típicas de, neste caso, irritação; primeiro internamente na forma de pensamentos, imaginação e emoções, para a seguir se manifestar objetivamente por meio de nossas ações carregadas de irritação, dando origem às mais variadas formas de conflito. Dessa maneira, o foco de nossa intenção matinal será esforçar-se para perceber nosso estilo pessoal de expressar tudo isto, buscando formular a causa de nossa irritação latente em poucas palavras seguindo, por assim dizer, a sua pista nas situações concretas que vai atrair e ativamente procurar a fim de extravasar sua energia represada dentro de nós.

Para que possamos captar com intensidade suficiente toda essa riqueza de informações e aplicá-la em nossa vida a fim de, aos poucos, transformá-la, é importante assumir uma atitude interna onde *a priori* percebemos tudo aquilo que o dia nos trará de uma forma acolhedora e com gratidão pelas oportunidades de crescimento e aprendizado que serão colocadas diante de nós. M. Nicoll chamava a nossa atenção para que o dia fosse visto, logo ao acordar, como um verdadeiro amigo, mas um amigo incondicional, independente da matéria-prima imprevisível com a qual nos brindará. Em outras palavras, o dia será sempre nosso aliado, mas **somente** se abraçarmos os critérios superiores de avaliação da realidade fornecidos pelo "metagosto" e pela sabedoria espiritual. Nesse caso, então, mesmo as irritações e contrariedades vivenciadas nos darão material precioso para que possamos detectar o *modus operandi* típico com o qual as manifestamos concretamente. Transformamos, desse modo, nosso habitual despertar corporal igualmente em um despertar de natureza espiritual, trazendo a dimensão da consciência logo no abrir dos olhos, harmonizando o olhar físico com o olhar interior, rompendo assim com a atmosfera caótica normalmente herdada do período do sono que, sem um despertar consciente, tende a se reproduzir ao longo de nosso estado de vigília, manifestando-se, por exemplo, numa imaginação fantasiosa e numa atitude dispersiva e desatenta diante das tarefas executadas.

Como dissemos, na medida em que assumimos um compromisso com o gosto superior, este se sobrepõe aos nossos hábitos e nos torna mais aptos a observá-los e entendê-los com um olhar mais desapegado e objetivo, desmascarando suas motivações até então ocultas para nós. Ou seja, ao procurar ver o dia como amigo percebemos como, na realidade, tendemos normalmente a vê-lo como um inimigo que quer propositalmente nos contrariar, frustrando todas as nossas expectativas, e contra o qual assumimos uma postura armada, hostil, desconfiada, temerosa, sendo sempre as vítimas indefesas, o que funciona como uma profecia negativa autorrealizada, pois os outros reagirão na mesma proporção, gerando e confirmando a frustração que tanto tememos. Três seriam, então, as premissas que normalmente enquadram nosso dia típico e que devem ser devidamente rastreadas em suas manifestações concretas através da auto-observação: um desejo de ser superior e medo de ser inferior, um impulso para crescer às custas dos outros impondo nossa vontade e o desejo de apossar-se e/ou reter qualquer coisa que facilite a consecução dos dois primeiros.

Para evitar que essas atitudes nos dominem, devemos esforçar-nos para que nossas metas estejam sempre presentes, redirecionando nosso comportamento e nos protegendo de nossos próprios hábitos e preconceitos, impedindo que sejamos arrastados pelos fatos e que manifestemos automaticamente nossas emoções negativas, a irritação e seus sucedâneos. Ver o dia como amigo implica também em ver todas as situações que se apresentam como novas, únicas, originais e plenas de significado, onde a rotina está, na verdade, **apenas** em nossa atitude ou em nossa própria tendência a repetir aquilo que nos parece mais familiar e confortável. Consequentemente, na exata proporção em que somos capazes de nos manter firmes nesse novo modo de ver a vida, nos tornaremos igualmente aptos para saborear mais profundamente os presentes que a vida nos traz e, ao mesmo tempo, ficar menos vulneráveis a tudo aquilo que nos desagrada.

Com essa nova postura, vamos aprendendo a extrair os significados por trás da sequência aparente dos acontecimentos, compreendendo suas mensagens ocultas e lições valiosas para o nosso crescimento de consciência. Somos também preenchidos por uma nova maneira de ver as coisas, onde procuramos nos adaptar a tudo o que acontece, sendo mais flexíveis, fluidos, tolerantes e compassivos. Aceitamos inicialmente tudo com boa vontade, mesmo que desagrade nosso gosto habitual, para somente num segundo momento, **a partir dessa abertura**, buscar alternativas para uma mudança, quando possível. Dentro dessa mesma linha, Selim Aissel aponta para a importância de que tenhamos sempre presente a intenção de dar aos outros o direito de estarem em seu próprio mundo, isto é, que tenham suas próprias opiniões, suas maneiras individuais de se comportar e expressar sentimentos. Cabe, portanto, a nós, que nos propomos a estar num caminho de autoconhecimento, a postura de sair de nosso mundo e encontrar os outros nos deles (desde que "convidados"), buscando adaptar-se e estabelecer uma comunicação harmônica. Quando isso não for possível, simplesmente nos afastamos, esforçando-nos para não guardar quaisquer ressentimentos. Nossa intenção, nesse sentido, é abrir mão tanto de nossas expectativas em si mesmas, quanto da necessidade de que sejam sempre satisfeitas.

Em suma, quando o dia é visto como um adversário, forçamos os outros a se colocarem em nosso lugar, a fim de que sejam forçados a ver a vida com **nossos** olhos, desrespeitando sua individualidade essencial. Já quando o dia é um aliado, nos colocamos no lugar dos outros, procurando entender suas dificuldades e nos esforçando para apreciar sua maneira única de se expressar. Fazemos um autoexame sincero e constatamos que já agimos de modo semelhante no passado e que somos capazes de repeti-lo no presente e no futuro, reproduzindo com nosso "estilo" pessoal de cometer erros a mesma coisa que reprovamos nos outros. Ironicamente, os erros que criticamos neles hoje são os mesmos acertos que nos atribuíamos no passado. Vemos, então, claramente, que fizemos, fazemos e faremos coisas equivalentes ou até mesmos piores, e que outras pessoas foram, são e serão compassivas, pacientes e tolerantes conosco nessa ocasião. Tendo tudo isso em mente, fica muito mais difícil acusar e culpar os outros, quebrando as costumeiras desculpas e racionalizações que alimentam nossa irritação e raiva e abrindo caminho para que, tanto estes como nosso próprio dia, sejam aceitos como amigos que enriquecerão nossas experiências, quer sejam ou não agradáveis segundo nosso gosto comum de abordar a vida.

Além disso, começamos o dia com a intenção expressa de observar nosso comportamento exterior em suas ações concretas e definidas. Como nossa mais importante forma de relacionar-se e comunicar-se com as outras pessoas se dá através da fala, focalizaremos particularmente a atenção sobre todas as suas manifestações: a qualidade dos assuntos escolhidos, a qualidade das palavras proferidas, a sua entonação e volume, a capacidade maior ou menor de concisão ou de seu oposto como verborragia, sua fidelidade em relação ao que se passa interiormente conosco, como é recebida pelos interlocutores, além da capacidade de permanecer em silêncio, refreando, por exemplo, emitir juízos de caráter destrutivo. Trata-se aqui também de desenvolver a capacidade de ouvir-se a si mesmo, procurando perceber nossa própria fala como se viesse de outra pessoa, com a maior objetividade e imparcialidade possíveis. Esforçamo-nos ainda para perceber a carga emocional embutida em nossa fala. Se é uma fala carregada, permeada por emoções negativas, uma fala irritada, agressiva, lamurienta ou se, inversamente, trata-se de uma fala mais ponderada e serena, coerente com os ideais que adotamos. Veremos ainda como essas duas formas, na verdade, tendem a alternar-se ao longo do mesmo dia conforme nossa reação, mais ou menos consciente, às circunstâncias presentes.

Hoje em dia, muito em função da predominância das mídias virtuais como meio de comunicação mais difundido e da consequente queda dos índices de leitura, podemos constatar como um de seus efeitos colaterais nocivos um empobrecimento tanto da linguagem escrita quanto da falada. Vemos uma diminuição da capacidade de articulação verbal, bem como uma limitação em termos de vocabulário. Esses dois sintomas ficam ainda mais aparentes pela tendência generalizada de abdicar-se do raciocínio individual em prol de uma mera repetição acrítica dos conteúdos absorvidos por meio das mídias. Por causa disso torna-se particularmente importante discernir quando nossa fala está recheada, por exemplo, de frases feitas e clichês que, na verdade, não foram produzidas a partir de nossa própria reflexão e, assim, não nos pertencem verdadeiramente.

Nessa mesma linha, focalizaremos também a atenção sobre nossa capacidade de pensar **antes** de emitir qualquer juízo verbalmente. Se conseguimos ou não ouvir a fala dos outros sem estar falando dentro de nós ao mesmo tempo. Por exemplo, ouvimos cheios de impaciência para replicar e sobrepor nossa fala à dos outros? Ou já somos capazes de ouvir de uma forma mais receptiva, aceitando com interesse opiniões diferentes da nossa? Estamos, portanto, realmente dialogando ou apenas num monólogo disfarçado? Por outro lado, sentimos dificuldade e nos irritamos facilmente quando somos interrompidos, como se estivéssemos discursando para uma plateia? Ou, inversamente, temos o hábito de cortar a fala dos outros sem a menor sensibilidade para aguardar uma pausa? Ou seja, se há rigidez excessiva para impor nossos pontos de vista sem admitir interrupções ou se estamos sempre procurando ansiosamente falar sem levar em conta aquilo que efetivamente está sendo dito pelos outros. Em ambos os casos o diálogo ou uma simples conversa ficam truncados, perdendo sua leveza e espontaneidade. Já quando estamos mais conscientes, somos capazes tanto de retomar o fio da meada mesmo após sermos interrompidos, sem que a fluidez e o elemento lúdico, imprescindíveis para um verdadeiro diálogo, sejam perdidos, quanto de intuir o momento mais adequado para fazer nossas ponderações.

Voltamos igualmente nosso foco para constatar se existe coerência entre aquilo que falamos em diferentes momentos durante o dia; ou seja, se nossa fala é contraditória e continuamente confunde nossos interlocutores, fazendo muitas vezes com que exijamos deles algo que, na verdade, não plantamos com nosso discurso. Procuramos ainda perceber quando falamos algo sabendo que, na verdade, deveríamos ter nos calado. Ter a sensibilidade para captar quando nossa fala é irônica, sarcástica, chula e recheada de gírias e palavrões ou mal-humorada, isto é, como o modo com que falamos expressa nosso temperamento. Devemos, além disso, estar alertas para o hábito nocivo de fofocar e falar mal dos outros pelas suas costas, para a presença em nós de uma fala maliciosa e covarde. Ou, inversamente, para o costume tão arraigado de contar vantagens, falando o tempo todo sobre nós mesmos numa fala tediosa e ensimesmada.

É importante também saber adaptar nossa fala ao tipo de interlocutor com o qual estamos interagindo, evitando repetir o mesmo discurso monocórdico em todos os tipos de situações. Uma coisa é uma conversa informal com um amigo íntimo, outra totalmente distinta é falar com uma criança ou um idoso, onde no primeiro caso é necessário saber que uma criança tende a generalizar tudo aquilo que ouve, demandado um cuidado extra de nossa parte, enquanto que, com os mais velhos, devemos ter o respeito para modular nossa fala aos parâmetros com os quais eles foram acostumados em sua época. Igualmente, esforçar-se para não utilizar uma linguagem descontraída demais dentro de uma relação profissional, e assim por diante. O desafio maior de uma fala mais consciente é, portanto, buscar conciliar adaptabilidade e respeito pelo outro sem que se perca, por causa disso, a espontaneidade e a profundidade.

Em vista de tudo disso, torna-se imprescindível ter sempre em mente qual é a motivação que nos dá o impulso inicial para falar, se provém de nossa personalidade mais superficial, mais interessada em como os outros nos apreciarão, ou se vem de nossa natureza mais essencial, voltada para a busca e a expressão do que é a verdade mais elevada para nós naquele momento. Como vimos, podemos também esforçar-nos para, quase simultaneamente, falar para os outros e para nós mesmos, quando passamos a ser tanto os emissores quanto os receptores de nossa própria fala, dissolvendo assim, aos poucos, nossa tendência atávica de crer que somos sempre os donos da verdade. Ou seja, ter também consciência de como falamos conosco, de como nos referimos a nós mesmos ou de como nos tratamos, com respeito ou com desdém.

Tentaremos também perceber nossos gestos ou linguagem corporal, nossas expressões faciais e sensações físicas, além de todos os modos pelos quais captamos a realidade por meio dos cinco sentidos. Não apenas aquilo que vemos ou ouvimos, mas, principalmente, **como** o fazemos, isto é, como olhamos para a outra pessoa e como a ouvimos, com um filtro distorcido cheio de preconceitos ou com uma abertura para captar o que se passa verdadeiramente em seu interior, aquele ser real e único que está diante de nós. E, tendo sempre em mente, que cada ato envolve uma escolha de nossa parte, quer estejamos ou não cientes disto. A proposta, por conseguinte, é, sabendo disso, reconhecer essas oportunidades e realizar, como temos reiterado, escolhas deliberadas, quebrando padrões cristalizados, e estando harmonizadas com os ideais com os quais estamos comprometidos.

Por outro lado, como não podia deixar de ser, em função de tudo que estamos propondo, focamos igualmente nosso olhar para nossos estados psicológicos internos, ou seja, para os nossos temperamentos, estados de ânimo, humores, motivações, intenções, emoções, pensamentos, imaginações, desejos, lembranças, sonhos. Buscamos ver como esses estados se alternam continuamente ao sabor de qualquer coisa que aconteça, arrastando-nos para lá e cá, como se fôssemos meras marionetes do destino, sem um eixo sólido que aponte para as metas que eventualmente tenhamos: como, num momento, estamos animados para, no instante seguinte, sermos tomados por uma atmosfera sombria, para, logo em seguida, voltarmos para a excitação inicial e assim sucessivamente, o que compromete nosso sistema nervoso e nos deixa sem energia vital. Ficamos ansiosos para sair dos estados negativos e igualmente ansiosos em relação aos positivos, pois nos apegamos a eles, tentando mantê-los a qualquer custo. A ansiedade é, portanto, o denominador comum presente quase o tempo todo, criando um clima propício para que nos irritemos com qualquer coisa que apareça.

DURANTE O DIA

Primeiramente, nossa intenção é trazer para o desenrolar concreto de nosso dia todos os ensinamentos sobre os quais refletimos e acreditamos, a fim de que possam intervir pontualmente nas situações pertinentes. Evidentemente, não é necessário ou mesmo recomendável manter os ensinamentos o tempo todo conosco, pois isso seria contraproducente e cansativo. Na medida em que os valorizamos como prioritários e os estudamos com seriedade, aquilo que é essencial e útil para cada ocasião tende naturalmente a ser evocado pela memória, facilitando sua aplicação concreta. Nosso dia deve ser, então, percebido como algo uno e indiviso, com um fio condutor que perpassa todos os seus momentos, e nunca dividido em compartimentos estanques que não se comunicam entre si. Tudo aquilo que foi plantado pela manhã deve crescer durante o dia e ser colhido antes de dormir, procurando não se deixar nenhum assunto mal resolvido, nenhum ressentimento ou pensamento negativo que não seja passado pelo crivo de nosso critério superior de avaliação da realidade ou, como estamos chamando aqui, o "metagosto".

Nosso foco principal será perceber como, na maior parte do tempo, estamos ausentes em tudo o que fazemos, ou, inversamente, como não estamos verdadeiramente presentes em nossas ações; como fazemos uma coisa, sentimos outra, pensamos uma terceira e ainda desejamos estar fazendo algo totalmente diferente. Como somos passivos e reativos, assumindo um papel meramente coadjuvante e quase nunca protagonista em nossa própria vida, fazendo com que, segundo R. Daumal, nossa alma sofra e se retraia. Essa realidade, caracterizada por uma dispersão em maior ou menor grau, obviamente cria um grande desperdício de energia vital e uma ineficiência básica em qualquer tarefa que empreendamos, em ambos os casos nos levando a um cansaço desnecessário e ao desânimo. Nosso dia fica, portanto, tedioso, sem graça, repetitivo. Alternamos incessantemente estados opostos: estamos irritados ou calmos, animados ou desanimados, sinceros ou mentirosos, pacíficos ou belicosos, amigos ou inimigos, amorosos ou ressentidos e assim por diante, sem que haja uma direção deliberada assumida por nós.

Voltamos também nossa atenção para o barulho mental constante que nos invade. Como somos presas fáceis de pensamentos aleatórios, automáticos que, em nenhum momento, foram invocados a partir de uma decisão consciente, reforçando também na mente a passividade presente no campo emocional. Confundimos a mera "segregação" de pensamentos caóticos com o verdadeiro ato de pensar e formular ideias próprias e criativas. Normalmente não possuímos a capacidade de fazer conexões entre diferentes ideias entre si ou entre estas e as situações concretas, deixando de extrair o significado que as une. Nossos chamados "pensamentos" muitas vezes não passam de meras associações automáticas que passam pela mente como um raio de curtíssima duração e sem direção predeterminada. Porém, como isso tudo é muito familiar para nós, tende a ser visto como algo normal ou até mesmo obrigatório, sem suscitar qualquer questionamento. Fomos convencidos pela cultura e acreditamos piamente que todos somos seres pensantes apenas porque possuímos um cérebro. Ficamos habituados com essa presença mental meramente vaga e nebulosa, quando não francamente contraditória e conflitante, pois não fomos estimulados e ensinados a construir uma linha raciocínio longa e coerente. Há, sim, muita informação, mas muito pouca capacidade de compreendê-la.

Como viemos dizendo reiteradamente, com o modo alternativo de interpretar a vida a partir do ponto de vista espiritual, esse quadro marcado pelo conflito tanto interior quanto exterior vai, aos poucos, deixando um gosto amargo na alma, ou melhor, vai nos despertando para o gosto amargo que sempre esteve presente na alma, mas nunca antes notado por nós, devido à nossa insensibilidade em relação ao que acontece em nossa psique. Não conseguimos mais nos repetir impunemente; a voz da consciência cada vez mais se faz ouvir, nos conclamando a abandonar os velhos padrões e a abraçar novas ideias, transformando nosso caráter e comportamento. Aquilo que antes nos parecia normal agora passa a nos incomodar. Sentimos cada vez mais falta (como uma saudade de algo precioso, mas perdido) de um estado em que seríamos harmonicamente unificados e indivisos interiormente, verdadeiramente dignos de ser chamados de indivíduos.

Entretanto, essa primeira constatação de nossa fragmentação e caos interior, a percepção da nossa ausência fundamental em nossa própria vida, funciona como um choque dado pela verdade, como que nos despertando de um longo sono da consciência. Como dissemos anteriormente, a própria visão dessa ausência já é, num certo sentido, o início da manifestação de um estado mais presente, tanto na vida interior quanto na vida exterior. Toda essa mudança em nossa mentalidade e atitude diante da vida aqui proposta vai minando essas estruturas velhas e cristalizadas em nossa psique, conclamando-nos a refletir ativamente a partir das novas ideias ancoradas na sabedoria espiritual milenar.

Começamos a perceber a enorme diferença que existe entre realizar uma mesma tarefa estando ausentes ou presentes, como tudo passa a ter um "sabor" diferenciado, fazendo com que sejamos mais atenciosos, cuidadosos, entusiasmados, eficientes, gentis e cheios de energia vital em tudo o que fazemos. Selim Aissel chama a atenção de que, nesse novo estado de presença, passamos também a nos interessar mais pelos outros, desenvolvendo uma curiosidade saudável que nos leva a ouvir ou intuir suas necessidades, mas sem qualquer expectativa ansiosa de retorno ou tentativa de impor as nossas necessidades sobre as deles. Até mesmo nossa relação com os objetos, ainda segundo o autor, muda radicalmente. Em vez de descontar nossas frustrações, por exemplo, atirando ou quebrando coisas, passamos a ter uma atitude de gratidão e reverência em relação a todas as coisas que "humildemente" nos servem e são úteis. Os "meros" objetos inanimados passar agora a ter "vida própria", sendo manuseados com cuidado e carinho. Conta-se que Gurdjieff e Ouspensky costumavam fazer um exercício onde o grupo contemplava um objeto qualquer e se esforçava para inferir todo o trabalho e engenho humanos envolvidos em sua criação e feitura, desde o início dos tempos! Um simples copo de vidro, por exemplo, evoca desde a invenção e o aperfeiçoamento secular do vidro até seu design moderno atual, implicando em toda uma cadeia de fabricação, distribuição e comercialização que envolve milhares de pessoas em diferentes partes do tempo e do espaço, trazendo em seu bojo uma parte da história da humanidade.

Nesta mesma direção, também vamos deixando nosso hábito arraigado de descontar qualquer coisa que nos desagrade nas outras pessoas, nos animais, nas plantas, na "vida" ou destino, em Deus ou em nosso próprio corpo. Como afirmamos, agora voltamo-nos para dentro em busca da verdadeira fonte de nossos problemas, procurando ver como nossas ações reverberam negativamente sobre os outros, e não ao contrário. O trabalho espiritual vai gradualmente alterando nossas reações automáticas e adquiridas na infância, fazendo com que, nem os eventos nem o nosso comportamento possam ser chamados de "típicos". Não são mais reações típicas a eventos típicos, pois em ambos os lados vai penetrando a luz de nossa consciência, a única capaz de perceber o que é realmente novo e original. O que antes nos parecia uma mesmice assume agora contornos insuspeitados, que sempre ali estiveram, mas que eram despercebidos por nós. Todas as situações passam paulatinamente a ser dotadas de um frescor onde as vivemos realmente pela primeira vez.

Somos, ainda, mais capazes de perceber as outras pessoas como um todo, estando cientes tanto de seus defeitos quanto de suas qualidades, pois é o mesmo que procuramos fazer conosco. Percebemos, em nós e neles, virtudes, acertos, boas intenções, bondade, bem como erros, negatividade, automatismos, maldades e assim por diante. Ou seja, nem uma visão fantasiosa, sombria e para baixo da sua realidade, nem, por outro lado, usar "óculos cor de rosa" e fechar os olhos para as limitações e imperfeições humanas, principalmente quando for necessário assumir uma posição de defesa em relação à nossa própria integridade física ou psicológica. No entanto, o mais importante na construção desse equilíbrio é ter em mente que defeitos e virtudes possuem pesos e níveis diferentes dentro da "balança" divina da justiça e da compaixão, onde as virtudes devem ter maior valor do que os defeitos. Nesse sentido, tanto a nossa autoavaliação quanto a percepção que temos dos outros, devem se pautar nisso, se queremos também ser justos e tolerantes.

Consequentemente, nossa percepção desse todo, que todas as criaturas são em seu íntimo, deve refletir a diferença fundamental de qualidade entre a luz e as trevas, entre as virtudes e os defeitos de caráter, onde somente aquilo que provém do bem e do amor é digno de ser chamado de real e verdadeiro, cabendo ao chamado mal uma posição, por definição, secundária, rebelde, revoltada, reativa, resistente, contraposta, negativa e conflituosa. Só o bem e o amor, por conseguinte, podem ser criativos, construtivos e afirmativos. As forças do mal não podem possuir o elemento de união que é exclusivo aos laços sinceros baseados no amor genuíno, sendo marcadas pela deslealdade e pelo caos autodestrutivo. Toda essa breve digressão foi apenas para nos lembrar que, ao avaliar as ações alheias, devemos nos esforçar para valorizar mais suas qualidades do que suas imperfeições, que as partes que compõem o todo não possuem o mesmo peso e importância. Imbuídos desse espírito, mesmo quando sentimos necessidade de nos defender numa situação qualquer, demonstramos firmeza exteriormente, mas interiormente mantemos nossa atitude de tolerância e serenidade. Ou seja, não reagimos movidos primariamente por indignação ou raiva, procurando descontá-las de qualquer maneira sobre os outros, mas sim porque colocar limites é o mais apropriado para nos proteger e também porque é importante que os outros aprendam que devem restringir sua própria agressividade. Irritamo-nos menos não porque reprimimos nossos desejos, mas porque desejamos menos ou com menor intensidade, onde nossas preferências buscam se adaptar aos fatos de uma forma mais flexível.

Em suma, literalmente todas as situações vividas ao longo do dia servem de matéria-prima para o nosso aprendizado rumo ao autoconhecimento e à autotransformação. Todos os ditos "fracassos" em implementar o ensinamento na vida concreta muitas vezes nos dão lições mais valiosas do que os próprios "acertos", pois nos obrigam a ver e encarar a sujeira embaixo do tapete, desmascarando nossos subterfúgios habituais para fugir de nós mesmos. Porém, é importante ter em mente que não são os tropeços ou erros em si mesmos que nos ensinam pois, se assim fosse, seria até desejável propositalmente errar. Portanto, na verdade, é nossa capacidade reflexiva e intuitiva de captar o significado por trás das experiências vividas, aplicando as ideias recebidas da sabedoria, que vai nos proporcionar a possibilidade de realizar o aprendizado necessário para a evolução da consciência. Em vista disso, tudo aquilo que a vida coloca diante de nós se presta, caso saibamos utilizá-lo, para o nosso crescimento como pessoa, deixando mais claro porque o dia (e a vida como um todo) é, ou melhor, pode se tornar, um amigo realmente incondicional.

Em outras palavras, o dia só se torna nosso amigo porque somos nós que o percebemos como tal. É, portanto, a qualidade do nosso olhar que nos permite juntar inteligentemente as peças do quebra-cabeça composto pelos atos e fatos ocorridos durante o dia. Uma vez que nós o transformamos em amigo e aliado é que ele vai poder então atuar como tal. Trata-se de uma via de mão dupla, mas cabe a nós, por meio de um ato voluntário consciente, dar o primeiro e decisivo passo. Logo, não são os fatos da vida em si mesmos que nos ensinam e fazem com que amadureçamos ou não, qualquer que seja o seu conteúdo, de prazer ou sofrimento. Sem a aplicação do ensinamento às situações da vida concreta, os fatos sempre terão para nós a aparência de uma mistura sem sentido e caótica, frutos do mero acaso, deixando-nos impotentes para efetuar mudanças significativas. Igualmente, não é nunca a mera passagem do tempo, agregando mais e mais fatos, que nos faz realmente amadurecer. A dimensão da consciência encontra-se num plano mais elevado do que a dimensão do espaço-tempo; logo, não se trata da quantidade ou mesmo da qualidade das experiências vividas por nós que poderá nos transformar. Os fatos em si mesmos não têm capacidade de alterar a consciência, porém somente o exercício de uma compreensão deliberada e consciente de nossa parte sobre esses mesmos fatos. Não adianta meramente acumular experiências para adquirir sabedoria de vida, é fundamental e decisivo refletir e extrair o significado que se "esconde" por trás das aparências. Somente um ato consciente tem a capacidade de elevar a consciência.

Por conseguinte, enquanto insistirmos em permanecer apegados apenas ao plano das circunstâncias, evitando o trabalho interno efetuado por meio da consciência, o nosso dia continuará também insistindo em ser uma espécie de estraga-prazeres, teimando em contrariar nossos desejos que, tal como as circunstâncias que passivamente seguem, também são aleatórios e sem direção definida. Ficamos numa posição marcada pelo desamparo, quando não pelo desânimo e, numa situação extrema, pelo desespero. Daí a grande importância de aprender a extrair o significado que une e explica os fatos que vivemos, tanto externamente quanto internamente em nossa psique. Nossa capacidade de compreensão é, portanto, a ferramenta mais preciosa que podemos possuir para elevar nosso nível de consciência, determinando mesmo a qualidade da vida que iremos ter, sendo por isso o objetivo central de grande parte dos ensinamentos de sabedoria espiritual. Não somos nunca meros receptores passivos das energias superiores, muito pelo contrário, somos constantemente chamados a refletir, sentir, intuir e agir de forma independente, a partir de nossa própria capacidade e esforço para, em cima dessa realidade, poder receber a ajuda valiosa que vem "do alto".

ANTES DE DORMIR
À noite, de preferência antes de se deitar, fazemos uma recapitulação ou retrospectiva do que ocorreu de mais significativo durante o dia. Essa prática diária é importante para que os fatos vividos neste dia não se acumulem e nós percamos o fio da meada que os une, facilitando que caiam no esquecimento e fujam do crivo de nossa consciência, agora acionada *a posteriori*. Nossa memória deve estar sempre a mais fresca possível, a fim de que não nos falte a objetividade necessária para uma avaliação mais imparcial do que se passou, mantendo-nos, assim, mais próximos, tanto da verdade factual quanto da psicológica. Desse modo, com essa retrospectiva procuramos evitar que conteúdos vivenciados não sejam iluminados pela consciência e deslizem sorrateiramente para o inconsciente, continuando a nos influenciar negativamente à nossa revelia.

Do mesmo modo que temos duas "vidas", uma vida exterior e outra interior, possuímos também, grosso modo, duas memórias: a primeira, com a qual estamos mais familiarizados, é a memória cronológica, factual e calcada na sequência lógica temporal. Depende do que foi apreendido pelos sentidos físicos e ficou registrado, podendo ser evocado posteriormente por nós. Entretanto, como vimos, essa memória, por si só, não é suficientemente confiável se queremos nos aprofundar no autoconhecimento, pois aquilo que foi registrado por nós teve como referência nosso estado "adormecido" e limitado de consciência, característico dos estados imaturos de nosso passado. Ou seja, captamos o que nos parece a realidade através de lentes que a distorceram de acordo com nossas atitudes preconceituosas e unilaterais de então. Aquilo que, para nós, se constitui como um passado por definição imutável, quando abordado com maior profundidade, revela-se muitas vezes altamente questionável. Portanto, sem uma consciência mais madura, tanto a captação de eventos passados no momento em que ocorreram como sua evocação no presente, podem ser altamente enganadoras, atrelando-nos desnecessariamente a sentimentos de mágoa, injustiça, culpa, autopiedade, desejo de retaliação, entre outros; mantendo-nos, desse modo, eternamente aprisionados a eventos que muitas vezes nem mesmo aconteceram como pensávamos ter ocorrido!

Por causa disso tudo, não é suficiente o uso exclusivo dessa memória habitual em nossa retrospectiva noturna. Torna-se imprescindível acionar uma nova maneira de evocar o que realmente se passou, uma memória mais profunda e fiel aos fatos. Dentro de nossa proposta, essa nova memória, que por sua vez vai gerar um "novo" passado para nós, tem como objeto, não só o registro das circunstâncias externas vivenciadas, mas, e principalmente, a percepção de nossos estados psicológicos em interação com elas. Vai buscar mais os registros "sincronísticos" e as analogias simbólicas do que os propriamente cronológicos e factuais. Como apontamos anteriormente, passamos a perceber como os nossos estados internos são, na verdade, preexistentes aos eventos vivenciados. Somente a partir dessa nova maneira de perceber a realidade nossa memória fantasiosa vai poder ser sobreposta e, aos poucos, corrigida pela nova memória. Por isso, nossa retrospectiva não pode nunca se limitar a uma mera evocação sequencial e (supostamente) factual do que se passou durante o dia, pois isso acabará reforçando ainda mais os preconceitos com que foram vividos anteriormente, juntando, por assim dizer, "a fome com a vontade de comer". Do mesmo modo com que estabelecemos a primazia do "metagosto" sobre o gosto, colocamos a memória interna acima da externa, fazendo com que fique mais próxima, tanto da verdade psicológica quanto da factual. É, portanto, a primeira que deve comandar a segunda, trazendo uma nova abordagem e interpretação dos fatos vividos.

Por conseguinte, ao fazer a recapitulação do dia, devemos nos esforçar para ver como, em várias situações, tentamos distorcer o que realmente aconteceu a fim de justificar nossos interesses, tentando nos impor à realidade, enquadrá-la segundo nossa agenda pessoal, diminuindo os outros e inflando artificialmente o nosso papel a fim de proteger a nossa autoimagem ou colocando-nos como vítimas indefesas a fim de nos justificar perante nós mesmos, quando isso não foi possível. Essa dinâmica ocorre principalmente em situações de conflito verbal ou físico e, se este não chegou a manifestar-se abertamente, procurar ver como a discussão continuou a se desenvolver imaginariamente dentro da nossa mente; aquilo que acabamos não dizendo para ferir o outro mas poderíamos e deveríamos ter dito, rebobinando o conflito verbal dentro da cabeça como um disco quebrado. Como nós temos afirmado, nosso foco central num caminho espiritual não está no que os outros nos fizeram ou deixaram de fazer. Do mesmo modo como somos responsáveis por nossos atos, também eles o são pelos deles, não nos cabendo tentar corrigi-los; apenas colocar limites quando tentam invadir nosso livre arbítrio. Se alguém nos agrediu, portanto, deve responder por isso; porém, a qualidade de nossa resposta ou reação pertence inteiramente a nós mesmos, e é isso que está em questão aqui, isto é, se existe realmente um ideal evolutivo com força suficiente para dar uma nova direção à nossa vida.

Então, com o intuito de tentar remediar *a posteriori* aquilo que não conseguimos fazer durante o dia, em nossa retrospectiva noturna recuperamos nossos estados negativos, manifestados ou não, abordando-os agora a partir de um distanciamento mais sereno e imparcial da situação original e tomando como critério para a avaliação as ideias do ensinamento espiritual, abrindo mão do apego arraigado à nossa costumeira visão unilateral e tendenciosa dos supostos "fatos". Aqui deve operar-se uma verdadeira inversão de perspectiva. Normalmente, nossa tendência é fazer os outros se adequarem ao que queremos, colocando-os em nosso lugar a fim de que possam imitar aquilo que nós faríamos, segundo nossos interesses pessoais. Desse modo, reduzimos, geralmente de forma inconsciente, a individualidade das outras pessoas a meras marionetes que devem simplesmente replicar nosso próprio comportamento, comprometendo a possibilidade de um relacionamento real entre dois indivíduos dotados de vontade própria. Agora, nossa prática nos conclama a, inversamente, colocarmo-nos no lugar dos outros, tentando ver o que se passou a partir da perspectiva deles; tentando sentir o que sentiram, suas dificuldades, intenções, história pessoal, valores, ideais, cultura e assim por diante. Pôr-se no lugar deles a fim de perceber o que sentiram quando nossas ações reverberaram sobre eles, ou seja, ter consciência das consequências que nossos atos causaram, negativamente nesse caso, nos outros, e não permanecer indiferentes diante disso.

A literatura espiritualista fala da existência do *Livro da Vida*, onde todos nossos atos e estados internos ficam registrados e, em situações de "quase morte" ou após a morte, somos confrontados a eles, sentindo de verdade tudo aquilo que os outros sofreram por nossa causa, a fim de gerar arrependimento, compaixão e desejo de reparação purificadores para a alma. Em seu livro *Inteligência Emocional*, Daniel Goleman conta o caso de estupradores que, após serem presos, diziam não sentir qualquer empatia pelas suas vítimas, chegando a afirmar que elas gostavam do que eles faziam. Estando num grupo terapêutico, participaram de dramatizações onde eram obrigados a se colocar no lugar das mulheres estupradas, assumindo a perspectiva delas, até que alguns (cerca de 50% do total) acabaram se dando conta de sua atitude covarde e do tamanho do mal que infligiam a pessoas inocentes e indefesas.

Mantidas as devidas proporções, nossa retrospectiva noturna nos obriga a um exame (em vida) de consciência diário, a pequenas, mas importantes, purificações que mantêm nossa psique sempre alerta para avaliar nosso comportamento e realizar as reparações necessárias, antecipando-nos e, assim, evitando pelo menos o grosso das surpresas desagradáveis pelo choque com a verdade após a morte. Mesmo para quem não concorda com essa visão, esse exercício faz de nós pessoas mais equilibradas, justas e compassivas, enriquecendo e aprofundando todos os nossos relacionamentos. Em outras palavras, do mesmo modo que tomamos consciência de nossos estados internos, aprendemos também a sair de nós e, empaticamente, desenvolver a sensibilidade para poder sentir, dentro do possível, os estados internos das outras pessoas, alegrando-nos com suas alegrias e procurando ajudar em suas tristezas. À noite, então, nos propomos a "reescrever" o roteiro de nossa vida diurna, corrigindo internamente os desequilíbrios constatados com nossas duas memórias, invertendo as perspectivas, a fim de que, no dia seguinte, diante das mesmas pessoas, em situações semelhantes, já sejamos capazes de uma atitude pelo menos um pouco mais nobre e digna, mais coerente com os ideais que adotamos.

Dito de outro modo, durante o dia, não tendo sido capazes de evitar cometer reações negativas, gerando conflitos e envenenando nossa própria psique, à noite nos corrigimos, imaginando como poderia e deveria ter sido, idealmente, nossa atuação. É como se, ao longo do dia, tivéssemos engolido um veneno psíquico e, antes de digeri-lo completamente e permitir que seja assimilado pelo sangue, isto é, antes que faça parte de nosso caráter, logo o "vomitamos" à noite, enquanto ainda está recém-chegado ao estômago, substituindo-o por uma atitude mais madura e sábia. Cultivando assiduamente essa prática vamos criando, então, uma alternativa viável e disponível para uma transformação, lenta, mas contínua, de nossos padrões comportamentais. A recapitulação, como dissemos, impede que a negatividade desça logo para o inconsciente, onde qualquer cura fica muito mais difícil, lenta e sofrida.

Não deixamos, portanto, que nenhum assunto fique pendente ou mal resolvido; tudo que foi considerado importante acabará passando pela peneira de nossa consciência, devidamente alimentada pelas ideias do ensinamento espiritual. Nada ficará mais de 24 horas sem passar por nosso escrutínio ou autoexame moral. Nossa observação *a posteriori* sobre os eventos ocorridos no dia como que os transformam, impedindo que virem meros fatos consumados e intocáveis, inacessíveis à nossa consciência. Assim, tudo o que vivenciamos assume certa fluidez e plasticidade, sendo passível de ser modificado pela nossa observação acurada aliada à memória consciente. Agindo desse modo sobre o passado, criamos uma nova base para uma ação futura mais amadurecida e efetiva, em alguma medida já se manifestando no dia seguinte. Portanto, quando o passado é evocado conscientemente no presente, a qualidade desse passado também muda, ou seja, aquilo que imaginávamos ter vivido agora se afigura como falso, ilusório e com pouca importância, pois sabemos que foi distorcido pelas lentes de nossos interesses egoístas. Os critérios mais profundos de avaliação da realidade fornecidos pelo "metagosto" subvertem, por conseguinte, até mesmo o nosso passado, reescrevendo melhor nossa história de vida pessoal, fazendo com que o nosso *Livro da Vida* possa ser um espelho mais fiel do que temos de mais elevado dentro de nós. Em suma, o somatório destes três momentos, manhã, dia e noite, dedicados à aplicação do ensinamento à nossa vida concreta, constitui-se numa poderosa ferramenta de autotransformação. À medida que vamos nos aprofundando, novas camadas de significado vão se agregando, tornando a prática ainda mais densa e rica, como veremos adiante nos próximos capítulos.

∼

Como foi colocada muita informação para ser aplicada em nosso dia "padrão", a fim de facilitar a tarefa vou resumir as principais diretrizes no menor número de passos possível:

PELA MANHÃ

1- A palavra-chave aqui é **intenção**; é tentar formular intenções conscientes que deverão ser acionadas ao longo do dia em situações onde a nossa irritação aflora.

2- Intenção de acolher o que o dia nos trará como se fosse um "amigo", sem impor quaisquer condições, mas esforçando-se para compreender o significado que une e explica todos os fatos vividos.

3- Intenção de perceber como nossa irritação já está latente assim que acordamos, reconhecendo o pressuposto oculto de que a vida nos deve a satisfação de todos os nossos desejos.

4- Intenção de ouvir-se impessoalmente, percebendo a qualidade real daquilo que expressamos por meio da fala, bem como do modo pelo qual apreendemos a fala das outras pessoas.

DURANTE O DIA

1- A palavra-chave é **auto-observação**; ter a intenção expressa de observar-se o mais objetivamente possível.

2- Observar como nossos estados mentais e emocionais oscilam o tempo todo ao sabor das circunstâncias, sem nossa real participação.

3- Observar como distorcemos as impressões recebidas através dos cinco sentidos a fim de que fiquem adequadas aos nossos desejos; por exemplo, aumentando nosso papel de protagonista e diminuindo o dos outros.

4- Observar como tendemos a agir de forma diferente em relação às intenções que formulamos pela manhã, isto é, como a força do hábito resiste ao que realmente queremos fazer.

5- Observar como a irritação compromete quase tudo o que fazemos, causando, por exemplo, má vontade, ineficiência, ansiedade, impaciência, desânimo e conflito.

6- Observar como nossa suscetibilidade para ficar irritados atrai situações potencialmente irritantes a fim de que possamos extravasá-la, projetando-a nas outras pessoas.

7- Observar o juiz interno, quando nos irritamos conosco por estarmos irritados.

8- Cultivar um estado de prontidão interior ou de espera atenta a fim de poder perceber a ocorrência de sincronicidades que nos enviam mensagens em resposta aos nossos questionamentos.

9- Observar como, quando conseguimos transcender momentaneamente nossos automatismos, fazemos as mesmas coisas de uma maneira mais leve e prazerosa, saindo da sensação de uma rotina tediosa, vendo tudo a partir de uma curiosidade saudável e sempre com um sabor de novidade.

ANTES DE DORMIR

1- A palavra-chave é **memória**. Fazemos uma recapitulação do que ocorreu de importante ao longo do dia; onde conseguimos ou não aplicar nossas intenções matinais.

2- Acionamos nossas duas memórias, a factual e a psicológica, esta estando voltada para os estados interiores vivenciados. Mais uma vez, fazemos a conexão entre as duas, percebendo como os estados internos são a verdadeira causa das situações que vivemos.

3- Agora, estando mais serenos e distanciados do calor do momento, podemos perceber onde erramos, fugindo de nossa responsabilidade e atribuindo aos outros a culpa pelo que nos aconteceu. Fazemos uma espécie de correção, deixando claro como poderíamos ter agido de modo diferente e nos comprometendo a realizar esforços para fazer isso nos dias seguintes.

4- Procurar manter vivo na memória tudo de positivo que conseguimos realizar a fim de que se acumule na psique e possa nos incentivar a fazê-lo novamente, gerando um círculo virtuoso.

5- Esforçar-se para evitar que situações negativas vividas ao longo do dia passem sem ser devidamente examinadas pelo crivo da consciência, a fim de que não causem ressentimentos ou outras sequelas emocionais que se depositem no inconsciente pois, se isso ocorre, o trabalho de cura fica muito mais difícil.

6- Agora, em vez de colocar os outros no nosso lugar, forçando-os a agir como nós gostaríamos que agissem, fazemos um movimento inverso, colocando-nos no lugar deles, imaginando como sentiram as consequências de nossos atos. Nos dias seguintes, aos poucos, procuramos fazer isso enquanto as situações se desenrolam. Desse modo, vamos limpando nossas ações passadas e nos preparando para agir melhor no futuro.

7

O ser interno atrai a vida externa

"A lei da atração cria um casulo, por assim dizer, de energia afim em torno de cada personalidade, de tal modo que, ao buscar a cura para a sua raiva, medo ou ciúme, o processo de metamorfose para a totalidade é intensificado e acelerado, é trazido para o centro do estado de consciência. A personalidade vê sua raiva ou seu medo não apenas dentro de si mesma, mas também em todos os lugares fora dela. Se a personalidade escolhe conscientemente curar sua raiva ou seu medo, cada circunstância, cada encontro torna-se irritante ou temeroso enquanto o Universo responde compassivamente ao seu desejo de tornar-se um todo. À medida que a raiva ou o medo dentro da personalidade se acumulam, o mundo em que vive reflete crescentemente a raiva ou o medo que ela deve curar, de tal modo que, eventualmente, em última instância, a personalidade verá que é ela mesma que está criando suas próprias experiências e percepções, que sua raiva justa ou seu medo justificado se originam dentro de si e, portanto, podem ser substituídas por outras percepções e experiências somente através da força de seu próprio ser." Gary Zukav, *The Seat of the Soul*, pág. 210.

"De modo análogo, a observação do próprio ambiente e dos eventos com os quais somos confrontados é um dos melhores métodos para o autoconhecimento, pois tudo aquilo que nos perturba no mundo exterior mostra que ainda não estamos reconciliados com o princípio análogo que existe dentro de nós mesmos. O homem não está disposto a reconhecer isso. O fato de alguém se aborrecer com a avareza de outro mostra certamente que ele próprio é avarento, caso contrário não se irritaria. O que me interessa a mesquinhez dos outros, se sou generoso? Eu poderia aceitá-la como um fato sem, entretanto, sentir-me atingido." Thorwald Dethlefsen, *O Desafio do Destino*, pág. 69.

Não é possível compreender a verdadeira natureza do carma se o considerarmos um poder extrínseco ao eu que impõe de modo implacável suas leis para que a elas nos submetamos integralmente. Pelo contrário, em virtude do fato de o mundo todo ser mental, ele é uma força que atua em todas as coisas e em todas as pessoas. Isso leva à clara conclusão de que aquilo que nos acontece é decorrente da vontade secreta de nosso ser mais interno. A partir desse ponto de vista, os sofrimentos que tenhamos de suportar não são, em última análise, um mal em si, mas apenas um mal no sentido imediato, e o que parece ser uma força externa e implacável é na verdade uma força interna, consciente e purificadora." Paul Brunton, *O Que é o Karma?*, pág. 18.

"Depois da morte o homem olha retrospectivamente para sua vida, para o que cometeu como pecados ou outras ações, vendo, ao mesmo tempo, o que essas ações produziram em sua alma ou dela fizeram. Vê então que, por ter realizado determinada ação, aumentou ou diminuiu seu próprio valor... Disso decorre o surgimento, em nossa consciência *post-morten*, da força e da vontade de fazer todo o possível para reconquistar aquele valor perdido, desde que a consciência volte a ter oportunidade para tal – ou seja, a vontade de compensar todo o mal causado... Quando volta a entrar na existência, sua consciência torna-se outra; ele não relembra o período passado entre a morte e o novo nascimento, tampouco como assumiu a intenção de compensar algo. Porém essa intenção se encontra estabelecida nele... Portanto, mesmo que a consciência comum nos diga "a dor existe e tu sofres por causa dela", considerando a dor só pelo efeito, para a consciência que abrange o período entre a morte e o novo nascimento a procura da dor ou de uma infelicidade qualquer poderia residir precisamente na intenção. Isso fica efetivamente óbvio ao considerarmos a vida humana de um ponto de vista mais elevado." Rudolf Steiner, *As Manifestações do Carma*, págs. 26 e 27.

Ao longo do texto afirmamos várias vezes que somos os verdadeiros responsáveis pelo que acontece conosco ou pelo nosso destino, pois, de algum modo, atraímos as situações que necessitamos para o nosso crescimento ou evolução de consciência. No entanto, sem um entendimento razoável da lei cósmica que forma o fio condutor entre nossas diferentes vidas ou encarnações não ficará suficientemente claro porque somos os verdadeiros construtores de nossa existência, tanto positiva quanto negativamente. Por outro lado, mesmo para aqueles que não compartilham dessa abordagem, os ensinamentos aqui propostos para nosso amadurecimento moral e de caráter, tornando-nos melhores como seres humanos, podem perfeitamente prescindir da crença (ou certeza) da lei do carma e da reencarnação. De qualquer modo, para estes últimos fica o convite para que se dispam, pelo menos momentaneamente, de suas convicções e avaliem essa exposição com boa vontade e a mente aberta para uma visão diferente.

O. M. Aïvanhov, em seu livro *Les Lois de la Morale Cosmique* (pág. 197), diz:

> "Vejam Ulisses: ele era sábio, Ulisses; ele sabia que reencontraria as sereias que tentariam atraí-lo com seu canto para poder dilacerá-lo. Foi por isso que tomou precauções: ele tapou as orelhas de seus companheiros com cera para que eles não escutassem a voz das sereias, senão eles não teriam conseguido resistir ao seu encanto... Quanto a ele mesmo, não tapou suas próprias orelhas pois queria escutá-las; porém, disse a seus companheiros: 'Amarrem-me ao mastro e, se eu lhes pedir que me desatem, apertem os laços com mais força ainda!'"

Existem certamente inúmeras maneiras de interpretar essa passagem da Odisseia de Homero. Não tenho a intenção, nem a competência, de me enveredar pelo estudo da mitologia grega e nem mesmo me aprofundar no estudo da lei do carma; meu intuito é apenas trazer à tona o que puder nos ajudar a compreender melhor as razões que explicam nossa principal tarefa ou missão de vida aqui e agora. No entanto, tenho a convicção de que esse ensinamento milenar pode reforçar aquilo que estamos propondo.

Como vimos nas citações acima, antes de encarnar, junto com nossos guias e mentores espirituais, é traçado uma espécie de plano para nossa próxima vida onde encontraremos oportunidades para compensar os erros e imperfeições que nos fizeram prejudicar outros seres, cometidos em uma ou várias de nossas vidas passadas (voltaremos inclusive a encontrar várias daquelas pessoas nas circunstâncias atuais). Muitas vezes isso pode significar que seja necessário que tenhamos experiências desagradáveis e dolorosas como parte de um processo imprescindível de purificação. Como precisamos esquecer o que foi vivido no período entre vidas, bem como de nossas vidas passadas como um todo, a fim de que não seja trazido para a consciência atual o fardo pesado de nossos erros passados, além do necessário desapego do que vivemos de positivo nas esferas sutis antes de encarnar, podemos ter uma chance real para um recomeço o mais livre possível, realizando as transformações com as quais nos comprometemos antes de encarnar.

Ulisses, assim como o filho pródigo da parábola cristã, estava "voltando para casa", isto é, trilhando um caminho evolutivo de autoaperfeiçoamento, esforçando-se para construir ou reconstruir sua semelhança com a fonte divina. Sabendo que teria que passar pelo rio Lethes do esquecimento e perder o contato com o compromisso anterior feito por sua alma, sendo quase totalmente absorvido pelas preocupações da vida no plano material, procurou se precaver, pedindo a seus companheiros, ou seja, todas (todas mesmo) as pessoas com as quais iria lidar ao longo de sua vida que, por mais que ele pedisse ou implorasse, de nenhum modo atendessem aos seus desejos, caso estes estivessem em contradição com o propósito mais elevado cunhado por sua alma e seus mentores espirituais. Nesse sentido, o próprio ensinamento espiritual também é nosso companheiro valioso, uma bússola sempre pronta a nos apontar os falsos atalhos que nos seduzem por sua aparente rapidez e facilidades na obtenção de resultados.

Quantas vezes, *a posteriori*, agradeci por não ter minhas súplicas atendidas, vendo que provinham de uma visão imatura e ignorante dos reais interesses de meu ser mais profundo (a volta para casa)! Nem tudo o que achamos que precisamos nos convém realmente, pois provém de necessidades artificiais e superficiais, trazendo uma sensação de prazer temporário que muitas vezes esconde um sofrimento duradouro posteriormente. Nossa consciência de vigília "normal" procura quase sempre a via de menor esforço, tentando escapar principalmente do trabalho interno de purificação através do encontro com a verdade. Aceitamos o trabalho de ordem material, pois garante nossa sobrevivência e felicidade neste plano físico, usando-o muitas vezes como desculpa para não realizar o outro, espiritual e interior, que dá o verdadeiro sentido à nossa vida. Repetindo mais uma vez, é extremamente importante que nossos desejos menores estejam em sintonia com nossa vontade maior. Não se trata de condená-los em si mesmos, mas apenas harmonizá-los interiormente a fim de que nos tragam uma felicidade real e não ilusória. Conforme reiteramos antes, apenas nosso ego ou personalidade, ou seja, nosso gosto usual e unilateral, vê oposição entre nossos desejos mundanos e nossa vontade mais profunda. Nossa alma, por sua vez, quando ativa, sabe como harmonizá-los; porém, sempre a partir de seus próprios critérios, isto é, o gosto interior elevado ou metagosto.

Como Ulisses, portanto, devemos ser gratos aos companheiros de jornada que negaram nossos (bem entendido, de nossa personalidade ou ego) pedidos, mesmo sem saber exatamente a razão, pois, na verdade atendiam ao pedido de nossa alma, como vimos na citação de R. Daumal. Ter nossos desejos fantasiosos atendidos, portanto, nos afunda ainda mais em nossos padrões viciados de comportamento, fazendo com que nos apeguemos aos seus frutos, pois nossa satisfação reforça nossa crença neles e lhes confere maior aparência de realidade. Somente Ulisses não teve os ouvidos tapados e podia ouvir o canto tentador das sereias pois, de acordo com o que estamos propondo, apenas ele habitava o centro de seu próprio "casulo", apenas ele possuía a ressonância necessária para filtrar aquela experiência do restante da realidade. Cabia às sereias testá-lo em sua firmeza de propósito e, aos seus companheiros, ajudá-lo, mesmo à revelia de sua personalidade de vigília.

Para M. Nicoll, no livro *The New Man* (pág. 24), "devemos compreender que ninguém pode ser tentado sobre algo que não dá valor. É somente em conexão com o que valoriza que alguém pode ser tentado. O significado da tentação é fortalecer tudo o que o homem valoriza como verdade". Uma tentação é, portanto, mais um teste em relação à firmeza de nossa vontade sobre um ideal ou propósito escolhido do que propriamente em relação àquilo que é capaz de nos encantar e nos desviar do caminho de "volta para casa". O objetivo, em última instância, é fortalecer e aprofundar nosso compromisso e valorização com o crescimento interior, e não tanto verificar o tamanho de nossas fraquezas, por mais que isso também seja necessário. Em suma, é mais sobre a afirmação da meta do que sobre a negação e o combate contra o que nos seduz, trazendo mais alegria e serenidade pelo compromisso renovado com o bem maior do que uma sensação de vitória contra um suposto "inimigo".

∼

Dizer, por conseguinte, que nosso ser interno atrai nossa vida externa, ou que nossa qualidade de vida depende da qualidade de nosso ser, aponta para a lei cósmica de que semelhante atrai semelhante, onde a presença ou não de uma afinidade vibratória constitui-se na explicação última para todos os fenômenos. É a base para o funcionamento da "lei do carma", concatenando todos os acontecimentos a partir do que é primariamente emanado por cada indivíduo.

Sua compreensão tem o potencial de transformar visceralmente nossa atitude perante a vida, isto é, transforma nosso próprio ser e o tipo de vida que atrai. "Compreensão" para esse ensinamento, como veremos melhor adiante, é algo muito específico; é a capacidade de fazer com que o conhecimento, pela sua verificação interior e aplicação prática, afete nosso ser e nossa consciência. Compreender não é algo teórico apenas, mas realmente transformador internamente (ser) e externamente (vida); por conseguinte, se o ser é a causa primária, segue-se forçosamente que o trabalho espiritual deve dar-se primariamente sobre o ser e não diretamente sobre seu efeito (vida).

Portanto, é inútil buscar a transformação centrando-se somente nos outros ou nas circunstâncias externas. Os outros, na verdade, funcionam como uma espécie de espelho para nós, ou como mensageiros, levando-nos a questionar: que elementos **em mim** fazem com que eles se comportem desse modo comigo? Aos poucos, com essa ideia cada vez mais presente, vamos aprendendo a ver as outras pessoas e as situações de nossa vida com um outro olhar, com maior aceitação, tolerância e posteriormente até mesmo com gratidão, pois o outro (espelho) nos ajuda ao nos revelar para nós mesmos. Thorwald Dethlefsen chega a afirmar que, em última instância, o ser humano vê exclusivamente a si mesmo em todas as situações, pois filtrará na realidade objetiva apenas aquilo com o que possui afinidade ou semelhança. Assim, segundo o autor, lutar contra as circunstâncias ou pessoas é como se tentássemos bater em nossa própria imagem no espelho, acabando por despedaçá-lo e nos machucando. É uma atitude de autossabotagem, contraproducente e imatura, incompatível com um caminho de crescimento interior.

Ainda me referindo a Dethlefsen, algo só pode se manifestar para nós se estamos "maduros" internamente para que ocorra. Desse modo, todos os eventos de nossa vida nos convidam incessantemente a assumir a paternidade pelo nosso destino. O que aparenta ser uma causa no plano material (por exemplo, ser agredido por alguém) é, na verdade, apenas uma espécie de gatilho ou causa imediata que excita algo que já estava presente em nós em estado latente. Ou melhor, como vimos, nossa agressividade latente busca, inconscientemente ou não, um "bode expiatório", uma espécie de *sparring* para poder se manifestar, projetando-se no outro para poder justificar-se, a fim de fazer o papel da vítima e/ou do algoz que precisa retaliar, num ciclo interminável de conflito e violência, como comprova a história humana individual ou coletiva desde o início dos tempos.

Em suma, podemos dizer que só absorvemos das circunstâncias o que está de acordo com nosso estado atual de consciência, cabendo dessa maneira ao trabalho espiritual a tarefa de transformá-la, criando afinidades e semelhanças mais elevadas que, por sua vez, reverberarão no seu devido tempo, atraindo então novas circunstâncias externas mais sintonizadas com o nosso novo nível de ser. É uma abordagem mais profunda e que explica os reais motivos de tudo aquilo que nos acontece, isto é, que nada é, em última instância, desprovido de significado; que permite, dessa forma, um entendimento e, por causa disso, também uma reconciliação com todo o nosso passado; onde somos capazes agora de perdoar, ou melhor, como dizia M. Nicoll, de **cancelar** todas as supostas dívidas daqueles que, pelo menos à primeira vista, nos teriam prejudicado nessa vida. Quem compreende isso, compreende também que, em última instância, não há nada nem ninguém a ser realmente perdoado.

Consequentemente, tudo aquilo que nos acontece, agradável ou não, é sempre o mais apropriado para o nosso aprendizado evolutivo, é o ambiente propício para que possamos desenvolver as qualidades que nos faltam, entendendo o significado até então oculto do que viemos realizar nessa vida. A injustiça terrena é real e deve ser obviamente corrigida pelos meios institucionais vigentes (mas sempre com um objetivo pedagógico de tentar recuperar o infrator e nunca apenas algo meramente punitivo), mas é apenas a ponta do *iceberg*, isto é, algo real, mas apenas parcial, podendo ser até mesmo nociva quando tomada como sendo a causa única ou principal do que nos acontece, causando, por exemplo, um infindável ciclo de ressentimento e vingança entre as partes envolvidas.

Nessa mesma linha, Maurice Nicoll diz que o Universo **sempre** responde às nossas demandas, sendo estas conscientes ou inconscientes. Como nosso estado habitual é a ignorância de nós mesmos, estamos sempre atraindo respostas para perguntas que não sabemos estar fazendo e por isso não gostamos das respostas recebidas (ou nem mesmo vendo-as como respostas, mas como mero acaso, como é mais frequente). Vemos, então, apenas o efeito (a ponta do iceberg), mas não sua causa real estando em nós. É como se pedíssemos problemas sem o saber, por uma emanação constante de nosso estado adormecido de consciência. Pedidos verbalizados, numa oração por exemplo, quaisquer que sejam, possuem sempre um peso menor do que a vibração do conjunto de nosso ser, o fator atrativo por excelência em nossa vida, como vimos.

Consequentemente, podemos desejar intensamente a felicidade, mas se internamente estamos apegados ao nosso sofrimento, pois ver-se como uma vítima nos faz receber atenção e cuidados, é a essa atitude interna, nossa demanda maior inconsciente, que o Universo responderá. Pois é isso que realmente queremos, confessamente ou não. Daí a extrema importância de iluminar as nossas sombras interiores pela auto-observação, possibilitando uma sintonia consciente entre as nossas demandas internas e as verbalizadas, entre o nosso ser e o cosmos maior. Por conseguinte, sendo as circunstâncias, por definição, efeitos ou consequências de nosso nível de ser, quaisquer que sejam elas, serão incapazes por si mesmas de causar uma transformação permanente no ser. Como causas e consequências estão em níveis qualitativos distintos, mesmo uma grande quantidade de novas consequências ou efeitos no plano material não será nunca suficiente para alterar a causalidade mais profunda e transformar o nosso nível de consciência.

Logo, uma grande quantidade de eventos difíceis, de grandes sofrimentos, deixando-nos "no fundo do poço", por si só não nos faz crescer ou nos purifica, sem que haja um trabalho espiritual concomitante sendo realizado. É esse trabalho que faz com que realmente aprendamos e cresçamos com as experiências difíceis, não o sofrimento em si mesmo. É só ver o sofrimento presente em toda a história da humanidade, onde muitas vezes a reação mais comum é a autopiedade paralisante ou a retaliação vingativa; em ambos os casos, perdendo-se a oportunidade de fazer do sofrimento inevitável um aprendizado realmente útil para o nosso crescimento. No sofrimento "comum" há apenas uma compensação da balança cármica que se transferirá logo para o outro "prato" (numa alternância entre vítima e algoz), e assim sucessivamente.

O trabalho espiritual busca a transcendência do carma por meio transcendência da sua causa interna, aquela que repetidamente o aciona em diferentes vidas. As circunstâncias funcionam então como "convites" que dependem de nossa anuência participativa para agir positivamente. Ou seja, mesmo para nos afetar positivamente, circunstâncias agradáveis dependem de nosso estado interno, mais ou menos receptivo. Por exemplo, se estamos tristes, não poderemos desfrutar plenamente de uma bela paisagem ou de uma música inspiradora. A conscientização não pode nunca ser forçada ou imposta de fora para dentro. Como dizia Ouspensky, não é possível ficar consciente **inconscientemente**! Embora isso possa parecer óbvio à primeira vista, possui, na verdade, implicações profundíssimas, mostrando que uma cura verdadeira é sempre interior, necessitando sempre de nossa colaboração consciente, pelo menos na preparação do solo fértil necessário para poder recebê-la dos planos superiores. Em suma, não pode haver conscientização verdadeira apenas por contágio ou osmose, mas somente por meio da construção de uma sintonia mútua e consciente.

Para Beryl Pogson, se alguém cruza nosso caminho é porque o atraímos e, por causa disso, além de receber lições através dele, nós também temos algo a oferecer-lhe de positivo, procurando reparar erros cometidos no passado e libertando-o de laços cármicos até então mantidos por nós mesmos, assumindo a responsabilidade maior pela situação criada. Reforçando este ponto de vista, para Paul Brunton as leis cármicas apenas secundariamente lidam com as consequências de nossos atos, já que, como vimos, o ser é o fator primário criativo. O foco maior, portanto, está no desenvolvimento de nossa capacidade de fazer escolhas cada vez mais conscientes, o que pode realmente nos libertar das escolhas inconscientes da personalidade e suas consequências desastrosas. Somente um semear consciente pode fazer com que colhamos o que realmente queremos colher, harmonizando-os entre si.

Numa abordagem semelhante, Lama Zopa Rinpoche afirma: "o problema que enfrento agora é um ensinamento para mim. Está me dizendo que, se não gosto dele, devo abandonar sua verdadeira causa, a não virtude ou a minha autoestima egoísta". Passamos então a questionar a própria necessidade de ter nossos desejos satisfeitos a qualquer custo. Olhamos então para o passado, para tudo o que nos foi negado, para nossa indignação e revolta com isso, bem como os ressentimentos que carregamos até hoje, com maior aceitação e serenidade, pois agora compreendemos que receber limites por parte do destino é uma parte integrante da "pedagogia divina", um verdadeiro ato de amor visando ao nosso bem maior a longo prazo. Somos como o filho que amadureceu e agradece aos pais por não terem cedido às suas birras infantis inconsequentes. O passado perde grande parte de seu peso, assumindo um significado novo dentro de um contexto mais profundo, que é a evolução da consciência como meta maior.

Recapitulando, para que fique bem assimilado: aquilo que nos parecia ser fatos passados e imutáveis vão sendo reinterpretados e questionados, dando um novo significado à nossa vida cotidiana. Como dissemos, nossa memória comum é muitas vezes distorcida, pois foi gerada a partir de um estado de consciência adormecido, mantendo-nos presos ao passado. Com o trabalho interno vamos montando um quebra-cabeça diferente daquele até então imaginado, criando uma memória mais consciente, reconstruída através da compreensão mais profunda que possuímos atualmente. Percebemos, então, quão ilusório era nosso passado aparentemente monolítico, tanto em seu conteúdo quanto em sua aparente imutabilidade. Libertamo-nos do passado porque constatamos sua falsidade, sua verdade apenas parcial e, por isso, também enganosa. O "novo passado", produto de nossa visão atual mais consciente, passa a atrair agora um novo presente e igualmente um novo futuro para nós. Essa nova memória distingue-se também da antiga por referir-se mais a nossos estados internos do que a outras pessoas e fatos externos; registra, portanto, a vida interior, enquanto que a velha memória, obedecendo ao fato de que todos os nossos sentidos são voltados para fora, foca-se no que os outros nos fizeram ou deixaram de fazer. Passamos então a ver o passado pela ótica do ser e não somente da vida, recriando o que antes nos parecia imutável, pois, na realidade, o ser, quando consciente, tem a capacidade de transcender o tempo cronológico.

8

Identificação: o apego à falsa identidade

"Tentamos nos encontrar nas coisas, porém nunca conseguimos fazer isso inteiramente e acabamos nos perdendo nelas. Essa é a sina do ego." Eckhart Tolle, *O Despertar de uma Nova Consciência*, pág. 36.

"...e identificando-se com todas as coisas que se passam dentro dele, e tomando isso tudo como sendo 'eu', ele tornará impossível mudar qualquer coisa, pois tudo isso vai se esconder atrás dessa ilusão de 'eu' e continuará a viver dentro dele. De fato, toda a multidão de pessoas dentro de um homem, a multidão de 'eus' separados nele, tanto os úteis como os inúteis, passarão a ter, por assim dizer, direitos iguais e serão igualmente protegidos por ele, porque será incapaz de distinguir uns dos outros, já que os toma todos como sendo ele mesmo." Maurice Nicoll, *Psychological Commentaries on the Teaching of Gurdjieff and Ouspensky*, vol. 1, pág. 19.

"Você se identifica quando se deixa submergir completamente por uma situação, um pensamento, uma emoção. De fato, você se torna internamente essa situação ou essa emoção. Você só existe em função dela. Você perde a consciência de si mesmo para ser apenas a pequena parte sua que vive a situação. Uma pequena parte sua se apossou de todo o espaço." Selim Aissel, *La Pratique de la Connaissance de Soi et des Autres*, pág. 91.

"Cada pessoa traz dentro de si mesma o todo; por conseguinte, é possível procurá-lo no próprio íntimo. As diferenciações em termos de sexo, idade e ocupação não são essenciais ao nosso caráter; não passam de trajes que utilizamos por algum tempo no palco do mundo. A imagem do homem que se acha no interior não deve ser confundida com as vestes que o envolvem... Qual é o nosso núcleo? Qual é o caráter básico do nosso ser?... 'Não sou isto, nem aquilo', ele medita, 'não sou minha mãe, nem meu filho que acabou de morrer; nem meu corpo, que está enfermo ou velho; nem meu braço, meus olhos, minha cabeça; nem a soma de todas essas coisas. Não sou meu sentimento, nem minha mente, nem meu poder de intuição'. Por meio dessas meditações, ele é levado às suas próprias camadas profundas e termina por alcançar imperscrutáveis percepções." Joseph Campbell, *O Herói de Mil Faces*, pág. 370.

O conceito de identificação, como é proposto neste ensinamento, difere de sua acepção corrente onde é visto como algo com que temos afinidade ou sintonia. Por exemplo, normalmente dizemos que, se nos identificamos com alguém, é porque existe certa empatia entre nós. Aqui, ao contrário, o termo assume uma conotação negativa, significando que abrimos mão de nossa identidade real para realocá-la tanto em objetos ou pessoas que estão, obviamente, fora de nós, bem como em "falsos eus" que se encontram em nossa própria psique, o que não é tão óbvio, porém fora de nossa verdadeira identidade, deixando-nos, em ambos os casos, totalmente à sua mercê, vulneráveis e dependentes. Identificar-se é, portanto, abrir mão de nossa verdadeira identidade, ou melhor, do trabalho necessário para a sua construção, fazendo com que nos contentemos com pobres e falsos substitutos apenas porque essas meras "vestes" nos parecem confortáveis e familiares.

Identificar-se é, portanto, tornar-se igual ou, pelo menos, tentar igualar-se a algo que não corresponde ao que realmente somos. Como temos apontado ao longo do texto, o que se passa exteriormente conosco tem sempre suas verdadeiras raízes dentro de nós e, no caso de fenômeno da identificação, o mesmo processo acontece; ou seja, a identificação de natureza sutil, mas não menos incisiva, com tudo o que se passa dentro de nós, como apontam as citações de Nicoll e Aissel, é a verdadeira matriz para as identificações externas posteriores com objetos, seres vivos e situações, como afirma Tolle. Ou seja, antes de nos perdermos nas coisas externas já nos perdemos dentro de nosso próprio eu ou personalidade. Desse modo, essa identificação interna com tudo o que se passa em nosso psiquismo, nossos pensamentos e emoções, por estar na base mesma de nossa autopercepção, acaba também por contaminar negativamente todo o nosso comportamento exterior.

Maurice Nicoll usa uma comparação que pode nos ser muito útil. Do mesmo modo que não cremos que objetos percebidos exteriormente por meio dos sentidos físicos façam parte de nosso "eu", fazendo com que mantenhamos um distanciamento saudável em relação a eles, igualmente, em nossa vida interior, a maior parte do que aí se encontra, apesar das aparências, também não nos pertence verdadeiramente, demandando de nossa parte que também aí estabeleçamos um distanciamento, só que, neste caso, de natureza psicológica. A maioria do que pensamos e sentimos, portanto, como que nos invade independentemente de nossa vontade e intenção, sendo crucial para nosso amadurecimento que sejam reconhecidos como tais e retirados de nossa identidade real. São meramente o resultado de associações automáticas trazidas à tona pela memória de situações que nos parecem muitas vezes erroneamente similares.

Por conseguinte, como veremos, a maioria de nossos pensamentos e sentimentos não vale realmente a pena ser pensada ou sentida, ou seja, não merece que acreditemos em seu valor ou que os alimentemos, dando-lhes continuidade. Na literatura do Quarto Caminho é dito que o ser humano "normal" carece de uma real unidade psicológica, sendo habitado interiormente por uma multidão de "pequenos eus" ou subpersonalidades mais ou menos autônomas, cada um assumindo aleatoriamente o controle de nosso ser em cada situação e falando em nosso nome e, pior ainda, com cada um desconhecendo a existência do outro! Desse modo, ao longo da vida, através de um processo onde tendemos a imitar e reproduzir inúmeras camadas de "vozes" exteriores que não nos pertencem verdadeiramente, como aquelas de nossos pais, professores e da própria cultura em geral, acabamos por internalizá-las como meio de assegurar nossa sobrevivência física e psicológica. Num nível extremo isso se transforma numa patologia, mas todos nós, num grau dito "normal", infelizmente padecemos desse problema. Um longo processo de depuração torna-se imprescindível para que possamos reconhecer e professar nossa própria voz, aproveitando aquilo de positivo que recebemos dos outros, mas enquadrando-o dentro de nosso estilo singular e original.

Esse fenômeno generalizado explica a quase total falta de um comportamento consistente e coerente com nossa vontade e ideais, como temos reiteradamente chamado a atenção, onde, por exemplo, queremos algo e fazemos outra coisa, muitas vezes na direção oposta. Na verdade, é a identificação que está por trás da existência desses "eus" e, consequentemente, de nossa falta de unidade interior. É como se em todas as vezes que nos identificamos conosco, com outras pessoas, objetos ou situações criássemos um "pequeno eu" atrelado, "hipnotizado" e dependente deles. Pois, na verdade, (artificialmente) nos tornamos aquilo com que estamos identificados. Ficamos como que grudados a coisas e seres que não fazem parte de nossa verdadeira identidade de natureza espiritual. Apequenamo-nos, assim, diante do que somos em potencial, do que poderemos nos tornar se nos unirmos à essência divina que habita dentro de cada um de nós.

Passamos, dessa maneira, a viver em função de algo que não nos diz respeito, mas ao qual estamos compulsivamente apegados e dependentes, a fim de nos proporcionar uma ilusória sensação de estabilidade e bem-estar, pelo menos enquanto os ventos das circunstâncias sopram a nosso favor e nos convencem, erroneamente, que temos o controle da situação e das outras pessoas envolvidas como focos de nossa identificação. Quando, ainda, sob o efeito de uma identificação, tentamos, muitas vezes compulsivamente, impor de forma autoritária nossos desejos e expectativas, desconsiderando o direito à liberdade dos outros. Queremos, de modo mais ou menos inconsciente, viver nossa vida **através** da vida dos outros, pois dependemos deles para sermos felizes e nos afirmarmos como pessoas.

Quando estamos tomados pelo estado de identificação é como se percebêssemos tudo a partir de um cone de cabeça para baixo, hipnotizados pelo foco unilateral que é o seu objeto. Perdemos totalmente a capacidade de perceber a outra pessoa ou a situação vivenciada como um todo. Só vemos aquilo que nos interessa e do modo que nos interessa. Somente temos atenção para uma única árvore sem suspeitar da existência da floresta e, o que é pior ainda, percebemos essa árvore de maneira parcial e tendenciosa, tentando fazer com se encaixe à força em nossas expectativas pessoais. Em outras palavras, quando identificados sempre bloqueamos e distorcemos a verdadeira condição psicológica dos outros e a natureza da situação na qual estamos.

A identificação, antes de tudo, nos separa de nós mesmos e, consequentemente, também das outras pessoas, criando, assim, um difícil impasse: quanto mais nos apegamos e alimentamos um desejo de posse, mais ainda nos afastamos deles e eles de nós, gerando uma frustração recorrente da qual tentamos fugir simplesmente alterando o objeto ou pessoa com os quais nos identificamos, e assim indefinidamente. Então, da mesma maneira que devemos perceber e questionar nossa visão limitada da realidade quando estamos sob o efeito da identificação, não acreditando em nós mesmos, devemos procurar proceder de modo semelhante quando na presença de alguém "vítima" da mesma situação; ou seja, igualmente não levar tão a sério o que é dito, não o tomando como um ataque pessoal, não se ofendendo, relevando e minimizando tudo isso, pois já verificamos que o mesmo se passa conosco e sabemos o quão difícil é trabalhar para dissolver a identificação dentro de nós. Quando identificados, portanto, tendemos a ver o lado negativo das pessoas e situações através de uma espécie de uma lente de aumento, dando com isso um peso desproporcional às fraquezas e defeitos alheios. A identificação impossibilita ou dificulta a existência de uma troca real de experiências ou ideias entre as pessoas, funcionando como uma via de mão única, onde apenas nossos interesses pessoais são levados em conta e afirmados. Isso dá origem a uma falta de flexibilidade em nossas atitudes, levando-nos a tentar impor opiniões rígidas e intolerantes em relação a qualquer divergência que se apresente.

Desse modo, quando estamos identificados internamente, isto é, com nossos pequenos "eus" ou subpersonalidades, a tendência automática é procurar os respectivos "eus" das outras pessoas, criando todas as condições para a ocorrência de um conflito, pois ambos os lados estão num estado semiadormecido de consciência, inconscientes de si mesmos e do outro. Estabelece-se, então, uma excitação mútua do lado superficial das duas pessoas capaz de desembocar numa discussão verbal ou até mesmo numa agressão física. O conflito precisa sempre de duas personalidades envolvidas numa relação. Os outros nos irritam porque o estado identificado neles aponta para o nosso. Consequentemente, quando percebermos estar enredados numa dinâmica como essa, é importante não nos levar muito a sério e menos ainda os outros, procurando olhar "através" desses véus, buscando nos aproximar daquilo que tanto nós quanto os outros possuímos de positivo e nobre, porém impedido de manifestar-se abertamente nesse momento.

No Quarto Caminho essa identificação com outras pessoas é chamada de "consideração interior", pois levamos em consideração, de forma exclusiva e excludente, apenas nossos interesses e desejos pessoais, em detrimento daqueles que nos contrariam. Interior, nesse caso, diz respeito somente à parte superficial de nosso psiquismo, a personalidade ou ego, aquela que se percebe separada e isolada dos demais. A fim de tentar compensar essa carência, construímos uma filosofia de vida onde todos nos devem sempre alguma coisa: admiração, favores, satisfação de desejos e assim por diante. O mais importante nesse contexto, portanto, não é tanto amar, porém ser amado, o que é uma característica de uma psique ainda imatura. Quando esse tratamento, que pensamos ser nosso direito inalienável, porventura nos é negado (o que é mais frequente do que gostaríamos), ficamos ressentidos e sentindo que fomos injustiçados, quando não revoltados e clamando por uma retaliação verbal ou mesmo física. Acabamos, assim, presos a uma concepção limitada da vida, em que percebemos tudo a partir de uma visão "contábil", onde o lado passivo é sempre muito maior do que o ativo, deixando-nos num estado de carência e vulnerabilidade permanentes. Sem o perceber claramente, ficamos o tempo todo "considerando interiormente", isto é, repetindo nossas queixas e lamúrias para o mundo, como um refrão monótono e interminável, seja dizendo-as explicitamente para sermos bem ouvidos ou num monólogo interior sem fim.

Quando identificados com outras pessoas, pela lei da afinidade onde semelhante atrai semelhante, tendemos a intensificar nossa própria identificação, criando muitas vezes uma situação de conflito, pois ambas as partes querem fazer valer seus interesses particulares a qualquer custo. Então, uma vez que percebamos a presença dessa dinâmica num relacionamento, a solução é, simultaneamente, não levar a sério nem o outro nem nós mesmos, procurando relevar tudo o que é dito, pois provêm somente daqueles "pequenos eus" que não representam verdadeiramente nenhuma das pessoas envolvidas. No entanto, esse ato de "desidentificar-se" em relação ao outro e a si mesmo não deve, em nenhum momento, ser confundido com uma atitude de indiferença, isolamento ou mesmo de buscar uma forma de proteção por medo de ser ferido. Pelo contrário, o distanciamento que tomamos diz respeito ao nosso próprio estado interior identificado, ou seja, de nosso apego e desejo de posse, fazendo com que nos aproximemos de nosso ser mais profundo e, consequentemente, também do que os outros possuem de mais verdadeiro, criando condições reais para um relacionamento mais digno, onde seja possível acontecer uma troca de ideias, sentimentos e experiências.

Por conseguinte, fecho-me ou me distancio do que não é real em mim e nos outros como um meio para o verdadeiro propósito que é poder me abrir e aproximar realmente de mim mesmo e dos outros. Aos poucos, essa nova atitude perante a vida vai nos dando a possibilidade de sair da "consideração interior" para a chamada "consideração exterior", onde, de acordo com as circunstâncias, podemos abrir mão de nossa agenda pessoal em prol de uma adaptação harmoniosa aos desejos das outras pessoas, quando amar é mais importante do que ser amado. Como é dito no livro clássico do cristianismo *Imitação de Cristo*: "Procura sofrer, com paciência, os defeitos e quaisquer imperfeições alheias; pois que tu tens muito que te sofram os outros. Se não podes a ti mesmo fazer-te tal qual desejas, como pretendes sujeitar os outros a teu talante"? (Citado por Raul Branco em *Os Ensinamentos de Jesus e a Tradição Esotérica Cristã*, pág. 256).

Existe ainda outro elemento muito importante na citação de Nicoll que merece ser posto em evidência. Nossa inconsciência em relação à identificação inviabiliza nosso processo evolutivo, pois damos um tratamento equivalente tanto aos "pequenos eus" quanto ao nosso eu maior, nivelando-os por baixo e anulando sua diferença estrutural de qualidade e nível vibratório ou a descontinuidade fundamental existente entre ambos. Ao chamar algo desprovido de um ser real de "eu", profanamos nosso núcleo sagrado, como se colocássemos no trono de nosso ser uma série de invasores quaisquer e passássemos a crer que são o verdadeiro rei, tratando-os como tal. A palavra "eu" e a realidade que representa para nossa verdadeira identidade espiritual são, na verdade, o nosso bem mais precioso. Todo o trabalho espiritual, como vimos, tem como objetivo honrar e alimentar esse "eu real", fazendo com que se assemelhe cada vez mais à sua origem divina.

Nesse sentido, os primeiros "eus" que são positivos nesse processo de transformação, desafiando a primazia dos "pequenos eus" identificados, são exatamente os que possuem afinidade com o caminho espiritual ("eus maiores"), são aqueles que sentem ou intuem uma espécie de saudade da fonte divina, e que passam sistematicamente a questionar e destronar os "pequenos eus" do centro de nosso ser. E como nenhum invasor, especialmente se tratado como se fosse o dono da casa, vai "jogar a toalha" voluntariamente, lutará com unhas e dentes para preservar seu *status quo* dentro de nós. Por causa disso irá acionar o mais possível sua principal arma para nos anestesiar e hipnotizar, a nossa identificação com ele, tentando anular a intransponível distinção hierárquica que existe entre a ilusão e a verdade, entre a máscara do ego e o eu real, isto é, a capacidade de discernir aquilo que realmente nos convém no caminho espiritual.

Como nos alerta Nicoll na citação acima, ser tomado como o dono da casa é o melhor disfarce e a melhor proteção possíveis, pois faz do invasor um amigo, impossibilitando que seja desmascarado, combatido e destronado, isto é, impedindo nosso crescimento e a evolução de nossa centelha divina. Tornar o inimigo um amigo é, portanto, a estratégia mais avançada de dominação, requerendo daqueles que querem despertar e sair desse aprisionamento muita acuidade de autopercepção a fim de captar as sutilezas e artimanhas que procuram nos enredar nessa trama. Começamos, então, fazendo uma importante triagem interna em relação a todos os nossos sentimentos e emoções, questionando sua verdadeira origem, se são meramente caóticos e aleatórios, provindo dos invasores de nossa psique, ou se são mais harmônicos e profundos, tendo afinidade com o ensinamento espiritual, o primeiro estímulo que nos inspira para a busca de nosso eu real.

∽

Por conseguinte, tendo em vista essa dinâmica, podemos entrever a presença sutil da identificação em quase todas as nossas compulsões, hábitos, vícios e adicções, manifestando-se, por exemplo, na profissão (*workaholic*), no consumismo compulsivo, no entretenimento exagerado, nos vícios do álcool e das drogas, no jogo, nos relacionamentos amorosos ou mesmo na própria busca espiritual, aparecendo como fanatismo, fantasia ou escapismo. Através da identificação podemos continuar fugindo do encontro com nossa verdadeira identidade sem o perceber. Ficamos como que hipnotizados ou fascinados pelo objeto que é foco da identificação, impedindo o confronto com nossas próprias fraquezas e nos mantendo numa zona de conforto enganosa pois, em última instância, nosso aparente controle esconde um aprisionamento interno. Ou seja, como acontece com qualquer droga, pagamos muito caro pela sensação de alívio temporário e ilusório que parece proporcionar. É um estado psicológico imaturo, onde evitamos assumir nossa individualidade; como se, antes de tudo, estivéssemos identificados com o estado passivo e dependente vivenciado no ventre materno, tentando inconscientemente reproduzi-lo na vida adulta por meio da fusão artificial criada pela identificação. Como buscamos viver por meio dos outros, nos eximimos de assumir responsabilidade por nossos atos, culpando-os por não se adequarem às nossas exigências descabidas.

Na verdade, tudo o que está fora de nós pode ser usado para esse propósito, "grudando-nos" a objetos, pessoas, situações, a fim de que essa autoanulação seja mascarada por uma ilusória anexação do objeto da identificação ao nosso ser. Ironicamente, ao me autoanular em favor de uma dependência a coisas exteriores, parece que estou mais poderoso, pois faço dessas coisas minha identidade, agregando-as artificialmente a mim; mas, na verdade, essa aparência de liberdade e poder esconde uma crescente escravidão interior. Cria-se, dessa maneira, um eu falsamente expandido, um eu meramente inflado ou inchado, a fim de tentar esconder o verdadeiro vazio interior experimentado no estado de identificação. Na medida em que vivo através dos outros ou das coisas, como um parasita que tenta sugar a energia vital deles, acabo também sendo sugado pela tentativa sempre fracassada de controlá-los. Aos poucos vou "vendendo minha alma" às coisas externas, vou também me "coisificando", perdendo a energia sutil que me sustenta espiritualmente, tornando-me então cada vez mais um ser apenas material e biológico do que propriamente psicológico e espiritual.

Como vemos, trata-se de um fenômeno que possui um enorme e insuspeito alcance e que deve ser merecedor de toda nossa atenção, especialmente se queremos trilhar seriamente a senda evolutiva, pois, na verdade, a sociedade tende a ver com bons olhos a identificação, como se esta fosse sinônimo de algo bem feito ou bem vivido. Na ótica comum, quanto mais absorvidos pelo objeto de nossa tarefa ou por qualquer coisa que nos interesse (uma pessoa, um filme, uma paisagem, um livro), isto é, quanto mais esquecermos de nós e nos perdermos naquilo que nos fascina, mais sucesso teremos e admiração atrairemos. A identificação só é algo que pode ser detectado e combatido por quem sente aquele desconforto existencial mencionado anteriormente, por quem já possui uma certa maturidade anímica e quer voltar seu olhar para dentro de si, buscando reter a autoconsciência mesmo quando envolvido e com o foco concentrado na vida exterior.

A identificação, no final das contas, nos deixa extremamente vulneráveis a tudo o que se passa conosco, pois nossa identidade ou centro de gravidade interno na verdade não está realmente dentro de nós, porém disperso e espalhado por tudo com que estamos identificados. Em função disso, tendemos a ficar ansiosos, tensos e temerosos em relação a tudo o que se passa com os objetos ou seres com os quais nos identificamos. Qualquer coisa que aconteça com eles passa a ser uma verdadeira ameaça à nossa própria sobrevivência psicológica, à integridade de nossa identidade individual. Como aquilo que está fora de nós evidentemente segue seu curso mesmo à nossa revelia, quer concordemos com isso ou não, estamos sempre expostos aos ventos imprevisíveis dos destinos alheios. Vivemos destinos que na verdade não nos pertencem e deixamos de aprender as lições ensinadas pelo nosso próprio destino. Buscamos segurança e permanência no reino transitório e fugidio característico da vida material, em sua apenas aparente solidez. Entretanto, e ironicamente, a única coisa "permanente", mas da qual nunca nos damos conta, é nossa inevitável e recorrente frustração!

Ou seja, buscamos sofregamente estabilidade fora de nós, porém acabamos mais inseguros ainda; através da identificação nos apequenamos, nos separamos da realidade objetiva e dos outros seres, pois não pode haver uma verdadeira relação de alteridade e respeito mútuo, mas apenas um desejo de controle e uma tentativa de anexar o outro à nossa própria identidade. Apesar de ser um processo mais ou menos inconsciente, quando identificados os outros servem apenas como instrumentos usados para intensificar nossa própria autoafirmação; se o fazem, sinto que os "amo"; entretanto, se não correspondem, os rejeito ou sou indiferente. A identificação está também na base da vaidade, pois através dela apoderamo-nos das qualidades dos objetos ou seres identificados e nos convencemos de que são nossas, sem que precisemos ter feito qualquer esforço para merecê-las. Como mencionamos antes, somos quase como ladrões que exibem vaidosamente o produto do roubo como se fosse resultado de nosso trabalho. Os outros funcionam como uma plateia fiel para aplaudir a exibição de nossas supostas qualidades.

Toda vaidade se apoia, portanto, na necessidade premente de preencher aquele vazio de conteúdo interior decorrente do afastamento em relação ao nosso ser profundo ou alma. E nossa compulsão para exibi-la é mais um subterfúgio para não encarar sua fundamentação falsa e ilusória. A própria mudança constante dos objetos com os quais nos identificamos ao longo do dia reforça essa ilusão, pois faz-nos crer numa variedade aparente de situações que, no fundo, apenas serve para mascarar o padrão ou denominador comum repetitivo e oculto por trás da própria identificação.

Toda essa dinâmica faz com que o elemento espiritual em nós fique atrelado cada vez mais à matéria, reduzindo-nos ao nosso invólucro corporal e deixando-nos insensíveis aos anseios de nossa alma, que precisa ser alimentada pela verdade, pela beleza e pelo amor a fim de poder crescer. Selim Aissel afirma que, por causa da identificação, deixamos mesmo de existir, no sentido pleno da palavra, ou que deixamos de ser para apenas existir fisicamente através do objeto identificado, dando uma importância desmedida a algo que na verdade é insignificante para o nosso ser essencial.

Ainda segundo o autor, a identificação retira toda a pureza de nossas ações na medida em que sempre há uma motivação mais ou menos oculta de possuir o objeto ou o ser identificado. Todos os nossos atos ficam como que manchados, sendo meros meios para obter-se ganhos pessoais, como fama, dinheiro ou poder. No entanto, paradoxalmente, e sem o saber, ficamos totalmente à mercê dos outros. Damos a eles o poder de, em última instância, dizer quem somos, necessitando de sua constante aprovação ou validação, o que nos obriga a fazer de tudo para que seja sempre mantida e revalidada, esgotando desnecessariamente a energia vital que deveria ser canalizada para o trabalho espiritual.

Selim Aissel afirma que, pela identificação, nos tornamos meros reflexos condicionados do mundo exterior, não importando se os eventos vividos são agradáveis ou desagradáveis. Se são desagradáveis, a necessidade de "desidentificação" ou de um distanciamento objetivo é mais óbvia, pois são situações que dão origem ao sofrimento. Se, por exemplo, meu negócio vai mal, isso é desagradável, mas se o faço ser parte de minha pessoa, será vivenciado como uma doença, ou mesmo como uma morte psicológica, em caso de falência. Isso aumentará exponencialmente a dificuldade inicial, transformando-a de uma situação adversa para algo que atingirá o núcleo central de meu ser, afetando minha autoestima e questionando meu valor como ser humano, contaminando, a partir disso, todos os meus relacionamentos e atividades.

Nas situações prazerosas a necessidade é ainda mais sutil, porém não menos importante. Devemos, é claro, vivenciá-las plenamente, mas igualmente sem se perder na situação, e sim acrescentando à vivência a energia da consciência, isto é, unindo-se voluntariamente a ela, estando presentes como alguém que decidiu entregar-se ao evento agradável, mas, mesmo assim, retém conscientemente sua identidade real dentro de si. Substituímos, desse modo, a fusão automática e inconsciente da identificação por uma união voluntária e consciente com outros seres e situações. A questão crucial, portanto, está em nossa capacidade e discernimento para reconhecer as oportunidades onde essa escolha pode e deve ser realizada.

Com o aprofundamento do trabalho espiritual, em vez de nos igualarmos, como na identificação, àquilo que **não** somos (eu sou minha irritação, minha culpa, meus pensamentos ou meus estados de ânimo em geral), vamos aprendendo a nos colocar "**acima**" das situações, tanto internas quanto externas, evitando a mistura inconsciente de nossa subjetividade real com tudo o que a cerca e nos capacitando para decidir que tipo de resposta será dada (em vez da reação automática habitual). Antes de tudo devemos admitir que **gostamos** dos efeitos colaterais da identificação, por mais ilusórios que possam ser, pois permitem, por exemplo, que nos sintamos poderosos, que nos abstenhamos de fazer esforços para crescer e vivamos numa espécie de bolha imaginada por nós a fim de escapar ao confronto com a realidade dos fatos e com nossa verdade interior.

Além disso, é importante questionar os valores que são constantemente impingidos sobre nós pela cultura vigente. Por exemplo, quase toda a publicidade e *marketing*, além da indústria do entretenimento, exploram intensamente o fenômeno da identificação, reduzindo-nos à figura de um mero consumidor passivo e obediente. A mensagem subjacente e subliminar poderia ser resumida na ideia de que "se você **possuir** tal produto **será** feliz"; isto é, ao tentar igualar estados emocionais e relativos ao nosso ser a meros objetos materiais, avilta nossa dimensão humana profunda e busca nos "coisificar". Por outro lado, como na identificação procuramos viver através dos outros, abdicando de manifestar o que verdadeiramente sentimos e pensamos, acabamos por reproduzir acriticamente tudo o que vem de fora, sejam as mídias ou pessoas próximas. O pior é que esse incentivo inconsciente à imitação contido na identificação favorece uma espécie de massificação psicológica por contágio, onde a reação automática de uma pessoa logo estimula inúmeras outras, numa perigosa escalada sem fim, onde todos imitam todos sem que se consiga retroceder à ação original.

Segundo Arthur E. Powell no livro *O Corpo Astral*, estamos constantemente gerando "formas-pensamentos" que tendem a se atrair mutuamente quando são semelhantes, fortalecendo-se e criando uma forma de grande energia e intensidade. Nas palavras do autor, "...como cada homem deixa atrás de si uma esteira de formas-pensamentos, segue-se que quando andamos ao longo de uma rua estamos caminhando por um mar de pensamentos de outros homens...Um homem não é, portanto, responsável por um pensamento que flutue em sua mente, mas é responsável se o tomar para si, meditar sobre ele e mandá-lo a outros fortalecido" (pág. 45). Nesse sentido, a maioria do que "pensamos" na verdade não nos pertence e não merece ser pensada ou alimentada. Entretanto, como vimos anteriormente, semelhante atrai semelhante, isto é, tendemos sempre a atrair aqueles pensamentos e emoções alheios que mais possuem afinidade com o nosso modo particular de ser e comportar-se. Consequentemente devemos nos perguntar porque temos maior afinidade com certos padrões mentais e emocionais e não outros ou porque nos repetimos, repetindo, por sua vez, aquilo que nos chega de fora quase sem nenhum filtro ou escolha interior, nos massificando e comprometendo nossa expressão individual. Sem ter a devida clareza dessa dinâmica inconsciente, que nos é familiar e confortável, não poderemos romper essa ressonância automática e sair desse círculo vicioso que nos atrela àquilo que não pertence ao eu verdadeiro.

Ao estimular a perda da individualidade, despersonalizando nossas ações, a identificação nos priva do discernimento necessário que é fruto de uma reflexão própria. Ou seja, a identificação envolve também o inconsciente coletivo, sendo aí mais perigosa ainda, pois faz de nós alvo fácil de todo o tipo de manipulação, como constatamos na insanidade de fenômenos como o nazismo e o comunismo, nos linchamentos ou nos fanatismos diversos, abafando a expressão individual em prol da multidão sem rosto. Como vimos, pequenas crueldades até então apenas em estado latente agora se agregam para formar uma espécie de entidade coletiva amorfa que é muito maior do que a soma de suas partes, e capaz de cometer atrocidades que um indivíduo isolado não ousaria. Apagar-se numa multidão, seja ela real ou virtual (como atualmente está em voga), nos exime de responder individualmente pelos nossos atos, configurando-se como uma saída pela via fácil do menor esforço e da covardia. A massificação social atual vai assim minando a capacidade de reflexão individual apesar das aparências trazidas pela globalização da informação. Poucos conseguem escapar da identificação promovida pela cultura quando expostos a uma interminável variedade de objetos disponíveis, pois, além de serem constantemente seduzidos por técnicas cada vez mais sofisticadas de persuasão, estas são também combinadas com tecnologias virtuais avançadíssimas. Apesar das aparências e da opinião corrente, estamos atualmente, pelo contrário, ainda mais sugestionáveis e manipuláveis do que no passado, tendo em vista toda essa parafernália tecnológica disponível. Em vez de meros consumidores passamos a ser as próprias mercadorias!

O "Grande Irmão" de George Orwell não é mais um inimigo a ser combatido, mas cada vez mais se parece com um verdadeiro irmão e amigo. Por que então buscar outro caminho alternativo se estamos satisfeitos com os pressupostos que a cultura formou em nós, por que buscar uma elevação da consciência se acreditamos que já somos conscientes? O maior perigo para Ouspensky é justamente esse. Ao acreditar que não existe tal coisa como a identificação ou que não é nunca o nosso caso particular, ficamos ainda mais vulneráveis à sua penetração. Estamos, portanto, mais identificados ainda, só que agora identificados com a nossa própria ideia de **não** estar identificados, descartando-se aprioristicamente qualquer possibilidade de realizar uma investigação séria. A própria identificação cria as barreiras que a protegem! Consequentemente, sem uma atitude verdadeiramente questionadora sobre os fundamentos que norteiam a cultura e, igualmente, sobre o modo como nós a internalizamos, não é possível ter a sensibilidade necessária para experimentar aquele desconforto existencial que é crucial para que empreendamos uma busca espiritual.

Ainda segundo Ouspensky, todos os nossos pensamentos e emoções negativos são, na realidade, derivados de uma prévia identificação já atuando em nós; logo, em função de estar identificado com alguém, dependente de seu comportamento para afirmar minha identidade, sou tomado por emoções como preocupação, medo, raiva, inveja, ciúme, exibicionismo vaidoso, frustração, entre outras. Portanto, primeiro estou identificado, somente depois, e em função disso, sinto emoções negativas. A sequência seria mais ou menos assim: porque estou identificado e me vejo naquilo que não sou, preciso apegar-me a isso como uma forma de controle e proteção de minha identidade sempre ameaçada pelo que acontece fora de mim; como a frustração é o resultado que acabará se impondo devido à incapacidade recorrente de impor minha vontade sobre os outros, experimentarei em seguida várias emoções negativas como raiva, autopiedade e culpa.

Não adianta, consequentemente, tentar combater diretamente nossas fraquezas sem ir primeiramente à causa real que dá origem a essa cadeia automática de reações, ou seja, a própria identificação. Portanto, enquanto estiver identificado, de uma maneira ou outra tenderei sempre a manifestar minha negatividade, projetando-a sobre as pessoas ou situações que se encontram sob o foco de minha identificação. Na melhor das hipóteses a reprimirei artificialmente, fazendo, no entanto, com que acabe explodindo mais cedo ou mais tarde. Somente tomando uma distância psicológica através da "separação interior", como veremos adiante, é que tenho a possibilidade de não manifestar minha negatividade de forma serena, equilibrada e saudável.

Com a identificação não existe a possibilidade de um pensar ou sentir livres de um interesse egoísta. Tudo fica condicionado à satisfação de minha agenda pessoal, levando a uma dinâmica em que se alternam incessantemente amor e ódio como duas faces da mesma moeda, ou seja, a própria identificação. Num movimento de caráter pendular, gosto de alguém quando atende às minhas demandas e passo a desgostar quando não o faz. Nesse caso, o próprio "amor" já contém em si mesmo a possibilidade de aparição do ódio ou da indiferença, sendo melhor definido como um "amor-ódio/indiferença". Idealizo e/ou demonizo o outro indefinidamente de acordo com meus interesses imediatos, sempre cego para o denominador comum que dá vida a esse vaivém. Os outros acabam reduzindo-se apenas a instrumentos para o reforço de meu amor-próprio. Somente percebendo o tamanho do estrago causado pela identificação na nossa vida, e na daqueles com quem nos relacionamos, teremos um estímulo suficiente para buscar uma saída através do trabalho espiritual.

Como a identificação com o que é externo parte de um desejo interno de fusão ou anexação, seu núcleo mais profundo não está nos objetos ou nas outras pessoas, mas no próprio sujeito, isto é, em nossa própria identidade ilusória, a falsa personalidade ou ego. Se a identificação está na origem de todas as adicções, a autoidentificação ou a identificação com nosso eu imaginário é a fonte mais profunda de todas as outras identificações subsequentes. Nesse sentido, antes de mentir para os outros precisamos mentir para nós mesmos (sob pena de ninguém crer em nossas mentiras), ou seja, crer que o ego ou personalidade é nosso ser verdadeiro. Mentimos para nós mesmos quando nos identificamos com uma autoimagem artificial criada a fim de mascarar nossos problemas internos. Por exemplo, quem fabricou para si a falsa imagem de uma pessoa que sempre diz a verdade vai precisar mentir continuamente para mantê-la viva perante os outros.

Assim, todas as identificações secundárias buscam preencher o vazio existencial causado pela identificação primária ou autoidentificação. Ao chamar o que é falso de verdadeiro, ao chamar de eu o não-eu, dou-lhe o poder que deveria pertencer somente ao meu eu real, reforçando cada vez mais o que é falso em mim. Todas as práticas espirituais visam quebrar esse auto-hipnotismo ou autoencantamento, desmascarando os disfarces sutis da falsa personalidade. Consentindo com o falso mais falso ainda me torno; identificando-me com coisas, "coisifico-me"; para fugir do vazio existencial esvazio-me mais ainda daquilo que é essencial para a alma, num círculo vicioso que exaure todas as nossas energias físicas e sutis. Como dissemos, pagamos um altíssimo preço pelo alívio temporário proporcionado pela identificação; entretanto, como reiteramos, se não o reconhecermos como tal, não nos incomodará a ponto de incentivar seu questionamento.

Em nosso estado cotidiano dito "normal" estamos identificados a tudo que nos define como pessoa: atitudes, hábitos, opiniões, religião, ideologia, nacionalismo, nível cultural, memória e história pessoal, corpo, família, escolaridade, profissão, nome, etc., fazendo com que nos sintamos ameaçados ou ofendidos quando detectamos qualquer visão diferente da nossa. Tudo se torna um ataque de caráter pessoal, já que atinge o que foi artificialmente agregado ao nosso senso de identidade. Dentro de um quadro como esse, definido por um conflito mais ou menos latente, são poucas as chances para que estabeleçamos relacionamentos baseados numa troca genuína de afeto e interesses. O conflito é mesmo muitas vezes **buscado**, pois através da luta contra um suposto inimigo literalmente me destaco, afirmando ainda mais intensamente a minha sempre ameaçada identidade através de uma maior separação em relação aos outros, onde procuro compensar a insegurança do estado de identificação criando uma fantasiosa sensação de superioridade. O ego alimenta-se, desse modo, através do isolamento e do conflito. Estes não são, portanto, meros efeitos colaterais, mas parte essencial de seu *modus operandi*. Por conseguinte, quanto mais separado estou, mais ainda preciso me separar a fim de alimentar uma ilusão de ser alguém especial. Para um aprofundamento desse modo peculiar de funcionamento do ego recomendo enfaticamente a leitura do livro *O Despertar de uma Nova Consciência* de Eckhart Tolle.

Outra importante característica derivada da identificação é que quase a totalidade de nossos pensamentos e emoções não provêm de nosso eu real, ou seja, não nos pertencem verdadeiramente. Chegam-nos sem nossa participação, a partir de fora, através da identificação, sendo automaticamente interiorizados de forma inconsciente, sem que arrisquemos qualquer questionamento. Nossa vida interior é uma sucessão interminável de pensamentos e emoções que surgem "do nada", sem qualquer interferência voluntária de nossa parte mais profunda. São meros reflexos mecânicos e repetitivos captados acriticamente do ambiente, embotando, como vimos, nossa capacidade de reflexão individual. Um pensamento ou uma emoção apenas "segregados" não podem ter sua autoria atribuída a nosso verdadeiro eu. Ser apenas acometido por pensamentos e o pensar profundo são realidades qualitativamente distintas e devem ser sempre reconhecidas como tais, refreando-se os primeiros e incentivando-se todas as formas de nossa expressão criativa. No entanto, se os tomamos como se fossem duas realidades equivalentes, confundindo-os sem a intervenção de um claro discernimento, acabamos por retirar, mesmo sem o saber, toda a força proveniente de nossas ideias próprias. Sem devidamente valorizá-las e guardá-las com carinho na parte mais profunda de nossa memória, tendem infelizmente a se dispersar no meio de nossas atividades rotineiras.

A fim de traçar uma linha divisória que seja a mais definida possível e evitar essa desastrosa mistura de realidades qualitativamente diferentes, M. Nicoll propõe o uso de uma afirmação que muito pode nos servir de auxílio: "**isso** não sou **eu**", isto é, deixando bem claro para nós que, comparado ao nosso eu real, nossa personalidade ou ego, por mais útil que possa ser para a nossa inserção na sociedade, em última instância não passa de um "**isso**", algo apenas secundário e periférico em relação ao núcleo central de nossa individualidade, a alma ou *self* que nos define enquanto seres humanos de origem divina. Trata-se, portanto, da constatação da presença de um "isso" em mim, algo que é estranho ao meu ser real e que, por sua vez, "pensa", "sente" e "age" mimeticamente e, o que é pior, tentando persuadir-me de que todo esse "**isso**" provém de mim mesmo.

Consequentemente, trata-se de algo que apenas, **está** em mim, ou seja, numa parte periférica ou menor de meu ser, mas não pertence verdadeiramente ao seu núcleo mais profundo, o único a partir do qual posso afirmar com confiança e senso de pertencimento: **eu sou**! Entretanto, tentar combater esse "isso", essa máscara que se faz passar falsamente por mim, sem questionar a crença arraigada que ainda tenho nessa identidade ilusória, só faz, no final das contas, reforçá-lo. Como veremos melhor adiante, somente ao retirar desse falso eu nossa "sensação de si", isto é, nossa identidade e o foco de nossa consciência, o privamos de sua principal fonte de energia que é atribuir-lhe a primazia e o valor supremo dentro de nossa psique.

Desse modo, à medida que vamos separando o tratamento que damos àquilo que provém de nossa dimensão mais superficial ou personalidade daquilo que emerge de nossa dimensão anímica mais profunda, tudo o que pertence àquele "**isso**" vai paulatinamente se enfraquecendo; pois cada vez que conseguimos refrear nossos reflexos automatizados, nossas respostas mecanizadas e cheias de clichês, deixando de dizer "eu" para aquilo que não faz parte de nosso eu verdadeiro, paramos de dispersar indiscriminadamente em todas as direções (por meio da identificação) o núcleo real de nosso ser, protegendo e nutrindo dentro de nós sua energia preciosa. Entretanto, é importante ter em mente que não se trata nunca de ficar pronunciando o "isso não sou eu" de um modo insistente e repetitivo, o que seria uma óbvia incoerência. Pelo contrário, a afirmação não é feita *a priori*, mas sim *a posteriori*, ou seja, a partir de uma **constatação prévia** interior dos níveis diferentes ocupados pelo ego e pelo *self*. Afirmamos não como uma exortação, porém como resultado do que concretamente observamos dentro de nós e compreendemos através de uma reflexão original própria.

Essa capacidade ou sensibilidade para intuir a enorme diferença de qualidade existencial e vibratória entre aquilo que provém da essência espiritual e o que pertence à personalidade terrena significa que foi dado um grande passo no caminho evolutivo, pois nos permite discriminar nas situações concretas cotidianas o que deve e o que não deve ser alimentado e estimulado em nosso comportamento. Trata-se aqui do amadurecimento paulatino da virtude do discernimento, na medida em que percebemos a necessidade de realizar cada vez mais escolhas pautadas pelo ideal da evolução da consciência. A. M. La Sala

Batà, em seu livro *O Caminho do Aspirante Espiritual* aponta para o discernimento como uma virtude matriz, pois somente a partir dele teremos a capacidade de saber a medida em que realisticamente possuímos as demais. Em suas próprias palavras: "Começamos a sentir que nosso 'eu' é algo diverso dos seus invólucros (físico, emocional e mental), que ele é uma Realidade permanente e imutável, entre as mutações e modificações de nosso psiquismo. Aprendemos a compreender quais são os valores essenciais e eternos e nos habituamos a divisar a essência por trás da forma. Assim torna-se o discernimento uma espécie de sexto sentido, uma faculdade de sensibilidade interna que nos faz descobrir o lado Divino que há em nós e em todas as coisas, além de nos dar a capacidade de distinguir o essencial do não essencial, o verdadeiro do falso, o querer da alma do querer da personalidade, guiando-nos com iluminada sabedoria ao longo do difícil caminho da evolução que nos dirige para Deus" (pág. 96).

Porém, também realisticamente, como esse é um desafio que muitas vezes ultrapassa nossa capacidade atual de enfrentá-lo com sucesso, quando não for possível evitar a identificação com uma emoção negativa, o que é sempre mais difícil em função da velocidade e intensidade com que se apossa de nós, pelo menos podemos fazê-lo em relação a nossos pensamentos, procurando manter sempre vivas em nós as ideias e a verdade do ensinamento espiritual. Temos, portanto, pelo menos no início, mais chances de exercer o discernimento em relação à mente, de controlar nossos pensamentos mais do que nossas emoções. Posso, por exemplo, estar tomado por uma emoção negativa (raiva, irritação) mas como agora **sei distinguir** que é apenas algo passageiro e superficial, que não corresponde ao que eu já pude verificar como sendo verdadeiro dentro de mim, pelo menos intelectualmente já sou capaz de evitar o estado de identificação e manter um discernimento mais claro da situação. Vou assim privando gradativamente as emoções negativas de suas racionalizações, de suas desculpas esfarrapadas e justificativas mentais habituais e minando sua autoconfiança para continuar se manifestando impunemente no futuro.

Continuo ainda **sentindo** as emoções negativas, porém agora **sei** que o que sinto é falso, alimentado por uma racionalização superficial e mentirosa, e desprovido, portanto, de qualquer ligação com o meu eu real; portanto, já consigo refrear, em alguma medida, meu impulso para automaticamente expressá-las, pois não mais creio em seu poder de convencimento e sedução sobre mim. Ou seja, não me permito mais cair numa identificação completa, aquela que englobaria tanto o intelecto quanto a emoção. Ainda me identifico emocionalmente, pois a purificação aqui é mais lenta e difícil, mas agora já sei me preservar pelo menos intelectualmente, na medida em que preservo e me ancoro na percepção da verdade espiritual do ensinamento dentro de mim mesmo. Em suma, um eventual fracasso no combate direto contra uma emoção negativa não me leva necessariamente a abandonar minha convicção mais profunda, renovando, desse modo, minha perseverança e dedicação para continuar com os meus esforços, sem desanimar diante de eventuais insucessos.

Para finalizar esse capítulo, gostaria de dar um depoimento pessoal sobre o grande alívio e a sensação de libertação experimentados quando conseguimos transcender o estado de identificação em situações do nosso cotidiano. M. Nicoll dizia ser algo de caráter quase mágico e eu posso atestar, por experiência própria, que se trata realmente disso. Foram várias as ocasiões, mas gostaria de salientar algumas de maior importância para mim, pois atuaram como um divisor de águas em minha vida. Todas as vezes que conseguimos ter uma vivência real do ensinamento espiritual, verificando concretamente sua eficácia transformadora em nós, este passa a assumir uma magnitude incomensuravelmente maior em nossa psique, passando agora a fazer parte integrante de nosso ser, deixando de ser apenas uma teoria abstrata, por mais profunda que seja.

Fui proprietário por 23 anos de uma livraria esotérica chamada Pororoca no Rio de Janeiro. Em seus anos finais as vendas tinham caído muito e eu estava cheio de dívidas. Aquilo que, em meu pensamento de então, deveria ter sido um projeto ou mesmo uma missão espiritual para toda a minha vida, além do sustento material para a família, desmoronava de maneira lenta, mas inexorável, diante de meus olhos. Em suma, ao longo dos anos, de uma forma sutil, mas intensa, fui me deixando identificar com a livraria, anexando-a, por assim dizer, à minha identidade como pessoa. Estando numa situação crítica, passei de forma crescente a sentir várias emoções negativas como culpa, tristeza, desânimo, autopiedade, raiva, medo e até mesmo depressão. Procurei ajuda psicológica, que de pronto me mostrou que eu estava dando "murro em ponta de faca", apegado a algo que, na verdade, estava fora de mim, e que a situação da livraria estava muito acima de minhas possibilidades de resolução, algo que fugia totalmente ao meu controle. Então, de repente, me dei conta do que estava fazendo mesmo sem o saber conceitualmente, pois não estava na época familiarizado com a ideia da identificação. Percebi o grau de meu apego à livraria e como estava acrescentando um sofrimento desnecessário àquele que era inevitável. Naquele mesmo momento todo aquele fardo que estava carregando evaporou-se para sempre; fui tomado por uma grande serenidade e clareza, o que me levou a entender e aceitar a situação da livraria e o tipo de envolvimento ilusório que acabei tendo em relação a ela. A partir de então pude tomar todas as medidas necessárias para o seu fechamento de forma rápida e eficiente, sem qualquer arrependimento ou dor na consciência. A identificação nos faz viver um destino que não é o nosso, levando-nos a tentativas sempre frustradas de controlá-lo, como pude sentir na pele. Quando abrimos mão de algo nunca nos pertenceu de verdade, temos a nítida sensação de estar "voltando para casa", *mutatis mutandis*, como Ulisses e o filho pródigo da parábola de Jesus.

Outro exemplo que gostaria de compartilhar ocorreu por ocasião de duas cirurgias que precisei fazer. Na primeira deixei-me identificar com o medo, o qual se manifestava, poucos momentos antes da cirurgia, por meio de espasmos musculares incontroláveis, o que logo assustou-me e o fazia parecer maior ainda. Na segunda, uma cirurgia ainda mais séria, porém estando eu já mais consciente da presença da identificação, pude preparar-me com antecedência a fim de não me deixar tomar, novamente, pelo medo e sua forma particular de expressão. Desse modo, quando o medo e os espasmos inevitavelmente chegaram, pude tomar um distanciamento interno e me manter confiante e sereno, apesar de ambos ainda estarem presentes em mim. Ou seja, **continuava** sentindo medo e tremendo, mas agora **sabia** que isso não correspondia ao meu ser real; simultaneamente, podia observar-me sem me identificar com aquilo que estava sendo observado, isto é, a emoção do medo e sua reação corporal automática, e ainda assim conseguir manter uma sensação de paz interior que os transcendia. Ao comparar, portanto, os dois tipos totalmente distintos de experiências internas que vivi, identificado em uma e não identificado na outra, em duas situações externas, por sua vez, bastante semelhantes, pude comprovar por minha própria conta o enorme efeito curativo e libertador proporcionado quando abrimos mão dos objetos identificados e voltamo-nos para o núcleo verdadeiro de nosso eu. Em suma, trata-se de não identificar-se nem com as situações difíceis nem com nossas próprias reações automáticas em relação a elas, mantendo uma atitude serena na medida em que compreendemos a superficialidade de ambas e assim somos capazes de transcender seus apelos e nos ligar ao nosso eu mais profundo.

9

Observação de si: o instrumento maior para o autoconhecimento

"Todo conhecimento se encontra no âmbito da dualidade – sujeito e objeto, o conhecedor e o conhecido. O sujeito, o eu, o conhecedor sem o qual nada seria conhecido, percebido, pensado ou sentido, deve permanecer para sempre incognoscível. Isso porque o eu não tem forma. Apenas as formas podem ser conhecidas... O maior impedimento à descoberta do espaço interior, a maior barreira à descoberta daquele que tem a experiência, é nos tornarmos tão subjugados pela experiência que acabamos perdidos nela... Embora não possamos conhecer a consciência, somos capazes de nos tornar conscientes dela como nós mesmos. Temos como senti-la diretamente em qualquer situação, não importa onde estejamos." Eckhart Tolle, *O Despertar de uma Nova Consciência*, pág. 210.

"Pois, assim como agora reconheceis o bruto e vos sentis envergonhado, primeiro não sentíeis a sua presença, não notáveis a sua existência, porque vós mesmo éreis o bruto. E unicamente porque tentais divorciar-vos dele que vos sentis envergonhado de sua presença. **Não podeis vê-lo enquanto não começais a ser 'diferente' dele.**" Yogue Ramacharaca, *Curso Adiantado de Filosofia Yogue*, pág. 29 (grifos são meus).

"A consciência é como a luz. Onde você vai focalizar essa luz? Um homem, uma mulher são, num certo sentido, o lugar onde colocam a sua consciência. Agora, uma forma de auto-observação é perceber em que você está colocando a sua consciência. Isto leva a um claro aumento de consciência... Depois de um tempo essa consciência da consciência cresce. Ou seja, você possui uma nova consciência da sua antiga consciência, com a qual você estava identificado." Maurice Nicoll, *Psychological Commentaries on the Teaching of Gurdjieff and Ouspensky*, vol. 2, pág. 1164.

"O indivíduo, durante qualquer reação emocional que experimente, deve perguntar-se quem realmente está reagindo. Indagando isso a si próprio, muitas e muitas vezes, ele descobre que, se está perguntando, é porque existe, dentro de si, alguém que, sendo uma parte mais profunda do próprio ser, observa o emocional reagir. Com o tempo, ele se torna mais ligado a esse observador do que à parte que reage e, a partir daí, começa a libertar-se dos envolvimentos. Ocorre que, se tenho condições de 'ver' a minha reação, só me resta escolher: fico do lado deste que vê, ou fico do lado da parte que reage? Conforme minha opção, começa a ser criado e fortalecido o "observador" dentro de minha personalidade; a partir daí, as forças que mantinham os envolvimentos vão se dispersando, porque não estão mais sendo vitalizadas pela minha identificação com elas." Trigueirinho, *Hora de Crescer Interiormente*, pág. 71.

"Tu não és a raiva! Tu és aquele que a observa. E aí está a chave. Quando observas, te separas tanto dela que não pode afetar-te. Estás tão desligado, tão separado, tão calmo, tão longe, a tanta distância, que não parece importar em absoluto. De fato, começarás a rir de todas as coisas ridículas que fizestes no passado...por causa dessa raiva. Tu não és ela. Está aí, fora de ti. Está a teu redor. Enquanto deixes de identificar-te com ela, deixarás de colocar energia nela." Osho, *La Geometría de la Conciencia*, pág. 176.

A principal ferramenta para que possamos resistir à compulsão da identificação ou do apego ao falso eu, objetos e situações é a auto-observação ou a observação de si. A chave para a correta observação de si, aquela que a torna um instrumento concreto para a autotransformação, é não se identificar com aquilo que está sendo observado. Essa é a ideia mais importante, sendo crucial seu entendimento a fim de que todos os outros conceitos apresentados possam igualmente ser efetivos. Gurdjieff afirmava que, sem que nos separemos em dois, um eu observador e aquilo que é observado internamente, não haverá o distanciamento necessário que tornará possível um autoconhecimento objetivo e nos permitirá constatar em que especificamente precisamos nos corrigir. Não é algo fácil de ser realizado, pois, como vimos, nossa tendência habitual é o caminho mais fácil da opção pelo que é familiar, isto é, pela fusão inconsciente com o objeto que é característica do estado de identificação, misturando observador e observado aleatoriamente, anulando-nos, desse modo, enquanto sujeitos de nossas próprias experiências.

Portanto, tudo depende de nossa compreensão clara de como essa fusão e confusão entre observador e observado funciona dentro de nós e de nossa persistência e determinação para escapar de sua sedução quase "hipnótica". Somente o estabelecimento dessa divisão interna, onde temos de um lado o "trigo" (o eu observador) e do outro o "joio" em nós (os pequenos "eus" observados), é que vai poder romper esse estado de desequilíbrio interior. Por conseguinte, no lugar de uma **mistura** inconsciente criaremos uma **divisão** consciente, a fim de que, posteriormente, numa etapa mais avançada, possa haver uma **união** voluntária com a essência espiritual. Em suma, sem primeiro reconhecer como tal e, em seguida, separar-se daquilo que é falso não poderemos nos unir ao que é verdadeiro dentro de nós. A observação de si é o principal instrumento que possuímos para que esse processo "alquímico" que separa o que é grosseiro do que é sutil e elevado em nossa psique possa ser efetivado de forma sólida e duradoura.

Repetindo, o estabelecimento paulatino do eu observador como o núcleo central de nossa psique assume uma importância crucial para o autoconhecimento e a elevação do nível de consciência. Para que esse processo aconteça de forma correta devemos, antes de tudo, ter em mente que o eu observador é o primeiro elo na corrente que nos levará a uma aproximação gradativa com nosso eu real de natureza espiritual. É o primeiro e decisivo passo para que seja construída a unificação de nosso ser pois, em nosso estado atual, como vimos, somos pessoas fragmentadas por uma série de "eus" ou subpersonalidades conflitantes entre si, e não verdadeiros indivíduos (ou seja, **indivisos**, não divididos ou cindidos internamente). Nesse sentido, torna-se fundamental reconhecer que possuímos um eu singular e hierarquicamente superior observando "de cima" outros "eus", superficiais e periféricos, isto é, o embrião de uma unidade consciente observando e começando a comandar uma multiplicidade de "eus" semiconscientes ou adormecidos psicologicamente. Por meio dessa prática continuada nos tornamos cada vez mais capazes de perceber o que acontece em nossa psique sem nos deixar misturar ou sermos negativamente afetados por aquilo que é constatado. Quando perdemos esse precioso sentido de uma escala hierárquica vibratória dentro de nós e misturamos aquele que observa com aquilo que é observado, toda a utilidade da observação de si é perdida, dando origem a uma luta interior entre falsos iguais, onde o perdedor é sempre o lado superior e espiritual dentro de nós.

Dito de outro modo, como lembra Selim Aissel, devemos sempre observar-nos a partir de nosso lado mais nobre e elevado, motivados por uma vontade de encarar face a face tudo o que se passa dentro de nós, a fim de nos purificar daquilo que nos impede de entrar em contato com o espiritual, até agora em estado apenas latente em nós. Sem essa perspectiva mais elevada, a auto-observação facilmente descamba para uma mera vigilância interesseira, onde nos observamos, por exemplo, para nos comparar aos outros, motivados pelo medo ou por um desejo de controle. Olhamos para nós como o ladrão que vigia sua futura vítima ou como a potencial vítima que vê todos como ladrões que a espreitam o tempo todo. Se não existe essa clara separação hierárquica entre observador e observado não teremos o distanciamento necessário para uma tomada de decisão serena e objetiva. Tentaremos, sem chance de sucesso, modificar diretamente a situação a partir dos critérios dos "eus" da personalidade, sempre identificados e com a "cabeça quente" e, portanto, incapazes de uma visão panorâmica e clara do que pode ser feito.

Como assevera M. Nicoll na citação acima, a consciência atua primeiramente como um foco de luz direcionado para as nossas trevas interiores, aquilo que é responsável pela maioria de nossos problemas e sofrimentos, mas que permaneceu até agora escondido em nosso inconsciente. No início, podemos ficar assustados com o tamanho do desequilíbrio que vai emergindo do fundo de nossa psique, pois a intensidade da observação consciente dá a impressão de ser uma verdadeira lente de aumento, fazendo com que aquilo que observamos pareça maior do que realmente é. No entanto, à medida que a prática se aprofunda, ocorre exatamente o inverso, ou seja, ao desmascararmos o *modus operandi* de nossos defeitos de caráter vamos privando-os de suas costumeiras justificativas e racionalizações, fazendo com que, por assim dizer, percam a energia psíquica que lhes dava suporte. Paramos, portanto, de alimentar nossa negatividade, fazendo com fique reduzida à sua real dimensão, isto é, passamos a vê-la em sua crua superficialidade e pequenez existencial. Conforme ocorre com nossa visão física, tudo aquilo que psicologicamente observamos a distância, e principalmente a partir "de cima", tende a ficar "menor" e, por causa disso, com menos poder de nos afetar negativamente. Aos poucos, portanto, a auto-observação vai purificando o nosso caráter e estabelecendo a primazia hierárquica do que é mais elevado em nossa consciência.

Em outras palavras, a observação de si vai, gradualmente, e dentro do ritmo possível de cada um, eliminando o que nós **não** somos ou tirando do controle tudo aquilo que não corresponde ao nosso ser real e até então o impedia de manifestar-se. Em nosso nível atual de consciência não temos ainda condição de saber o que realmente somos, mas, ao eliminar, uma após outra, as falsas camadas ligadas ao que não somos, vamos também criando as condições que possibilitarão a emergência paulatina daquilo que verdadeiramente somos. Não cabe a nós, nesse sentido, ter a pretensão de trazer à tona nosso ser mais profundo, mas sim realizar um lento e paciente trabalho de desconstrução (por meio da observação de si) dos falsos alicerces que sustentam nossa psique atualmente. O eu observador envia constantemente informações verdadeiras sobre o funcionamento de nossa psique, alimentando, dessa forma, nossa essência espiritual, fazendo com que a centelha de luz possa crescer em direção ao estabelecimento de um eu real maduro espiritualmente. Esse eu observador deve tornar-se, a partir de agora, o verdadeiro alicerce de nossa consciência, o instrumento que nos capacita a tomar consciência de como opera nossa própria consciência, isto é, a nova consciência que se debruça sobre a antiga consciência adormecida, a "consciência da consciência", como salienta M. Nicoll.

Por conseguinte, a observação de si mostra que não somos o que pensávamos ser, desmascarando as incongruências existentes em nossa autoimagem e revelando o tamanho de nossas contradições internas. Passamos a constatar com mais clareza a distância que separa nosso discurso de nossa prática. No entanto, por mais chocante que isso possa ser no início, funciona também como um estímulo para que nos empenhemos mais ainda em corrigir esse estado desequilibrado em que nos encontramos. O esforço continuado para refrear a manifestação de nossa negatividade mental e emocional significa, concomitantemente, que estamos dando um testemunho e escolhendo expressar aquilo que é mais elevado dentro de nós. É como se olhássemos para baixo, mas decidíssemos agir de acordo com o que está acima, vendo o que precisa ser sacrificado, ou melhor, do que queremos voluntariamente abrir mão de acordo com a escala de valores trazida pela sabedoria espiritual e adotada por nós a partir de uma sólida reflexão pessoal.

Nesse sentido, M. Nicoll mais uma vez nos brinda com sua capacidade de síntese e profundidade ao asseverar que: "A ideia da auto-observação é separar-se daquilo que eu **fui,** não mais seguindo o que é observado". (*Psychological Commentaries on the Teaching of Gurdjieff and Ouspensky*, vol. 1, pág. 217 – grifo meu). Ou seja, somente quando não mais manifesto aquilo que observo, pois não me identifico com isso, é que posso realmente afirmar que observo algo que não sou mais. Observo o impulso ainda presente para expressar, por exemplo, uma emoção negativa, mas sei que ela não mais corresponde ao que agora percebo como minha identidade, isto é, como derivada do eu observador e daqueles "eus maiores", ou seja, os que anseiam e trabalham pela elevação de minha consciência. Apenas quando essa dinâmica acontece continuamente, como produto de esforços perseverantes, é que a auto-observação poderá atuar como um verdadeiro agente de cura em nossa psique.

Nesse caso, é como estivéssemos observando o "canto do cisne" de nosso "eus" adormecidos. Algumas vezes, no entanto, em vista de seu desespero, esse canto assume a forma de gritos de revolta, pois os "pequenos eus" percebem sua paulatina perda de poder sobre nós, tentando desesperadamente chamar de novo a nossa atenção e nos desestabilizar, a fim de que voltemos a tomá-los como nossa verdadeira identidade e esqueçamo-nos do que realmente somos. Lembro-me de uma parábola num evangelho apócrifo cristão (infelizmente não sei qual exatamente) onde os invasores de uma casa, intuindo que o verdadeiro dono está voltando e aproximando-se a passos largos, num ato final de revolta contra o que é inevitável, põem-se apressadamente a depredar e roubar o que conseguem. Consequentemente, um aparente aumento em nosso caos interior, bem entendido, quando estamos nos trabalhando com sinceridade e afinco, pode indicar que algo positivo se aproxima, um estágio em que nossa consciência está cada vez mais assumindo o comando de nosso ser, ou seja, "voltando para casa". O caos percebido, como afirma Nicoll, é como se observássemos nosso passado, algo que não mais expressamos, pelo menos em nosso comportamento exterior. Então, na medida em que não manifestamos a negatividade que observamos, temos a preciosa oportunidade de curar nosso passado, dissolvendo antigos ressentimentos na exata proporção em que nos recusamos a alimentá-los com nossos atos no presente.

A observação de si é denominada como sendo um "sentido interno", pois está voltada para nossos processos interiores que, como vimos, são a causa primária de nossa vida externa captada pelos sentidos comuns. Aos poucos, através do trabalho espiritual, vamos fortalecendo esses sentidos internos latentes até que se tornem a fonte principal de nossa percepção e interpretação da realidade mais ampla, equilibrando-se harmonicamente com as informações recebidas pelos cinco sentidos materiais. E, enquanto que estas são recebidas naturalmente em função de possuirmos um corpo físico, aqueles outros, de natureza mais psicológica, necessitam ser desenvolvidos a partir de esforços conscientes e continuados. É por causa disso que permanecem apenas em estado latente na maioria das pessoas, como uma semente que não germinou e não desenvolveu todo o seu potencial pois, como vimos, a cultura predominante não incentiva em nenhuma de suas instituições o reconhecimento de seu valor e, muito menos ainda, o ensino de como fazê-las amadurecer.

A partir da observação de si correta abrem-se paulatinamente os outros sentidos internos, como a lembrança de si ou autoconsciência, a intuição moral, a visão e a audição interiores, estabelecendo cada vez mais um canal de comunicação com os nossos centros superiores, como veremos adiante. A auto-observação não é, portanto, um fim em si mesma, mas um meio ou uma ferramenta valiosa que nos dá acesso à dimensão mais profunda da consciência. Ou seja, observamo-nos com a intenção deliberada de separar-se dos "pequenos eus" ou subpersonalidades que estão sendo observados e desmascarados. Por conseguinte, observamos seu funcionamento não de uma forma neutra ou indiferente, mas para efetivamente tirá-los da posição de controle que ocupam atualmente em nossa vida. Observamos, desse modo, para refrear suas formas concretas de manifestação, tanto internamente (emoções, pensamentos) quanto externamente em nosso comportamento perante os outros.

O autoconhecimento trazido pela auto-observação deve servir a um propósito de autotransformação que o ultrapassa. Não se trata, portanto, de

Mergulho interior

uma mera constatação sem maiores consequências, mas de uma ferramenta central para que as ideias do ensinamento possam ser verificadas e aplicadas concretamente em nossa vida. Pela observação de si nossa consciência vai aos poucos transferindo-se daquilo que é observado para o eu que o observa. Reforçando o que dissemos anteriormente, percebemos, duplamente, que o eu que observa já é uma semente que nos levará gradualmente para o nosso eu real, e que aquilo que é observado em nós apenas "existe", mas não "é", isto é, possui somente uma presença secundária e periférica apesar de ainda estar dentro de nós, não pertencendo ao nosso verdadeiro ser de natureza espiritual.

Então, à medida que nos aprofundamos na prática, cada vez menos o eu observador é afetado pelo que ele observa, cada vez menos importância atribuímos ao que está sendo observado. É quase como se estivéssemos observando uma pessoa estranha, pois a autoidentificação com as subpersonalidades menores vai se enfraquecendo. Somos capazes de observar nossa confusão interna, mas agora não mais nos tomamos por ela. Esse distanciamento gradativo vai tornando nossa própria subjetividade algo cada vez mais objetivo para nós, dando-nos uma visão mais realista de nossos estados internos, de nosso caráter e dos valores que abraçamos muitas vezes sem os admitir (inclusive para nós mesmos), ou seja, dissolvendo nossas máscaras, alimentadas por uma autoimagem geralmente inflada e fantasiosa.

A auto-observação para ser plena e efetiva deve incluir também nossas reações secundárias ou os comentários e julgamentos que automaticamente fazemos em relação ao que foi observado. Recebemos, primeiramente, impressões da realidade externa através dos cinco sentidos, porém logo estas reverberarão em nós na forma de pensamentos e emoções, ou seja, imediatamente passamos a julgar (aprovando ou condenando) o que acabou de ser constatado. Portanto, se não observamos também essa segunda reação, refreando assim também a sua repercussão negativa, a tendência é que caiamos numa espiral de culpa e autodepreciação. Acabamos, desse modo, por interromper a observação completa, que deve sempre incluir a reação primária **e** a secundária, e caímos numa emoção negativa disfarçada de autoconsciência trazida pela identificação com nosso juiz interno ou superego, e cuja principal função é tentar logo restaurar a falsa autoimagem que foi questionada e podada por meio da primeira etapa da observação de si.

Nesse sentido, quando nos tomamos pelo juiz interior impiedoso, ficamos o tempo todo remoendo o passado, como se disséssemos para nós mesmos que somos tão perfeitos que não admitimos sequer poder errar e, com isso, mais presos ainda a esse passado, não assumimos a responsabilidade aqui e agora pelas consequências de nossos atos. Apesar das aparências, trata-se apenas de uma suposta autocrítica fomentada pela vaidade de crer-se infalível, uma última tentativa do ego para escapar da verdade mostrada através da auto-observação. Selim Aissel nos adverte: observe o juiz, mas não o julgue! Ouspensky também mostra reiteradamente a importância da observação plena, que deve incluir sempre nossa reação ao que foi observado.

Desse modo, a observação de si perde todo o peso da culpa e da autocondenação, tornando-se efetivamente um instrumento libertador tanto das emoções negativas primárias quanto das secundárias. Há, portanto, uma dupla separação interior a ser realizada: da reação emocional primária e da secundária, representada pelos julgamentos negativos (ou positivos) realizados pelo juiz interior. Ouspensky chama igualmente a nossa atenção para que não façamos uma separação interior meramente baseada nos critérios superficiais desse falso juiz, isto é, que tomemos cuidado para não chamar de "eu" aquilo que o falso juiz aprova e, consequentemente, chamar de falso "eu" o que esse juiz reprova, pois, nesse caso, reforçamos nossa autoimagem ilusória através de um sutil disfarce onde o juiz ou superego assume a função da consciência verdadeira, ditando arbitrariamente os critérios que norteiam nossas decisões.

Consequentemente, à medida que vamos aprendendo a reconhecer e nos desviar das armadilhas sutis colocadas pela tentação de identificar-se com aquilo que é observado, aos poucos vamos ficando capazes de observar nossa negatividade sem que fiquemos, nós mesmos, negativos por causa disso. A comoção interna ainda está em pleno andamento, isto é, estamos sendo invadidos pelo medo, raiva, inveja, ciúme e assim por diante; porém, simultaneamente, numa camada mais profunda de nossa psique, já conseguimos observar toda essa dinâmica sem que isso nos tire a serenidade e o equilíbrio. É como se o "metagosto" envolvesse e encampasse nossos gostos habituais, enquadrando-os num sistema transcendente de valores. Podemos estar preocupados, sim, mas, ao mesmo tempo, despreocupados em relação a essa preocupação; ou estamos inseguros, mas seguros face a essa situação de insegurança. Somos capazes de vivenciar esse aparente paradoxo porque colocamos nossa consciência no eu que observa e nos separamos daquilo que está sendo observado.

Em função de todas essas sutilezas, torna-se importante deixar o mais claro possível a abissal diferença que existe entre sentir-se culpado e assumir responsabilidade pelas consequências de nossos atos. A culpa, como afirmamos, é quase um subproduto da vaidade e do perfeccionismo pois, no fundo, não queremos admitir que erramos, culpando-nos como se errar estivesse abaixo de nossos elevados padrões de conduta. A culpa, na verdade, tenta esconder a presença de um complexo de superioridade mal ou bem disfarçado através de um complexo de inferioridade. É como se disséssemos: sou tão perfeito que não admito cometer erros e, por causa disso, me culpo cada vez que me pego errando; uma situação altamente cansativa e sem saída e que drena todas as nossas energias.

A atitude aparentemente oposta à culpa é a autoindulgência, onde sempre temos uma desculpa à mão para tudo o que fazemos. Nesse caso, há uma diferença sutil, mas significativa, em relação à culpa. É como se disséssemos: sou tão perfeito que nunca erro; então todo o erro percebido precisa logo ser projetado nos outros, atribuído a qualquer pessoa menos a si mesmo. A culpa precisa ser sempre dos outros. Aquele que se sente culpado está o tempo todo reclamando de si mesmo, enquanto que o autoindulgente passa o dia reclamando dos outros. Podemos ver claramente que aquilo que une esses aparentes opostos é uma mesma atitude voltada sempre para reclamar de tudo o que acontece, seja interiormente no caso do culpado ou exteriormente no caso do acusador. São dois extremos que, afinal, se tocam e distorcem o significado da verdadeira responsabilidade, por excesso ou por falta.

Tendo em vista essa dinâmica dupla, podemos verificar que um dos maiores obstáculos à auto-observação correta, isto é, aquela que possibilita que realizemos uma interferência transformadora naquilo que é observado, é o fato de que ficamos usualmente horrorizados com os nossos defeitos de caráter, destruindo a visão cor-de-rosa que fazíamos de nós mesmos. É um verdadeiro choque encarar nossa "sombra", fazendo com que procuremos logo minimizar esse impacto através dos dois subterfúgios apontados, o que prontamente interrompe o efeito curativo que vinha sendo realizado pela auto-observação. Esse efeito purificador não pode, em hipótese alguma, provir de uma observação calcada na culpa e numa autocrítica destrutiva ou na autoindulgência que a projeta nos outros. Como dissemos, nosso maior desafio é sermos capazes de ficar, sim, horrorizados, mas, simultaneamente, preservar nossa serenidade e ânimo para que continuemos empreendendo a busca pela verdade interior. Saber que a visão da verdade do que se passa dentro de nós através da luz da consciência é um momento sagrado e que supera infinitamente todas as mentiras que são constatadas. O amor à verdade reduz as mentiras observadas a uma dimensão inferior, cada vez mais incapaz de nos tirar do equilíbrio, colocando ordem e harmonia em nossa psique. Suportamos a verdade com uma atitude corajosa e confiante em seu poder restaurador.

Por conseguinte, enquanto no autojulgamento impiedoso, de nós mesmos ou dos outros, o que realmente acontece é um "pequeno eu" ou subpersonalidade se arrogando com o direito de julgar outro eu do mesmo *status* a fim de corrigir ou manter a nossa falsa autoimagem, já assumir a responsabilidade pelas nossas ações parte de valores totalmente diferentes, baseados na sabedoria espiritual. Primeiramente, observamo-nos a partir de uma postura mais humilde, sem qualquer pretensão ou expectativa de atingir a "perfeição". Observamo-nos porque sinceramente queremos saber tudo que existe dentro de nós e que não é compatível e coerente com aquilo que acreditamos de mais elevado, afim de poder, então, realizar as necessárias correções. Se, por um lado, num certo nível, aquilo que é observado não corresponde ao nosso verdadeiro ser, devendo ser objeto de um distanciamento interior, por outro, na medida em que nosso nível de consciência ainda é semiadormecido e faz com que usualmente nos identifiquemos com o que observamos, manifestando expressamente nossa negatividade para os outros, temos a obrigação moral de responder por todas as consequências do que fazemos, seja em pensamentos, palavras ou atos concretos.

Em última instância, sim, não é a nossa essência divina que age, mas isso não pode servir como autojustificativa para nos livrar de assumir responsabilidade pelos nossos atos. Essa atitude seria apenas uma versão disfarçada da postura autoindulgente e imatura que quer se livrar a qualquer custo de crescer como pessoa. A atitude correta é a que nos faz assumir total responsabilidade por nossos atos, por nosso passado, presente e futuro, pois tudo aquilo que decidimos que seja manifestado para o exterior sai totalmente de nosso controle, reverberando de modo imprevisível e inusitado conforme a receptividade das outras pessoas. Nesse sentido, se, por um lado, não sou realmente eu, por outro, é como estou nesse exato momento, ou seja, porque isso está em mim agora e foi, de bom grado, por mim acolhido como parte de minha identidade, acabei me tornando isso, manifestando-o, consequentemente, de várias maneiras distintas. Tornei-me, pelo menos temporariamente, essa subpersonalidade egoísta, causando danos, como vimos, primeiramente a mim mesmo e, necessariamente, também a todos os que me cercam. Em alguma medida somos até mesmo responsáveis pelo comportamento negativo dos outros em relação a nós, pois nossa negatividade os influenciou e levou, pelo menos em parte, a que agissem dessa forma conosco.

Por conseguinte, não se trata de somente constatar e procurar não manifestar o que foi constatado, mas também indagar-se a razão pela qual isso está dentro de nós nesse exato momento. Questionar-se sobre os motivos mais profundos que explicam porque somos como somos. M. Nicoll fala sobre o nosso amor secreto pelas emoções e pensamentos negativos, pois sentimos um prazer inconfesso em poder ferir os outros e impor nossa verdade pessoal. Muitas vezes gostamos de retaliar e de sentir-se superior. Como vimos, o autodesmascaramento proporcionado pela observação de si deve servir, em última instância, como um incentivo para que elevemos a qualidade de nosso amor e de nossos gostos. Todos nós fazemos aquilo que mais amamos, seja lá o que isso for. A função do trabalho espiritual jamais se contrapõe a essa realidade, "apenas" nos mostra outros valores mais dignos de serem amados.

Dentro de um contexto mais amplo que contenha a lei do carma e vidas passadas isso fica certamente bem mais fácil de ser aceito e compreendido. Aquele que nos prejudica hoje pode ter sido prejudicado por nós, nessa ou em outra vida, fazendo de nós, pelo menos em parte, responsáveis por seus desvios de caráter hoje. Visto por esse ângulo, somos exortados a assumir uma atitude mais compassiva e tolerante em relação a todos os que nos causaram algum dano no presente. Não, é claro, de uma forma omissa ou submissa, pois isso privaria a ambos de ter a oportunidade de realizar uma reforma moral em seu comportamento. Quem está sendo prejudicado deve colocar os limites necessários à preservação de sua integridade física e psicológica, e quem está prejudicando deve aprender a ter suas ações cerceadas e não irresponsavelmente manifestadas a seu bel-prazer.

Rebecca Nottingham acrescenta mais uma sutileza ao lembrar-nos que distanciar-se da autocondenação realizada a partir dos critérios da falsa personalidade não significa abdicar dos critérios verdadeiros trazidos pelo ensinamento para que tomemos decisões conscientes. Realizar uma auto-observação o mais impessoal e objetiva possível não implica a adoção de uma postura totalmente neutra ou indiferente ao que é observado. Com efeito, a própria classificação de algo como negativo e não apropriado para nossa evolução subentende um ato de valorização e discriminação moral entre certo e errado. Ou seja, nossa observação deve ser imparcial em relação à visão distorcida e unilateral do ego, mas deve ser norteada pelo critério da verdade maior trazida pela sabedoria. Como apontamos antes, pode parecer algo trivial, mas na verdade damos um grande passo quando admitimos que as emoções negativas são, de fato, negativas! Ou seja, que nos prejudicam enormemente e por isso não cabe tentar "dourar a pílula" com uma série de desculpas para justificar sua existência em nós e salvar a nossa autoimagem. Repetindo, para que fique bem claro: qualquer tentativa de racionalizar ou justificar nosso comportamento interrompe imediatamente o efeito purificador trazido pela observação de si. Então, **julgar** segundo os valores parciais e egocêntricos da personalidade é algo totalmente diferente de **avaliar** segundo critérios elevados que nos ultrapassam, pois vêm dos mestres de sabedoria ou, como denomina o Quarto Caminho, o "Círculo Consciente da Humanidade".

Sendo um sentido interno, a observação de si não se dirige ao que normalmente observamos com nossos olhos físicos, mas, como dissemos, às nossas reações internas ao que foi percebido através dos sentidos externos. A auto-observação dirige-se, então à nossa psicologia, à nossa vida interior composta por pensamentos, emoções, sensações, intenções, motivações, valores, estados de ânimo, imaginação, aspirações, desejos, interesses, todos invisíveis e inacessíveis aos sentidos comuns, que nos chegam a partir de fora. O que é acessível aos outros é nosso comportamento objetivo, que é derivado de nossos estados interiores, como a nossa expressão facial, postura corporal, fala, entonação de voz, gestos etc. Dessa maneira, quando somos capazes de combinar a percepção feita através de um olhar físico com aquela que vem de um olhar interno por meio da auto-observação, podemos chegar a uma síntese que, por sua vez, nos levará à causa mais profunda de nosso comportamento e dos problemas que acarreta. A compreensão da dialética entre essas duas espécies de olhar, um voltado para o mundo e o outro para a psique, é um fator decisivo para uma elevação de consciência, como veremos no próximo capítulo.

Por conseguinte, através da observação de si o trabalho espiritual é trazido para o momento concreto em que recebemos conscientemente as impressões do mundo que nos cerca, para o aqui e agora, onde fazemos uma ponte com o aqui e agora de nosso mundo interior. Nesse sentido, devemos procurar observar sempre algo bem específico, de acordo com as metas claramente formuladas por nós, por exemplo, de acordo com as intenções que formulamos pela manhã. Evitar coisas genéricas ou abstratas demais como "minha vaidade", e concentrar a atenção nas situações específicas que fazem essa vaidade aflorar também de forma bastante peculiar, isto é, de acordo com nosso "estilo" próprio de expressá-la. Uma dificuldade que se apresenta é ser capaz de observar nosso estado de humor, pois este tende a persistir por vários dias. Podemos ficar depressivos ou de mau humor e facilmente acreditar que **somos** esse estado, por não ser algo tão pontual como, por exemplo, uma explosão emocional ou uma altercação verbal. Daí a importância de perguntar-se e dar um nome concreto ao estado de humor em que estamos ao longo do dia e verificar como se reproduz ou não nos dias seguintes. A observação de si funciona, como dissemos, como um foco de luz trazendo à tona os aspectos não reconhecidos em nossa psique; por isso, devemos concentrar ao máximo esse foco, como um verdadeiro raio *laser*, que além de iluminar possui igualmente o poder de cortar, extirpar e curar o que é negativo e nos envenena interiormente; algo próximo, se me permitem, de um "bisturi energético". Nosso momento presente fica, portanto, mais leve e rico, mais profundo e pleno de significado e com um sabor especial que só um estado mais consciente pode proporcionar, empalidecendo nossas vivências "adormecidas" costumeiras.

Como mais uma orientação destinada a nos alertar sobre a presença invasiva da identificação tentando comprometer o efeito curativo da observação de si, Selim Aissel chama a nossa atenção para a necessidade de não se permitir que uma **impressão** negativa recebida do ambiente (uma agressão verbal, uma notícia ruim, etc.) transforme-se em uma **emoção** negativa através de nossa reação automática interna. Ter capacidade, portanto, de não associar uma emoção negativa a uma impressão negativa. Constatamos, pois, a presença de uma pessoa agressiva, mas não deixamos isso contaminar nossa reação interna e transformar-se numa emoção negativa. Não mais sentimos irritação ou vontade de retaliar, ou se, em algum grau, ainda sentimos, sabemos que isso não corresponde ao que queremos, sabemos que isso ainda está em nós, mas não mais nos representa, e por causa disso não mais o alimentamos por meio de nossos atos concretos.

Desse modo interrompemos o efeito cascata negativo que transforma uma impressão negativa numa emoção negativa ou esta, por sua vez, num comportamento agressivo ou vingativo, e assim sucessivamente. Pois, se isso não é realizado, afirma Aissel, a imagem negativa da pessoa ficará retida dentro de nós, já que a energia da emoção negativa que alimentamos renovará sempre essa imagem, fazendo com que todas as pessoas e situações desagradáveis continuem a viver dentro de nós de uma forma permanente. Todas as vezes que estivermos com essa pessoa ou em situações semelhantes só conseguiremos ver isso, desconsiderando quaisquer qualidades e ações positivas sendo manifestadas no momento presente. Veremos tudo e todos através das lentes distorcidas de nossas associações mecânicas trazidas de nosso passado e, pior ainda, tentando reproduzir esse passado a qualquer custo, como vimos na analogia trazida pelo filme *O Feitiço do Tempo*.

Para Maurice Nicoll, quando assumimos essa atitude, é como se assassinássemos a outra pessoa psicologicamente dentro de nós o tempo todo, envenenando, em primeiro lugar, nosso próprio psiquismo. Desse modo, ainda segundo o autor, internamente, em nossa psique, fazemos com que as outras pessoas fiquem sempre indefesas, incapazes de qualquer contestação diante de nossos julgamentos geralmente tendenciosos. Em nosso tribunal interior controlamos, por conseguinte, todos os papéis, seja o de juiz, advogado, promotor ou dos próprios jurados! No entanto, como a auto-observação funciona como um foco de luz que ilumina nossas trevas interiores ou nossa sombra, fazendo com que constatemos nossa própria agressividade até então mascarada por nossa autoimagem inflada, vamos ficando cada vez mais sem as desculpas habituais para justificar uma atitude condenatória e vingativa como resposta, por exemplo, a uma agressão verbal sofrida. Como diz Nicoll, vamos aprendendo a ver o outro em nós e a nós no outro, incentivando uma postura mais harmoniosa e conciliatória de nossa parte. Mesmo quando avaliamos ser necessário dizer um não, um basta, colocando limites a fim de preservar nossa integridade física e psicológica, o fazemos de uma forma mais serena, sendo firmes, mas sem agredir a identidade do outro. Podemos ser duros e intensos externamente, mas permanecemos serenos e até mesmo compreensivos e compassivos em relação às dificuldades dos outros.

Eckhart Tolle denomina essa atitude como um "não" qualitativo ou elevado, pois tende a não criar ou perpetuar o conflito. Talvez isso tenha se passado com Jesus (numa escala incomensuravelmente mais elevada, é claro) no episódio da expulsão dos vendilhões do templo. A aparência externa de uma ira divina assustadora, mas necessária como uma lição aos que faziam comércio com o sagrado, porém estando internamente ancorado por uma serenidade e um amor ao próximo, pois tudo isso visava ao seu bem maior. Numa pequena escala é o que os pais fazem com seus filhos: uma firmeza necessária, mas sempre amorosa, que só dura enquanto a situação pede, sem deixar quaisquer traços negativos internamente. Beryl Pogson chama isso de uma raiva instintiva, que começa e acaba junto com a situação vivida, não deixando sequelas emocionais na medida em que foi expressa de uma forma intensa, porém respeitosa e pontual; como uma defesa necessária de nossa integridade em relação ao comportamento invasivo de outra pessoa, sem jamais procurar atingi-la como ser humano.

À medida que o "eu observador" se aprofunda e se aproxima de se tornar nossa identidade real, cada vez mais o que é percebido pelos sentidos externos vai ficando subordinado aos nossos sentidos internos, onde a observação de si é sempre a porta de entrada. Sua meta maior, portanto, é nos libertar da sujeição ao que é observado, contrariando os interesses egoístas de nossa falsa personalidade. Ouspensky diz que resistir a esses desejos é fundamental também para a própria auto-observação pois, quando contrariada, a falsa personalidade é obrigada a sair da sua zona de conforto e revelar mais claramente seu modo de funcionamento. Ou seja, opor nossa vontade de se conhecer aos desejos imaturos da falsa personalidade vai criando uma espécie de fricção que a tira momentaneamente do comando e expõe melhor ainda para a observação seus medos, inseguranças e fraquezas. Quanto mais transparente fica, mais fraco é seu poder sobre nós.

Infelizmente, em nosso estado semiconsciente ou adormecido habitual estamos identificados demais para que consigamos realizar uma auto-observação efetiva. Somente colocando conscientemente obstáculos às pretensões do ego cria-se, portanto, essa fricção necessária que o torna potencialmente mais visível. A falsa personalidade vai perdendo seu verniz social e mostrando para nós sua verdadeira face, até então mal ou bem disfarçada. Repetindo mais uma vez, observar-se não pode ser apenas notar ou constatar que, por exemplo, estou triste. Deve ser mais do que isso, deve nos levar sempre a um questionamento de nossa identificação com esse estado de tristeza, colocando um obstáculo ao desejo do ego de que permaneçamos nela, contrariando ativamente suas pretensões de falar em nosso nome, pois nessa troca de identidade se encontra a verdadeira origem de todas as emoções negativas que nos assolam. Se simplesmente me indago porque estou triste, reforço inconscientemente essa tristeza como parte integrante de mim, ou seja, implicitamente já assumi minha identidade ilusória como sendo verdadeira, partindo, desse modo, de uma suposição igualmente ilusória, e impedindo que **qualquer** resposta possa chegar à verdadeira solução do problema. A pergunta deveria ser: qual é o "eu" que está triste dentro de mim? Estabelecemos logo de saída um distanciamento desapegado tanto em relação a esse pequeno "eu" que habita a periferia de nosso ser quanto à própria tristeza que o acomete e que está insistentemente tentando impingir sobre nosso eu real, representado nesse momento pelo eu observador.

É a intensidade de nossa resistência que nos faz sentir abalados em nossos falsos alicerces e que dá à observação de si o elemento emocional imprescindível para que entremos em contato com a verdade e possamos nos transformar. Como vimos, num primeiro momento a luz da auto-observação parece ser dotada de uma lente de aumento, dando aparência de uma negatividade maior do que realmente é, pois, afinal, antes éramos inconscientes, "inocentes" e, agora, somos como que invadidos pela verdade, o que atua como um choque. Porém, é um choque positivo, pois nos tira de um devaneio autodestrutivo e nos desperta para nossa situação real, a única base confiável para se chegar a uma solução dentro do que é possível no momento. Mas a visão de nossa negatividade aos poucos vai perdendo a capacidade de nos desanimar ou de deixar-nos também negativos. Paulatinamente a visão da verdade oblitera a mentira observada. Colocamos nossa identidade nessa verdade e a retiramos da mentira. Estávamos "doentes", apenas não o sabíamos. Constatar a doença, como dissemos, já faz parte da cura, e é muito importante que lhe reconheçamos o devido valor. Aos poucos, a luz da consciência vai reduzindo aquilo que é observado à sua própria dimensão (periférica e não central), privando-o de comandar nossa vida. É, portanto, apenas uma pequena parte nossa que ainda precisa "gritar" para compensar sua própria pequenez e que deve ser enquadrada pelas metas de nosso eu mais profundo, como uma criança malcomportada que precisa ser educada e de limites bem claros.

Em suma, nossa atitude diante de qualquer tipo de negatividade observada deve ser de: não obedecer, não consentir, não manifestar, questionar, contrariar, não alimentar, desmascarar, não acreditar no que é dito nem, principalmente, que sou eu realmente quem o diz, ou seja, desapegar-se, retirando o peso e a importância daquilo que percebemos através da auto-observação. Observar-se como se estivéssemos diante de uma pessoa estranha, ou como víssemos um sonho ou o produto de uma imaginação fantasiosa. E no caso de percebermos algo de positivo, qual seria então a orientação recomendável de acordo com o ensinamento? Seria basicamente a mesma, ou seja, constatar com objetividade e alegria o que se passou conosco, mas igualmente manter o sentido de um distanciamento saudável. Ficamos, sim, satisfeitos por ter agido corretamente, reconhecemos a ação positiva enquanto tal e os valores elevados que a motivaram; entretanto, tudo isso é feito sem qualquer apego ou sentimento de posse. Continuamos não nos vendo como a fonte última da positividade observada pois, do contrário, abrimos sutilmente uma porta para a vaidade, o que logo comprometeria a qualidade do que foi realizado.

Beryl Pogson pontua, nessa mesma linha, que se trata apenas de **ter** dons e talentos sem, na verdade, **ser** esses dons e talentos, ou seja, sem torná-los o núcleo de nossa identidade. Desse modo, evitamos ficar cheios de si, pois a vaidade é, afinal de contas, uma emoção negativa, comprometendo o efeito benéfico que uma ação positiva pudesse ter em nossa própria psique, por mais que tenha ajudado externamente as outras pessoas. No entanto, se pensarmos melhor, veremos que mesmo esse benefício externo fica pelo menos parcialmente manchado, pois a vaidade dá um tom interesseiro ao que foi realizado. O desafio aqui é, sim, reconhecer nosso valor, porém sem arvorar--se como sendo a fonte verdadeira da virtude que, na realidade, foi apenas manifestada por nosso intermédio. Coube a nós "somente" imprimir um estilo próprio de expressar essa qualidade, tendo consciência que provém de alturas que nos transcendem infinitamente. O desafio, como caminhar no "fio da navalha", é ser capaz de valorizar-se sem cair na vaidade de achar-se maior do que os outros.

Como mais uma prática para evitar que sejamos sutilmente tomados pela vaidade, pois isso é algo que se passa muitas vezes sem que sequer nos demos conta, M. Nicoll insistia que, para evitar um apego a nossa autoimagem, devemos nos observar quase como se fôssemos uma outra pessoa. Procurar sentir e pensar o que se passaria se encontrássemos, por acaso, conosco! Segundo Nicoll, certamente desgostaríamos dessa pessoa que somos nós mesmos. Devemos, portanto, observar tudo dentro de nós como se não fosse realmente nosso, como se não nos pertencesse em última instância, mas como um "isso" ("o que **isso** está fazendo?"; e não, "o que **eu** estou fazendo?"). No entanto, como dissemos anteriormente, a verdadeira separação interior é muito mais do que meramente dizer: "Isso não sou eu", mas constatar por si mesmo sua verdade mais profunda. Por conseguinte, o que é expresso com palavras deve ser sempre uma consequência ou uma confirmação dessa verificação interior prévia, e não o contrário, como somente uma exortação ou um apelo à ação. Pode até funcionar como um incentivo, desde que seja o produto de algo observado internamente. Como temos reiterado, o processo de transformação, para que nos afete permanentemente e faça parte de nosso ser, deve sempre acontecer primariamente de dentro para fora. Aquilo que nos chega de fora deve, portanto, encontrar uma base, em algum grau, já estabelecida em nós como fruto de nosso próprio trabalho espiritual.

10

Lembrança de si: a reminiscência da origem sagrada

"É dos pensamentos e dos sentimentos do ego que estamos geralmente conscientes; porém, há muito mais do que isso em nós. Há o eu verdadeiro, do qual o ego é apenas uma miserável caricatura. Se pudéssemos penetrar nisso, no elemento fundamental da nossa individualidade, nunca mais nos satisfaríamos com uma vida totalmente egoísta – o chamado da Busca voltaria frequentemente aos nossos ouvidos. E, na realidade, é através desses raros vislumbres, desses momentos sublimes, quando o homem se torna consciente de uma presença mais elevada e mais abençoada do que seu estado habitual, que ele é levado à Busca, no esforço para retomar esses momentos e estados de ânimo. Essa retomada é feita, não através da posse de alguma coisa, porém deixando que sejamos possuídos; não através de um movimento positivo e afirmativo da vontade, mas através de uma rendição, bem como da aceitação da coisa mais suave e delicada da psique do homem: a intuição." Paul Brunton, *Ideias em Perspectiva*, pág. 287.

"A prática da lembrança de si ou atenção dividida está conectada com a tentativa de produzir um certo fenômeno, o nascimento da consciência dentro de si mesmo. E, quando isso começa a acontecer, a atenção reconhece, com alívio e contentamento, não dois, porém três fatores – o próprio organismo, o objeto do experimento; a situação à qual este organismo está exposto no momento; e algo permanente que se encontra num nível superior relativamente a ambos e que é o único que pode resolver a relação entre os dois. Qual é este terceiro fator que deve ser lembrado? Cada pessoa deve encontrá-lo por sua conta, e a forma específica dele – sua escola (de sabedoria), seu professor, sua meta, os princípios que aprendeu, o Sol, um poder superior no universo, Deus. Ele deve se lembrar que, ele próprio e sua situação, ambos estão sob a presença de um poder superior, ambos estão banhados numa influência celestial." Rodney Collin, *The Theory of Celestial Influence*, pág. 215 (os parênteses são meus).

À medida que vamos avançando e acrescentando novos conceitos, é importante perceber como eles estão todos interligados, como fazem parte de um "organismo" maior que os transcende e que é o responsável final pelo denominador comum que lhes dá significado. Nesse sentido, por exemplo, observamo-nos sempre a partir dos valores trazidos pela sabedoria, isto é, do que estamos chamando aqui de "metagosto". Além disso, devemos observar-nos sem nos identificar com o que está sendo observado, sabendo que, em última instância, somos os responsáveis pelo que fazemos e constatamos, pois é nosso ser interior que atrai as situações externas que se apresentam para nós. O mesmo processo de interdependência se dá também com a lembrança de si pois, dentre outros atributos, através dela somos capazes de nos contrapor ao adormecimento da consciência causado pela identificação. Enquanto a identificação, como vimos, promove em nosso psiquismo uma fascinação quase hipnótica ou uma fusão inconsciente com os objetos ou seres identificados, a lembrança de si funciona como um verdadeiro antídoto, levando-nos a uma união consciente e equilibrada, onde somos capazes de estar presentes dentro de nós mesmos e, ao mesmo tempo, doar-nos aos outros seres vivos, sem anular-nos nem tentar impor-nos.

Em certo sentido, podemos afirmar que todas as ideias desse ensinamento, bem como todas as práticas que lhe são correlatas, vão acabar desembocando em alguma forma de lembrança de si ou autoconsciência. Na verdade, a lembrança de si possui tantos graus ou níveis quanto os que vamos atingindo com a consciência ao longo do caminho espiritual. A cada etapa ou estágio em que nos encontramos em determinado momento corresponde algum tipo possível de lembrança de si e, seja ele qual for, atua como um elemento positivo na elevação de nossa consciência. Contudo, grosso modo, e com fins didáticos, podemos reduzir essa variedade de formas às duas categorias principais que estão expressas pelas citações acima.

Uma das grandes contribuições trazidas pela ideia da lembrança ou consciência de si é deixar o mais claro possível para nós o que significa, afinal, estar e ser consciente, pois tudo o que fica apenas subentendido tende quase sempre a provocar incerteza e confusão. Não poderemos realizar um trabalho para a elevação da consciência a não ser que estejamos conscientes do que, em primeiro lugar, **significa** estar consciente! Sem ter consciência disso, isto é, do que significa estar consciente, não teremos elementos suficientes para reconhecer a presença de eventuais vislumbres desse estado dentro de nós, fazendo com que passem despercebidos, como algo sem valor e, portanto, incapaz de nos transformar.

A primeira citação de Paul Brunton refere-se, por assim dizer, à dimensão transcendente ou metafísica da lembrança de si, onde devemos cultivar uma atitude de reverência, fé, entrega, rendição e aceitação, tomando consciência de algo já presente dentro de nós e que possui uma energia de qualidade infinitamente superior àquela de nosso estado "normal" de vigília. Aqui devemos ser mesmo "possuídos", numa atitude de espera paciente e confiante na graça divina, sendo tomados por um anseio ardente pela união com esse Eu Superior, inspirando todos os momentos da busca espiritual. Paradoxalmente, procuramos estabelecer um contato com uma dimensão já presente dentro de nós, mas que, em nosso estado atual, jaz como que soterrada sob as inúmeras camadas de nosso ego ou personalidade, permanecendo como algo ainda inacessível ou além de nossa capacidade atual de percepção. Ouspensky chega mesmo a afirmar que a lembrança de si é como lembrar-nos de algo que **não** somos, mas que poderemos vir a ser se removermos os obstáculos que impedem que possa emergir à consciência.

É como se uma semente imaginasse ou invocasse constantemente a imagem da árvore em sua plenitude como uma forma de inspirar e direcionar seus passos, colocando-os sempre apontados para a busca de um estado onde essa plenitude possa ser vivenciada, dando-lhe a confiança e a perseverança imprescindíveis para a consecução da meta última, isto é, realizar todo o seu potencial e tornar-se aquilo para o qual foi criada. Uma antevisão que lhe dá a confiança inabalável de que os resultados de seus esforços necessariamente virão, apesar de não poderem ser objeto de qualquer especulação ou expectativa, devido às limitações características de seu estado atual. Trata-se, nesse sentido, de uma busca por algo que já "somos", porém ainda não "estamos", isto é, algo presente, mas apenas latente, ainda não maduro a ponto de poder ser manifestado em nosso comportamento objetivo. Precisamos, paradoxalmente, **crescer** em direção a algo que já **somos**, mas que ainda não conseguimos expressar em nossos atos concretos devido a todos os bloqueios com os quais nos identificamos no momento presente.

É como se essa dimensão superior interna estivesse constantemente aguardando que reconheçamos seu devido valor a fim de que possa "descer" e ir ao nosso encontro; esperando que nosso eu consciente realize o trabalho necessário para poder elevar-se em sua direção para que então possa aproximar-se mais de nós. No Quarto Caminho usa-se uma imagem que ilustra bem o que estamos tentando explicar. A ajuda superior, para que possa estar suficientemente próxima e ser efetiva, depende igualmente de nossos esforços para elevar-nos em sua direção, como se houvesse uma corda que nos içaria; entretanto, e esse é o ponto, a corda se encontra bem acima de nossa cabeça, exigindo que demos repetidos saltos até sermos capazes de agarrá-la com firmeza. Esses saltos simbolizam a dimensão prática da lembrança de si, a elevação paulatina da consciência de si mesmo, trazida pela citação de Rodney Collin.

A lembrança de si busca, portanto, deixar-nos conscientes tanto dessa presença transcendente quanto da distância que nos separa dela em nosso estado atual. É esse aparente paradoxo que aproxima as duas dimensões da lembrança de si manifestadas nas duas citações acima. As duas dimensões estão totalmente imbricadas, funcionado como as duas asas que permitem, juntas, que o voar aconteça. A dimensão metafísica inspira a prática, e a dimensão prática é o caminho que nos leva à metafísica. Sentimos falta da união com o divino e isto nos leva a esforçarmo-nos para verificar sua presença em nós. Ambas devem, portanto, sempre caminhar simultaneamente lado a lado para que haja uma possibilidade real de transformação.

No Quarto Caminho a prática da lembrança de si é também chamada de "o primeiro choque consciente", pois, quando aplicado, deixa-nos conscientes das contradições entre aquilo que fazemos e o que professamos, atuando como um choque que nos sacode do adormecimento psicológico e que nos desperta para a verdade de nossa atual condição, desmascarando nossos subterfúgios costumeiros. Por esse motivo a lembrança de si é também denominada de autoconsciência ou consciência de si, a pedra fundamental para o autoconhecimento. O acúmulo desses choques repetidos ao longo de toda a vida vai, aos poucos, purificando nosso caráter e aprofundando nossos valores morais, até que, numa etapa mais avançada, nossa atração por emoções e pensamentos negativos vá se dissolvendo.

Esse é um ponto fundamental. Somente seremos capazes de ter consciência das dificuldades dos outros a fim de, eventualmente, poder ajudá-los, se tivermos atingido um grau suficiente de autoconsciência em relação aos nossos próprios problemas. Primeiramente é preciso que nossa vida subjetiva torne-se objetiva para nós mesmos a fim de que, numa segunda etapa, a subjetividade dos outros seja também objetiva para nós, capacitando-nos a sentir empatia e compaixão mais genuínas. É claro que essas etapas não são blocos estanques, o que nos deixaria paralisados até que atingíssemos um grau muito elevado de consciência; trata-se evidentemente de um processo quase simultâneo, uma obra em contínuo progresso, onde cada pequeno avanço no autoconhecimento aumenta, pelo menos um pouco, nossas chances de fazer algo, ainda que de forma parcial, mas sincera, em benefício dos outros.

O importante aqui é sempre esforçarmo-nos para ter em mente nossas próprias dificuldades para, somente a partir disso, e quando possível, estender a mão aos outros sem qualquer julgamento de sua situação. Cabe aqui uma advertência de Paul Brunton: "Mas a abnegação não significa submissão do nosso ego ao de outra pessoa. Renunciar à vontade pessoal não significa tornar-se instrumento da vontade de outrem. Humildade não significa tornar-se vítima desamparada do mau procedimento de outra pessoa. A única rendição que temos o direito de fazer é a rendição ao Poder Superior" (*Ideias em Perspectiva*, pág. 222). Em outras palavras, uma rendição interna como sendo uma precondição para uma rendição externa, porém, em ambos os casos, à dimensão superior e nunca ao nosso próprio ego ou ao alheio.

Por outro lado, em algumas situações pontuais podemos ser flexíveis e nos conformar conscientemente mesmo aos desejos egocêntricos de outras pessoas, procurando fazer o que as deixa felizes, quebrando o nosso próprio padrão egocêntrico de ter os desejos sempre atendidos e evitando um conflito, o que também é uma forma de nos submetermos ao nosso Eu Superior.

Submetemo-nos, quando possível, ao ego do outro como uma forma de questionar a submissão que nos identifica ao nosso próprio ego. Cedemos de boa vontade ao que os outros esperam de nós simplesmente porque gostamos deles e queremos que estejam bem, sem violar nosso próprio bem-estar, até porque, como vimos, o caminho espiritual suavizou o que antes eram exigências inflexíveis para meras preferências, às quais estamos agora mais desapegados.

Voltando às duas formas da lembrança de si, podemos perceber como a dimensão metafísica está igualmente presente em seu aspecto prático. É o que R. Collin chama de "terceiro fator", aquele que, por ser de natureza superior, seja qual for a forma com que possuímos maior afinidade (a sabedoria, o amor, a meta, o mestre, o divino), torna-se capaz de resolver o conflito entre os dois primeiros elementos, reconciliando-os e harmonizando-os entre si. Por conseguinte, sem a intervenção de algo que transcenda o infinito combate entre dois lados antagônicos, atuando como o fiel da balança, não poderá haver uma verdadeira solução para os nossos problemas. Então, a nostalgia do estado de união com o divino trazida pela lembrança de si metafísica, a sensação de incompletude que provoca em nós, impulsiona, por sua vez, nossa busca por uma fruição concreta desse estado, sendo a prática continuada do primeiro choque consciente o instrumento pelo qual essa distância vai sendo diminuída, dando-nos o discernimento necessário para uma tomada de decisão mais apropriada em nosso cotidiano. Então, através do acúmulo dessas pequenas transformações pontuais nas situações do dia a dia possibilitadas pelo primeiro choque, nossa vida como um todo passa a ser, aos poucos, também positivamente afetada.

Paul Brunton aponta ainda para a necessidade de buscar um equilíbrio dentro "da vida dupla que somos chamados a viver: isto é, estar no mundo e, todavia, não ser do mundo" (*Ideias em Perspectiva*, pág. 82). Essa formulação já clássica de como deve ser a atitude do buscador espiritual diante da vida também nos fornece uma chave para o entendimento e a prática das duas dimensões da lembrança de si. Como temos insistido ao longo dessas linhas, a ordem que corresponde à geração ou criação da realidade exterior sempre parte da dimensão interna, daquilo que se passa em nossa psique. A qualidade maior ou menor de nosso fazer está, portanto, igualmente subordinada à qualidade maior ou menor de nosso ser e ao nível de consciência a ele correspondente.

Por conseguinte, se realmente almejamos elevar ambas essas qualidades, devemos respeitar e ser coerentes com essa escala de valores, dando sempre primazia à transformação de nosso ser, ou seja, estando, sim, no mundo, fazendo nele tudo que é necessário e correto, porém sem se identificar com ele, mantendo nosso ser mais profundo o mais próximo possível da dimensão superior com a qual possui maior afinidade. Dizendo de outra forma, tratar-se-ia mais de "**ser no mundo**" do que propriamente "**estar no mundo**" pois apenas "estar" poderia dar a entender uma falta de envolvimento e empatia em relação a tudo o que nos cerca. Por outro lado, só poderemos "ser no mundo" porque não somos (ou pertencemos) realmente "do mundo", isto é, paradoxalmente precisamos estar como que "acima" das coisas, olhando para tudo a partir de um ponto de vista elevado, para efetivamente realizar uma interação profunda com os outros seres. Como diz Neale Donald Walsch em *Conversando com Deus*, quando estamos na vida exterior devemos agir a partir da nossa vida interior.

Logo, o equilíbrio entre esses dois aspectos da vida somente poderá ser alcançado quando aquilo que é superior tiver a última palavra sobre todas as nossas decisões concretas mais importantes. O Eu Superior ou o "ser real" deverá ser sempre o critério maior que direciona nosso estar no mundo e, para que isso possa acontecer, o ser não pode pertencer totalmente a esse mundo (incluindo o corpo físico), porque, na realidade, não pertence! Nesse sentido, e dentro dessa ordem cósmica hierárquica, a própria lembrança de si metafísica também tem precedência sobre a física, e esta, por sua vez, sobre nossos atos no mundo. Em última instância, a parte que cabe a "César" precisa passar antes pelos dois filtros da lembrança de si a fim de ser coerente com o ideal do "retorno à casa do pai". Quando essa ordenação cósmica é invertida e damos ao "César" mundano mais do que lhe é devido, aí então abrimos a porta para o conflito, pois o terceiro fator, do qual fala R. Collin, e que transcende as duas visões antagônicas, não terá sido alimentado suficientemente por nós e, por causa disso, não poderá reconciliá-las harmonicamente.

A dimensão superior nunca pode ser realmente percebida pela inferior, pois o que é grosseiro, por definição, não possui sensibilidade suficiente para captar o que é elevado, a não ser como algo vago que meramente incomoda e contraria a manifestação imediata de seus desejos. Há, consequentemente, uma hostilidade quase automática do que é puramente material em relação à espiritualidade, impossibilitando que seja feita uma ligação harmônica entre ambos.

Somente a partir do que é elevado em nós poderemos ser verdadeiramente inteiros (pois o superior, ao contrário, percebe e engloba o inferior), com todas as nossas partes obedecendo um propósito comum que beneficia tanto nossa materialidade quanto nossa espiritualidade. Como em nosso nível de ser "adormecido" atual essa ordem encontra-se efetivamente invertida, quando somos capazes de reconhecer a presença desse desequilíbrio dentro de nós, é muito importante que nos empenhemos tanto numa atitude mais "passiva" de entrega à ajuda superior, quanto nos esforcemos ativamente para nos dar os choques que revelarão nossas fraquezas de caráter e nos aproximarão, aos poucos, da verdade, primeiro a pessoal e, depois, muito paulatinamente, a universal.

Uma vez razoavelmente estabelecida uma base conceitual, vamos agora explorar mais conexões da lembrança de si com as outras ideias do ensinamento e desenvolver melhor suas implicações como ferramenta central para a autotransformação, em torno da qual todo o resto deve forçosamente girar. R. Collin, já de início, iguala a lembrança de si com um tipo especial de atenção, a atenção dividida, onde nossa capacidade de exercê-la e sustentá-la configura-se como o fator decisivo para a prática da lembrança de si. A palavra "consciência", etimologicamente, pode ser definida como "conhecer com", evocando o ato de buscar-se conectar ou unir aspectos ou partes de um todo até então aparentemente separados. Nesse sentido, estar consciente implica em colocar harmonicamente juntas nossa "vida dupla", como assevera P. Brunton, nosso ser interior, que não é desse mundo, e nosso fazer, que precisa expressar-se objetivamente no mundo sensível. Todo ato consciente deve, em última instância, visar à união do espírito e da matéria, porém, como vimos, sempre sob a batuta do primeiro.

Em outras palavras, por meio da consciência promove-se uma materialização do espírito que, por sua vez, dá origem a uma paulatina espiritualização da matéria, integrando as duas dimensões. O que pertence ao interior expressar-se-ia agora de modo transparente e coerente no mundo exterior, eliminando nossas contradições e hipocrisias. Reforçando esse conceito, A. M. La Sala Batà postula:

> "Enquanto a Matéria se eleva, transforma-se e é sublimada, o Espírito (a energia do Eu) desce, encarna na personalidade e se expressa. Existe na realidade uma interação, uma atração, um intercâmbio entre o polo espiritual e o polo material. Ambos se transformam e a matéria se purifica, se liberta da inércia, do mecanicismo, do peso de seus antigos condicionamentos. O Eu se expressa manifestando,

por meio da personalidade, todas as suas qualidades, tornando-as ativas e eficazes na vida. Ocorre, portanto, uma integração entre os dois polos, levando à criação de um novo ser: o homem realizado... Sua missão (do ser humano) também inclui extrair da Matéria a energia espiritual nela aprisionada e, ao fazê-lo, devolver a Matéria à sua verdadeira função: reunir-se ao Espírito" (*O Caminho para a Libertação do Sofrimento*, págs. 107, 108 e 116, parênteses são meus).

O ato da lembrança de si é também, portanto, possuir a capacidade de refrear a manifestação, primeiro no exterior e depois no interior, de nossa negatividade emocional e mental; é o poder de implementar concretamente, através da vontade, aquilo que abraçamos como o ideal de vida mais profundo. Ser ou estar consciente significa intuir a unidade que permeia tudo e todos os seres e agir em concordância com isso. É igualmente perceber a unidade subjacente a nossas "duas vidas", fazendo delas um verdadeiro cosmos, ou seja, criando nelas uma ordem harmônica que seja um espelho da ordem macrocósmica divina, pois, em nosso estado atual, somos apenas uma imagem embaçada e distorcida, na medida em que tanto nossa vida interna quanto a externa estão dominadas pelo desequilíbrio. Então, ser um microcosmos não é algo dado, que está presente pelo simples fato de estarmos vivos, mas fruto da perseverança dentro de um longo trabalho espiritual, onde somente em suas etapas mais avançadas poderemos ser plenamente chamados de seres humanos, quando nos tornamos dignos de nossas dimensões humana e divina.

Voltando à atenção dividida, isto é, aquela que consegue simultaneamente dividir-se e perceber o que recebemos do exterior sob a forma de impressões captadas pelos sentidos físicos e como estas reverberam sobre o nosso psiquismo, gerando reações correspondentes sob a forma de pensamentos, sentimentos e atos, podemos nos dar conta, logo de saída, que essa forma de atenção está ligada ao ato da observação de si. A auto-observação deve ser feita, portanto, utilizando-se essa peculiar maneira de focalizar a atenção, isto é, dirigindo-a e dividindo-a. E, como vimos na citação de Collin, esse mesmo ato de observar-se, por sua vez, está também incluído na dimensão prática da lembrança de si. A observação está presente na percepção de como nossos sentidos captam as impressões vindas do ambiente externo, bem como do modo específico que nossas reações assumiram, evidenciando, uma vez mais, como todas as ideias do ensinamento são interdependentes.

Por conseguinte, podemos afirmar que, se, por um lado, pela observação de si nos damos conta daquilo que **não somos** verdadeiramente, de nosso estado adormecido de consciência dominado pela falsa personalidade, da qual precisamos parar de nos identificar, por outro, por meio da lembrança de si, em suas duas dimensões, começamos a dar um testemunho do que **somos**, isto é, de nosso ser mais elevado. Como dissemos, a lembrança de si possui infinitos níveis que variam de acordo com o estado de consciência, mais ou menos profundo, de quem a vivencia. Para principiantes como nós trata-se obviamente de uma primeira aproximação, porém não menos importante e transformadora, pois já nos possibilita ter eventuais vislumbres de nosso Eu Superior. Então, podemos dizer, grosso modo, que, pela observação de si é como se olhássemos "para baixo", iluminando a nossa "sombra" e, pela lembrança de si, "para cima", extravasando nossos anseios mais profundos a fim de poder receber a ajuda do alto.

Em sua abordagem mais prática, como vimos, trata-se da própria consciência de si ou autoconsciência no e do momento presente, física, emocional e mentalmente, ou melhor, de tudo o que acontece nesses três níveis. Por pertencer a um nível superior, a consciência tem a capacidade de perceber tudo o que se passa em nossas funções pensantes, emocionais e comportamentais sem, contudo, misturar-se ou identificar-se com elas. O instrumento para isso é, como vimos, o chamado "primeiro choque consciente". Ou seja, se numa dimensão a lembrança de si é uma memória "do alto" ou vertical, por outro lado é também uma prática que faz uma ponte com a dimensão horizontal cotidiana, penetrando concretamente em nossa vontade e em nossas ações.

Para dar origem a uma transformação em nosso nível de consciência, os dois aspectos precisam alternar-se ao longo da vida, complementando-se e reforçando-se mutuamente. O primeiro passo, sem o qual ficamos bloqueados para qualquer tipo de contato com o que é elevado dentro e fora de nós é, pelo menos, admitir a possibilidade de que efetivamente **existe** uma dimensão superior cósmica mais ou menos latente dentro de nós, fazendo com que nos sintamos como seres incompletos, inacabados, aquém de nós mesmos. E, por causa disso, aspirar profundamente por uma experiência dessa plenitude interior, empenhando-se com todas as forças disponíveis num trabalho de autoconstrução ou reconstrução de nosso ser interior. É um "vigiai", pela observação de si, e um "orai", através da lembrança de si, atuando em uníssono; um esforço purificador preparatório e uma entrega à graça que vem do alto.

A observação de si e a lembrança de si atuam igualmente como duas asas, ou como se uma, numa escala menor, estivesse dentro da outra (como no símbolo do Tao), combinando-se para fazer com que nossa consciência se eleve. Desse modo, sem um elemento superior presente em nós através da lembrança de si, nossa observação de si acabaria degenerando-se na identificação com o objeto observado, pois o eu observador e o que é observado nivelariam-se por baixo, misturando o sutil e o grosseiro dentro de nós. E, do mesmo modo, sem o elemento da observação de si presente na lembrança de si, esta acabaria por reforçar ainda mais nosso falso eu, pois não teríamos clareza do que **não** somos, misturando o ser verdadeiro com o ego superficial aleatoriamente. Além disso, o que é ainda pior, dando origem a uma forma ainda mais sutilmente disfarçada e falsa de lembrança de si, pois estaríamos fantasiosamente convencidos de estar realmente contatando dimensões superiores, impedindo-nos de empreender uma busca calcada numa visão realista do que somos e como estamos aqui e agora. Essa comunicação ou interação constante dessas duas instâncias é, portanto, a chave do processo de autoconscientização, um caminho realmente seguro para uma autotransformação e uma elevação da consciência.

Então, ironicamente, por meio da observação de si constatamos que não nos lembramos de quem realmente somos, que nosso ser, em seu estado atual, está tomado por energias de baixa vibração, necessitando ser purificado, sendo este já um momento inicial, mas importante, da própria lembrança de si, isto é, estar consciente da própria inconsciência é já estar, pelo menos embrionariamente, consciente. Começamos, paradoxalmente, portanto, nos lembrando que nos esquecemos de nós mesmos a partir da auto-observação no aqui e agora. Da solidez e profundidade dessa fundação depende a estrutura e a altura de toda a construção posterior. É o nosso "marco zero" interno, por assim dizer. É a consciência começando a iluminar a nossa inconsciência, trazendo-a à tona para ser estruturada e transformada. Nenhum processo de transformação digno do nome pode se dar sem que haja uma participação deliberada de nossa parte, não podendo ser algo que se dê à nossa revelia, sem nosso engajamento e receptividade, o que se configuraria numa verdadeira contradição em termos. Não pode ser como um passe de mágica, de fora para dentro, por mais iluminado que seja o mestre ou curador. Sem a presença de uma ressonância interna, qualquer ajuda ou contato com o superior ficam, pelo menos parcialmente, bloqueados. Nas palavras de G. I. Gurdjieff:

"Nossa evolução é a evolução da consciência. E a 'consciência' não pode evoluir inconscientemente. É a evolução de nossa vontade, e a 'vontade' não pode evoluir relutantemente. É a evolução de nosso poder de fazer, e o 'fazer' não pode ser o resultado de coisas que são simplesmente 'feitas'" (*In Search of Being*, pág. 84).

Consequentemente, à medida que vamos deixando de ser o que não somos, retirando camada após camada de nossas máscaras sociais, o que realmente somos fica mais livre para emergir na consciência e expressar-se. Para Maurice Nicoll, na lembrança de si é preciso parar tudo, elevar-se a um silêncio profundo e a uma perda total da "sensação de si" com a qual estamos habitualmente identificados. Ouspensky aponta ainda para a necessidade de interromper-se todo o barulho mental por breves momentos ao longo do dia, o que nos daria um vislumbre da lembrança de si, admitindo-se então apenas um pensamento: "não quero pensar em nada", e rejeitar-se qualquer outro.

Além disso, a lembrança de si deve também possuir um elemento de natureza emocional oriundo da própria essência espiritual, manifestando-se, por exemplo, como um sentimento profundo de devoção, reverência e anseio pelo divino, tanto imanente como transcendente. Pois, como a nossa essência possui uma natureza divina, todos nós já temos pelo menos um pouco de energia consciente, mais do que suficiente para começar a aprofundá-la através da lembrança de si. Podemos dizer ainda, segundo Nicoll, que a lembrança de si seria como a colocação consciente de nossa "sensação de ser um eu" ou "senso de eu" naquilo que intuímos possuir de mais elevado, por mais que, atualmente, isso encontre-se ainda num estado potencial ou latente. Para que isso possa ocorrer, é preciso haver também uma vontade unificada voltada para essa meta e uma dedicação perseverante para, aos poucos, implementá-la concretamente. Enquanto na lembrança mais metafísica atua uma nostalgia e uma fé em algo que intuimos existir, mas que ainda não experimentamos plenamente, o choque consciente, por sua vez, precisa se dar numa situação factual e definida que será, em alguma medida, transformada por seu intermédio.

Em função disso, Beryl Pogson nos adverte que, para lembrar-se de si, é preciso, antes de tudo, querê-lo intensamente; uma vontade fraca, apenas intermitente e misturada com nossos pequenos desejos cotidianos não poderá gerar a energia refinada necessária para a ocorrência da lembrança de si. Pois, qualquer ato de vontade mais profundo implica forçosamente em ter que abrir mão de tudo o que impede seu propósito de manifestar-se plenamente, isto é, os interesses egoístas e superficiais provenientes de nosso ego ou personalidade. Para que a vontade sirva realmente à meta evolutiva deve haver um sacrifício voluntário de tudo aquilo que nos afasta dela; ou seja, na medida em que nos comprometemos com os valores superiores da sabedoria, o que estamos chamando aqui de gosto interior ou "metagosto", o abandono paulatino daquilo que não mais corresponde ao que queremos nos tornar, por mais que envolva uma luta interior ferrenha entre o velho e o novo, pode ser realizado de uma forma mais suave e numa atmosfera de serenidade interior.

Essa ideia está magistralmente expressa no livro *Conversando com Deus*, canalizado por Neale Donald Walsch: "O verdadeiro renunciante não renuncia, apenas faz outra escolha. Isso é um ato de ir em direção a algo, não de afastar-se de algo" (Livro 1, pág. 112). Em outras palavras, porque abraçamos voluntariamente outros valores mais elevados, passamos a nos mover ativamente para ir ao seu encontro, pondo então de lado tudo aquilo que não se coaduna com eles, sendo a "renúncia" muito mais uma afirmação do que é novo do que uma negação daquilo que, agora, tornou-se anacrônico e ficou para trás, pois não mais representa quem queremos nos tornar.

Trata-se, em função disso, mais de ir em direção à meta almejada, percorrendo ativamente o caminho, do que propriamente um ato de afastar-se de tudo o que nos afasta de ambos. A afirmação do que é verdadeiro deve enquadrar o desmascaramento do que é falso e nunca o movimento contrário. Ou seja, a observação do que é falso deve ser inspirada pela consciência do que é mais elevado dentro de nós. Pois, sem uma noção clara dessa hierarquia, de que a percepção do negativo deve obedecer à presença do que é positivo e nobre em nós, o caminho espiritual corre o risco de tornar-se desnecessariamente árido e pesado, gerando, entre outras coisas, desânimo e sentimento de culpa, como se obstáculos e os testes que a vida naturalmente coloca diante de nós não fossem suficientes para o nosso aprendizado evolutivo. Há, sem dúvida, uma luta entre o novo e o velho ser humano, porém, pela afirmação da verdade e do bem dá-se mais um abandono, um ato de "colocar de lado" aquilo que não mais corresponde aos nossos valores mais profundos, do que um sacrifício ou uma renúncia de algo ao qual ainda estamos muito apegados.

A lembrança de si também nos torna receptivos às influências superiores dentro e fora de nós. Nesse estado, tudo o que nos chega através dos cinco sentidos fica mais permeado por emoções positivas, fazendo-nos perceber maior profundidade, significado e riqueza de detalhes em situações e seres, onde antes havia apenas hábito e rotina tediosa. É, como vimos, o que M. Nicoll chama de "tempo expandido", onde cada minuto assume uma intensidade inaudita, onde um dia encerra inúmeras oportunidades de aprendizado e nos deixa tomados por uma paz e alegria internas. Passamos a perceber, paulatinamente, o mesmo "ser divino" contido igualmente em nós, em tudo e em todos, enfraquecendo a ilusão de que estamos isolados ou separados. Ficamos mais compassivos porque damos maior peso a essa dimensão elevada que permeia todas as criaturas, reconhecendo e valorizando, sim, a singularidade insubstituível de cada um, mas percebendo-a a partir de um denominador comum calcado num sentimento de união. É como se a lembrança de si, à medida que é ativada, nos levasse naturalmente a um "esquecimento de si" ou a uma lembrança do outro, quando somos capazes de nos adaptar às necessidades deles sem, no entanto, precisar negar as nossas (pois agora estamos menos identificados ou apegados a elas).

Além disso, o fato de sermos capazes de perceber, e de forma consciente, tanto as impressões recebidas do ambiente por meio dos cinco sentidos como aquelas que proveem de nós mesmos, sob a forma de nossas reações, dota-nos com uma presença muito mais intensa em qualquer situação. É como se fôssemos **duplamente alimentados** pela energia vital, por aquela que vem de fora e pela que vem de dentro. É essa energia multiplicada e de qualidade superior que terá a força necessária para promover o crescimento da essência espiritual.

Aqui, mais uma vez, podemos ver como a lembrança de si se contrapõe à identificação, pois quando estamos identificados **deixamos**, também duplamente (mas às avessas), de ser alimentados, tanto pelo que recebemos por meio dos sentidos quanto do que vem de nós mesmos. Em outras palavras, na medida em que projetamos nossas expectativas sobre a realidade abrimos mão de receber seu influxo de energia, do mesmo modo que, ao mantermos nossa psique presa numa atitude rígida e preconceituosa, igualmente não somos capazes de ser nutridos a partir de nosso próprio interior. Como vemos, a identificação nos leva a uma progressiva perda de energia vital e psíquica, comprometendo a eficiência e o prazer que temos ao executar nossos afazeres diários. Por outro lado, como exemplos dessa dupla nutrição positiva proporcionada pela lembrança de si, o simples ato de fazermos uma refeição estando conscientes tanto do alimento ingerido quanto de como reagimos a ele nos torna capazes de absorver, além do seu conteúdo material, também suas propriedades sutis, alimentando igualmente nossos próprios corpos sutis. Ou, estando diante de uma bela paisagem, recebemos conscientemente tanto os influxos dessa beleza quanto dos sentimentos sublimes que experimentamos ao contemplá-la.

Então, por meio da lembrança de si recebemos uma quantidade extra de energia de qualidade superior, tanto vital como espiritual, aumentando consideravelmente nossa capacidade de apreciar o que a vida nos apresenta, dando-nos maior alegria de viver. Sentimo-nos com mais energia e entusiasmo mesmo em nossas tarefas mais rotineiras. Nossas ações não são mais meros meios visando um fim futuro, mas uma finalidade em si mesmas, como apontou anteriormente E. Tolle. Estar simultaneamente presentes para nós mesmos e o ambiente exterior traz para tudo o que fazemos mais prazer e eficiência, pois impregnamos o nosso fazer com a dimensão do ser ou levamos nosso ser mais profundo para o nosso estar no mundo.

Quando aplicamos a lembrança e a observação de si ao exercício diário que propusemos, todas as três etapas assumem maior densidade na medida em que agora estamos mais alertas a tudo o que se passa conosco, tornando-nos mais aptos a detectar as formas mais sutis de irritação e refrear sua manifestação. É importante, nesse sentido, fazer uma comparação entre realizar uma mesma tarefa no estado comum ao qual estamos acostumados e no estado de autoconsciência. Surpreender-se, por exemplo, no meio de uma tarefa ou atividade qualquer (lavar a louça, tomar banho, ver um filme, conversar, alimentar-se) e dar-se repentinamente um choque de consciência, experimentando uma sensação de despertar de um estado de torpor psicológico, como se saíssemos de uma vida em preto e branco para outra plena de matizes cromáticos.

Como reagimos, por exemplo, diante de uma cena de violência, seja na vida real ou mesmo num filme? Sentimos raiva do agressor e queremos fazer "justiça" com as próprias mãos? Qual é a nossa reação instintiva real (não aquela que idealmente gostaríamos de ter)? Estamos ligados de fato ao Deus que perdoa ou ao Deus que pune? Por meio da auto-observação e da lembrança de si podemos perceber o que somos verdadeiramente em nosso estado atual de consciência, sem qualquer verniz civilizatório artificial, sem o que todo o trabalho espiritual assumiria um contorno fantasioso e afastado de nossa condição aqui e agora. Esse desmascaramento nos dá uma base realista sobre a qual podemos realizar um trabalho de purificação e transformação. Porque então não fazer isso também literalmente nesse aqui e agora, na leitura **dessas** palavras e procurar perceber as formas peculiares com as quais reagimos interiormente ao conteúdo do que está escrito? Como o conteúdo dessas ideias está reverberando dentro de nós em termos emocionais e mentais? Sentimos afinidade e empatia ou estranhamento? Há interesse genuíno, uma simples curiosidade ou a apreensão de algo que não faz nenhum sentido para nós? Porque não decidir empreender um pequeno despertar de consciência nesse exato momento e dar-se conta da diferença entre uma leitura apenas "ciente" do conteúdo e mais passiva para outra mais consciente e mais reflexiva?

Para Jeanne de Salzmann a lembrança de si é como receber uma impressão interna, de mim mesmo, de meu eu real, e não apenas do meu corpo ou da minha personalidade. É fazer um esforço para estar presente em mim mesmo, em vez de colocar minha atenção em algo que não sou eu, como normalmente fazemos através da identificação. Selim Aissel diz que só somos nós mesmos quando estamos presentes naquilo que estamos fazendo (em vez de fazer algo pensando e sentindo coisas diferentes). Para o autor, estar presente numa situação deve incluir sempre nosso próprio corpo, isto é, do mesmo modo que recebemos conscientemente impressões do ambiente através de nossos sentidos, devemos igualmente receber impressões sensoriais de nosso corpo; estar presentes tanto no corpo como um todo como em suas partes específicas, aquelas que são mais chamadas à ação de acordo com as circunstâncias.

Se, por um lado, sabemos que, em última instância, não **somos** realmente o corpo em que **estamos**, por outro, estamos encarnados na matéria e, enquanto tivermos o que realizar aqui, estaremos indelevelmente unidos a esse veículo físico. Nesse sentido, aponta Aissel, estar ancorados em nosso corpo, tendo-o como a base a partir da qual abrimo-nos para o mundo, deve ser também um eixo para todas as formas, mais ou menos sutis, assumidas pela lembrança de si. Estar presente em si mesmo e nas situações, paradoxalmente, inclui também possuir-se sensibilidade suficiente para perceber os momentos em que estamos ausentes em ambos, estando alertas para aquela inquietude que surge quando, já tendo saboreado pelo menos um pouco de um estado mais consciente, nos surpreendemos reagindo da maneira automática habitual.

Segundo P. D. Ouspensky, o melhor momento para que a lembrança de si seja realmente transformadora é quando estamos fortemente identificados com o ego e as situações que ele valoriza, pois assim o choque para o despertar também é mais intenso. Como, normalmente, nosso apego aos estados negativos mentais e emocionais é muito intenso, pois fornecem a estrutura sobre a qual se baseia o ego, conseguir contrariar a direção dessa energia inconsciente, mas poderosa, coloca-a agora, por assim dizer, num movimento ascendente e consciente, dando um uso novo e positivo àquelas energias intensas, porém de baixa qualidade e vibração. Tendo isso em vista, perceber nossa negatividade assume uma importância maior ainda, pois representa uma oportunidade preciosa para realizar-se o trabalho de transmutação interna, em vez de dar origem, por exemplo, ao desânimo. Podemos mesmo dizer que, nesses casos, a alquimia do negativo em positivo se dá numa escala maior ainda. O acúmulo continuado desses choques vai trazendo, então, um estado mais permanente da lembrança de si, fazendo com que o apelo e a atração que sentimos por esses estados negativos sejam, gradualmente, arrefecidos e, eventualmente, que os próprios estados sejam, por sua vez, abandonados. A prática da lembrança de si nas situações "mornas" do dia a dia vai nos preparando para que sejamos capazes de acioná-la nesses momentos de "pico", onde uma decisão correta poderá ter um impacto capaz de afetar nossa vida como um todo.

Como enfatizamos, para realizar esse "choque consciente" a qualidade da atenção envolvida possui uma importância determinante. É preciso antes de tudo, ser capaz de dividir e dirigir voluntariamente a atenção entre as impressões externas e as internas. Apenas a atenção comum, unilateral e passiva, de focar-se em algo que simplesmente atrai o nosso interesse não é suficiente. Sem a intervenção da atenção dirigida e dividida, a atenção unilateral tende a cair no estado de identificação, degenerando naturalmente para uma atenção dispersiva, isto é, quase inexistente, e passando automaticamente de um objeto para outro sem qualquer critério interior (veremos isto melhor adiante).

Por exemplo, para Girard Haven, se, em nosso estado comum de atenção, nós simplesmente olhamos para a rua e estamos cientes de que o sol a ilumina, quando estamos no estado da lembrança de si estamos **conscientes** de que estamos **cientes** de que o sol ilumina a rua, pois dividimos a atenção entre aquilo que é visto e aquele que vê. Ou seja, recebemos agora não apenas uma, mas duas impressões da rua: dela propriamente dita e de nós mesmos olhando para a rua, o que acrescenta uma dimensão emocional muito mais profunda do que o simples ato de constatar a presença da rua diante de nós. R. Collin, como vimos, mostra ainda um terceiro fator, o eu que percebe tanto a rua como a reação interna que se segue à percepção. Portanto, na afirmação "eu olho a rua" estão contidos três elementos: o eu consciente, o ato de olhar e a rua, isto é, o objeto observado. Cabe, então, ao eu consciente a tarefa de avaliar a qualidade, tanto de nossa capacidade de perceber a rua sem distorcê-la através de nossas associações trazidas pela memória de outras situações semelhantes, bem como da qualidade de nossa reação interna; se, por exemplo, nos causa alguma emoção ou pensamento negativos. Nesse caso, esse eu consciente decidirá pela não manifestação exterior dessa negatividade eventualmente detectada e pela não identificação com essa negatividade, acionando uma resposta mais apropriada às circunstâncias efetivamente presentes no momento.

Selim Aissel dá outro exemplo simples e prático dessa "dupla seta" da atenção dividida. Você vê alguém chegar e, ao mesmo tempo, está consciente do efeito que sua presença está causando em você (física, emocional e mentalmente). Estamos atentos à nossa reação interna e à sua qualidade à luz dos critérios do ensinamento espiritual: se é uma mera reação automática inconsciente ou se já possui elementos mais conscientes de uma resposta autodeliberada e emocionalmente positiva. Mais uma vez trazemos a visão de R. Collin, pois podemos perceber a presença de três elementos envolvidos e não apenas dois: o objeto percebido, minha reação observada e o ser que percebe essa dinâmica dupla, ou seja, eu mesmo sendo o denominador comum que une conscientemente a impressão externa captada pelos sentidos à reação interna. Esse "eu maior" é aquele que tem o poder de alterar o padrão repetitivo e reativo através do exercício da vontade e da determinação de implementá-la. Para Ouspensky, demonstramos ter essa vontade quando **não** fazemos o que automaticamente desejamos a partir dos critérios superficiais do ego, pois obedecemos agora à nossa meta evolutiva (metagosto). Esse autocontrole através da vontade sobre os desejos do ego é imprescindível para a lembrança de si. A lembrança de si, deve ser, portanto, além de uma invocação ao que é superior, um ato concreto, um fazer específico voltado para transformar nossa reação e, eventualmente, a própria situação em que nos encontramos.

A lembrança de si pode ser vista ainda como um elemento que promove um "resgate cármico", pois nos faz olhar para dentro e esforçar-se para corrigir as distorções constatadas. Por conseguinte, cada vez que pomos de lado ou abrimos mão de repetir nossas reações automáticas negativas numa situação concreta, escolhendo ativamente sacrificar nossos apegos, causamos uma espécie de morte às nossas tendências negativas, pois toda morte é, em última instância, uma separação entre o grosseiro e o sutil, libertando o sutil e elevando-o à posição de núcleo real de nosso ser. Para P. D. Ouspensky, a lembrança de si atua como um choque quando sabemos que estamos fazendo algo errado e imediatamente paramos de fazê-lo. Acionamos primeiramente um elemento mental, parando de inventar desculpas e autojustificarmo-nos. Nesse sentido, para o autor, a lembrança de si é também uma forma correta de raciocinar trazida pela sabedoria que, por sua vez, corresponde ao despertar da consciência e, por causa disso, nos induz ao próprio despertar. Para isso devemos sempre nos questionar: como eu agiria nessa situação se já fosse um ser consciente e amoroso? Mesmo que não o sejamos no momento, ao invocar esse estado por um esforço consciente para atuar em consonância com aquilo que percebemos que idealmente seria, gradualmente o atraímos para perto de nós e assim elevamos nosso nível atual de consciência.

Para o Quarto Caminho, a ajuda proveniente das esferas superiores só chega para nós quando estamos no estado da lembrança de si, ou seja, quando já há um mínimo de presença consciente, pois não podemos ser verdadeiramente ajudados em algo sobre o qual estamos inconscientes, algo que nos seja atualmente inacessível e desconhecido. Só podemos ser ajudados para aprofundar alguma coisa que esteja de algum modo já em andamento dentro de nós, onde tivemos iniciativa para dar o primeiro passo por nosso anseio e esforço pessoal, pelas práticas continuadas da observação e lembrança de si previamente estabelecidas.

Precisamos construir uma semelhança vibratória interna para poder perceber as energias superiores sem ser "queimados" pela sua altíssima intensidade vibracional. Qualquer aparência de injustiça, portanto, se desvanece, pois devemos antes nos qualificar para poder receber ajuda. É preciso ser digno dela tendo um grau mínimo suficiente de pureza em nosso caráter. Entretanto, não se trata de achar-se merecedor da ajuda superior, mas, sim, que simplesmente lhe abrimos a porta à medida que, aos poucos, vamos removendo os obstáculos que nós mesmos colocamos e que impediam a sua passagem, sob a forma de fraquezas morais ou emoções negativas. Como vimos, a dimensão superior está sempre batendo suavemente em nossa porta, mas, devido a essa mesma suavidade, poucas vezes possuímos a sensibilidade necessária para perceber as mensagens sutis que nos envia.

Em suma, por meio da invocação e da prática continuada da lembrança de si, constatamos que é preciso percorrer algumas etapas preparatórias a fim de receber e saber aproveitar as mensagens enviadas "do alto". Primeiramente devemos constatar que **precisamos** de ajuda pela própria observação do nosso desequilíbrio interno. Depois vamos fortalecendo a nossa vontade **querendo** intensamente essa ajuda. Então **pedimos** ajuda concretamente para algo específico, em função do trabalho que está sendo realizado por nós; pedimos, por exemplo, força e coragem para encarar a nossa verdade interior. E, então, ao **recebê-la**, passamos a nortear nossa vida e nossas ações em função de suas mensagens, **agindo** conscientemente em concordância com o que dizem. E, finalmente, com um sentimento de **gratidão** pela graça recebida.

Para Maurice Nicoll, nesse sentido, a natureza maior da ajuda é nos mostrar onde estamos realmente errados, ou seja, devemos pedir e esperar ajuda para algo que queremos transformar em nós, para algo para o qual já nos empenhamos ao máximo e, agora, conscientes de nossa limitação, invocamos um poder que nos transcende. Em outras palavras, para receber ajuda do macrocosmo é preciso antes **ser** um microcosmos, pois, como vimos, um cosmos é uma ordem harmônica e, enquanto nós não formos minimamente isto, não poderá haver comunicação efetiva possível com as esferas superiores. O "mestre interno" só volta para casa quando esta estiver habitável, isto é, quando existir, num grau suficiente, essa ordem harmônica dentro de nós. Por conseguinte, não é aconselhável pedir ajuda antes de esgotar todas as possibilidades de realização por meio de nossos esforços próprios, pois essa atitude denotaria uma postura comodista de nossa parte, querendo que as forças superiores façam por nós o que já somos capazes de fazer.

Devemos, pois, fazer tudo o que está ao nosso alcance por iniciativa própria para então, e só então, poder ser ajudados pontualmente naquilo que pessoalmente verificamos ser necessário e está além de nossas possibilidades. A ajuda é proporcional ao nível de consciência de quem a pede e à qualidade do que foi efetivamente formulado e pedido, isto é, do nível de ser e do nível de autoconhecimento de quem a solicitou. À medida que nós amadurecemos, nossos pedidos vão sendo gradualmente substituídos por um sentimento de reverência e gratidão, pois percebemos que, através das leis cósmicas, atraímos tudo o que necessitamos para evoluir. Atraímos dificuldades para que possamos agir de forma diferente agora, isto é, conscientemente, e abandonemos a postura infantilizada e preguiçosa de ficar pedindo circunstâncias favoráveis para a consecução de nossos desejos.

Reforçando esse ponto de vista, no livro *Conversando com Deus*, a entidade canalizada por Neale Donald Walsch afirma que a oração mais elevada não é nunca uma súplica, mas sim uma forma de gratidão, pois qualquer súplica parte do princípio de que nossa realidade não contém todos os elementos necessários para o nosso aprendizado evolutivo, evidenciando uma falta de compreensão e fé na perfeição das leis divinas. O próprio ato de pedir algo que supostamente não teríamos impediria, em última instância, o seu recebimento, porque subentenderia uma carência que, na verdade, é ilusória, pois nosso ambiente, como vimos, foi atraído por nós e contém o que necessitamos para crescer.

No entanto, muitas vezes não possuímos esse alto nível de consciência, não sendo realista assumi-lo como se já estivesse presente em nós. De qualquer modo, é importante ter ciência dessa forma suprema de orar e esforçar-se para que cada vez mais se aproxime de nossa realidade e, quando estivermos de fato carentes de orientação invoquemos, sim, a ajuda por meio da graça divina, mas lembrando sempre de expressar nossa gratidão, em primeiro lugar, agindo em concordância com a mensagem recebida. A ajuda nos chega como uma energia muito elevada, porém sem forma definida, e que necessita, portanto, de nosso empenho e criatividade para poder direcioná-la, fazendo com assuma uma forma material e afete concretamente tanto a nós mesmos como ao mundo que nos cerca.

Para finalizar, devemos ter em mente que a própria lembrança de si, em suas duas dimensões, já representa uma forma de ajuda presente aqui e agora, pois nos dá a possibilidade de ver a nossa vida através de um ângulo alternativo, onde todas as situações vividas conscientemente assumem uma riqueza e profundidade inauditas, pois agora somos capazes de extrair o significado do que está sendo experimentado. Por meio de uma crescente autoconsciência vamos nos tornando mais maduros, com maior discernimento para tomar decisões apropriadas a cada situação e, assim, necessitando cada vez menos recorrer à ajuda do alto. Somos como aquele filho que se tornou adulto ou "dono do seu nariz", e que só recorre aos pais em situações realmente críticas. Sabemos que a ajuda estará sempre disponível, pois nossos pais nos amam e querem sempre o melhor para nós, mas não precisamos recorrer a ela a todo o momento de uma forma preguiçosa e abusiva.

11

Centros inferiores e superiores: das múltiplas inteligências ao amor consciente

"O Trabalho ensina que existem dois Centros Superiores **em nós,** denominados Centro Emocional Superior e Centro Intelectual Superior. Eles são diferentes dos Centros Emocional e Intelectual Inferiores. Os dois Centros Superiores são plenamente desenvolvidos e estão constantemente trabalhando, mas nós não os **ouvimos. Suas vibrações são muitos delicadas.** Os Centros Inferiores, a não ser que estejam desenvolvidos, não estão sintonizados com eles. Isso quer dizer que não podemos ouvir as mensagens que nos chegam através deles a partir de níveis elevados de consciência... Mesmo que pudéssemos, estaríamos 'cegos' para o seu significado." Maurice Nicoll, *Psychological Commentaries on the Teaching of Gurdjieff and Ouspensky*, vol. 5, págs. 1692 e 1693.

Por causa dessa difícil situação em que todos nós nos encontramos devido ao nosso limitado nível de consciência, é como se possuíssemos um tesouro valioso, mas não soubéssemos disso, desperdiçando assim todo o potencial contido em nossos talentos criativos, sensibilidade emocional/intuitiva e sabedoria intelectual. Em nosso estado atual, como vimos, muitas vezes nossos pensamentos não passam de um mero barulho mental a serviço de nossas emoções de baixa qualidade. É exatamente esse estado caracterizado pelo desequilíbrio que domina nossos chamados Centros Inferiores e que, desse modo, impede qualquer contato mais duradouro com toda a riqueza interior representada pelos dois Centros Superiores. Em vista disso, é frequentemente dito que, em última instância, o trabalho espiritual consiste numa preparação dos Centros Inferiores para que possa haver uma recepção às energias sutis enviadas pelos dois Centros Superiores. Ou seja, sem que se realize um paciente e intenso trabalho de cura e purificação de nossas emoções e pensamentos, a fim de que haja uma concomitante transformação de nosso comportamento como um todo, continuaremos bloqueados para os apelos constantes da dimensão profunda superior **já presente** dentro de nós. Apesar das suas batidas suaves, mas insistentes, na porta de nossa consciência, permaneceremos "surdos" e "cegos" (adormecidos) para as suas mensagens inspiradoras e plenas de amor e sabedoria.

Por conseguinte, torna-se imprescindível que construamos, por meio de um trabalho interno como o que estamos propondo, uma espécie de afinidade vibratória ou semelhança entre nossos Centros Inferiores e Superiores, sem a qual não haverá a possibilidade de uma aproximação da dimensão mais elevada. É o superior que nos "visita", mas somente quando estamos relativamente prontos para recebê-lo, isto é, quando somos, num grau suficiente, como um recipiente vazio de nossa negatividade e egoísmo ou como um solo preparado e fértil, capaz de sustentar as suas altíssimas frequências. Podemos mesmo dizer que, na verdade, não seremos realmente nós, tal como somos agora, aqueles que as receberão de fato, pois após um longo processo de purificação, nossa individualidade não será mais a mesma, não estando meramente à mercê dos desejos superficiais da personalidade como antes.

A personalidade, em seu aspecto mais elevado, sim, dará início ao processo, sendo agraciada com vislumbres e *insights* ocasionais enviados pelas dimensões superiores, porém não será nunca aquela que chegará às etapas finais, onde se dará o contato efetivo com os Centros Superiores. Aparentemente esse contato se afigura como algo súbito e repentino, porém, em verdade, somente foi possível como produto de um longo e paciente trabalho preparatório realizado pela parte mais saudável da personalidade. Nunca possuiremos ou mesmo deveríamos querer possuir qualquer tipo de controle sobre a forma e o conteúdo da ajuda ou graça recebida do "alto", mas isso de modo algum nos exime de cumprir a parte que nos cabe, purificando-nos a fim de tornarmo-nos tanto receptivos quanto ativos, isto é, esperando serenamente e, ao mesmo tempo, invocando deliberadamente a presença daquilo que é elevado e que habita dentro de nós. A própria lei da atração vibratória onde "semelhante atrai (e gera) semelhante" impede qualquer contato açodado e prematuro entre os Centros Inferiores e os Superiores, protegendo os Centros Inferiores de receberem uma alta carga energética para a qual não estão capacitados, bem como selando a pureza dos Centros Superiores e impedindo que sejam invadidos por energias de baixa qualidade.

É nossa essência espiritual, que se desenvolveu com todo esse trabalho preparatório, a única que que possui a verdadeira afinidade e semelhança capaz de permitir uma aproximação segura por parte das dimensões superiores. A personalidade, após cumprir seu importante papel, perde seu protagonismo e se entrega voluntariamente à direção do que é mais elevado dentro de nós. Sem uma atitude humilde diante do superior tendemos a cair na ilusão arrogante de que somos nós mesmos, enquanto dominados pelo ego ou personalidade, aqueles que subimos na escala evolutiva. Como veremos adiante, é imprescindível que tenhamos ao longo da vida construído uma personalidade a mais rica possível, dando a máxima expressão aos nossos talentos e interesses, pois se vamos eventualmente entregá-la ao comando superior da essência espiritual, esta deve ser algo valioso e digno daquela que a recebe. Porém, por outro lado, como bem salienta Olivier de Salzmann, não pode haver nenhum componente manipulativo nessa entrega, como um subterfúgio inconfesso para evitar a realização de esforços dos quais somos perfeitamente capazes. A verdadeira entrega vem após, ou talvez simultaneamente, o uso exaustivo de todas as nossas forças e a conscientização objetiva do tamanho de nossas limitações.

O nível superior, por definição, é capaz de observar e compreender compassivamente o inferior, mas a recíproca não é verdadeira. Nós não podemos, por exemplo, realmente compreender um ser realizado espiritualmente, mas ele pode acessar os recônditos de nosso ser, pois somos totalmente transparentes à sua percepção profunda. Portanto, todos os nossos esforços sinceros dentro do trabalho espiritual são sempre percebidos e devidamente valorizados, tanto por nossa própria dimensão superior quanto pelos mestres de sabedoria, encarnados ou não, que nos são mais próximos. Então, na medida em que tomamos consciência de que há sempre uma ajuda disponível dando-nos a devida orientação a cada passo da jornada evolutiva, sempre segundo nossa capacidade de assimilá-la, podemos melhor combater a ansiedade e a insegurança que naturalmente nos acometem.

Por compreendermos melhor como se dá essa dinâmica entre os níveis inferiores e superiores dentro e fora de nós, somos, em vez disso, cada vez mais tomados por sensações positivas de ânimo e confiança no resultado de nossos próprios esforços. Reforçando, mais uma vez, essa importante ideia, sem um trabalho prévio de preparação é quase impossível forçar um contato prematuro com as dimensões elevadas, pois não haveria a afinidade vibratória que o permitiria. Um contato forçado na realidade somente nos prejudicaria, pois receberíamos uma carga vibratória insuportável e que, como se diz no Quarto Caminho, nos "cristalizaria" de uma forma errada, isto é, como se nos prendesse (ou congelasse) ao estado desequilibrado em que nos encontramos no momento, bloqueando em vez de nos impulsionar para uma transformação. Inversamente, se abdicamos de nos preparar para um contato com os Centros Superiores igualmente comprometemos nosso crescimento. Portanto, nem um esforço arrogante e apressado, nem uma espera omissa e preguiçosa! Através de repetidas tentativas e erros, aos poucos vamos então aprendendo a equilibrar esses dois pratos da balança, discernindo quando uma situação pede a atividade do esforço ou uma atitude "passiva" e receptiva de entrega, uma espera paciente pela intuição inspirada proveniente da dimensão mais elevada dentro de nós.

Segundo o Quarto Caminho, de todos os nossos centros o que se encontra em pior estado é o Centro Emocional Inferior. Nesse sentido, podemos afirmar que o objetivo último de todo o trabalho espiritual é realizar a sua purificação e despertá-lo, a fim de que possa entrar em contato com os Centros Superiores, no caso o Centro Emocional Superior, pois é aquele com o qual possui maior semelhança e ressonância. Ou seja, é por meio de um processo de cura e purificação de nossas emoções que poderemos construir a ponte que nos levará a um contato com o superior, isto é, o amor em sua expressão mais elevada. Porém, devido ao seu estado desequilibrado atual, infestado de emoções de baixa qualidade, é impossível conseguir um acesso direto ao próprio

Centro Emocional Inferior e trabalhar para a sua elevação, a única via de acesso ao espiritual dentro de nós. Para o Quarto Caminho, portanto, só podemos chegar ao emocional por vias indiretas, ou seja, com a ajuda do Centro Intelectual já relativamente livre de pensamentos estereotipados e capaz de assimilar e refletir sobre as ideias trazidas pela sabedoria.

Em outras palavras, somente um intelecto transformado poderá servir como um esteio para o trabalho maior de natureza emocional. Na verdade, todas as ideias deste ensinamento foram construídas para o despertar do Centro Emocional Inferior e possibilitar seu contato com o emocional superior ou amor consciente. O próprio Centro Intelectual, por sua vez, também se encontra num estado desequilibrado, pois, como vimos, tendemos a abrir mão de pensar para apenas repetir acriticamente ou imitar tudo o que nos chega de fora por meio, por exemplo, da opinião veiculada pela mídia. Caímos numa espécie de inércia mental cômoda a fim de evitar a qualquer preço o esforço de raciocinar por conta própria e tomar decisões em concordância. Do jeito em que está, o intelecto na verdade piora a situação já ruim do emocional, pois lhe fornece justificativas mentirosas ou desculpas esfarrapadas para quaisquer sentimentos negativos que porventura apareçam. Em vez de questioná-los acaba por desorientar mais ainda o já combalido Centro Emocional.

Por conseguinte, deve haver, antes de tudo, uma transformação em nosso próprio pensar a partir de um processo contínuo de reflexão sobre as ideias trazidas pelo ensinamento, o que Maurice Nicoll chama de "metanoia". Não se trata, portanto, de apenas receber o ensinamento e procurar aplicá-lo, devendo sempre haver uma mediação através da reflexão, isto é, uma assimilação individual das ideias através de um esforço intelectual. A metanoia, na verdade, é mais do que um mero raciocínio lógico, sendo então uma nova **forma** de pensar calcada em analogias de ordem simbólica, aquelas que dão origem à presença da intuição, combinando razão e emoção de um modo equilibrado. Sem isso o ensinamento é absorvido acriticamente, funcionando apenas como um mandamento ou comando externo. Fica assim também comprometida a própria prática, pois sem uma clareza teórica não haverá critérios seguros para perceber se as situações específicas vividas por nós estão corretamente conectadas às ideias que lhe são apropriadas.

Sem esta "reflexão intuitiva" as ideias ainda não nos pertencem realmente, colocando-nos numa posição de dependência a algo fora de nós, não importando quão profundo ou verdadeiro possa ser. Neste ensinamento tudo deve passar pelo nosso crivo pessoal, pela reflexão teórica e por sua verificação prática em nós por meio da auto-observação. É a partir dessa dupla base interna (reflexão e verificação) que poderá nascer uma fé de natureza consciente, pois terá sido construída uma sólida certeza interior através de nossos esforços, como postula Rodney Collin.

Um estudo mais profundo dos centros é algo de uma complexidade que em muito ultrapassa o objetivo e o alcance deste texto. Aqui vou ater-me apenas às suas linhas mais gerais e úteis para o nosso trabalho concreto cotidiano. Segundo o Quarto Caminho nós possuímos cinco Centros Inferiores: sexual, instintivo, motor, emocional e intelectual; e dois Centros Superiores: emocional e intelectual. Esses dois Centros Superiores funcionam sempre com sua plena capacidade, na medida em que estão conectados às dimensões mais elevadas que foram concretizadas na terra por meio do exemplo trazido pelos mestres de sabedoria ao longo da história. Como vimos, o problema é que, em nosso estado atual, não temos capacidade de fazer contato com esses dois Centros Superiores e de usufruir concretamente de sua ajuda ou receber suas mensagens inspiradoras devido ao estado desequilibrado de nossos cinco Centros Inferiores. Mal comparando, é como as ondas invisíveis de rádio sempre presentes, mas inoperantes e inócuas para nós se o aparelho propriamente dito estiver desligado, ou ainda pior, quebrado. Ficamos como que surdos para sua "voz silenciosa" dentro de nós. Mais grave é a situação quando nem mais acreditamos em sua existência, fechando-nos para qualquer possibilidade de estabelecer (ou reestabelecer) um canal de comunicação que nos inspire e oriente em nosso caminho.

Por causa disso é dito que todo o trabalho espiritual consistiria no conserto desse instrumento que foi, na verdade, danificado por nós mesmos; seria como uma preparação desses Centros Inferiores para que possam sintonizar-se com a frequência vibratória elevadíssima dos Centros Superiores. Para isso, cada um de nossos Centros Inferiores deve realizar seu potencial próprio, porém sem interferir negativamente no funcionamento dos demais.

Na literatura do Quarto Caminho, nossa situação atual é ilustrada como sendo a de uma casa em total desordem, onde o jardineiro resolveu cozinhar e o cozinheiro acha que sabe consertar a fiação elétrica, e todos pensam ser seu legítimo proprietário e falam em seu nome. No entanto, o mestre interno ou o dono da casa só poderá retornar quando alguns empregados mais sensíveis (a parte mais elevada da personalidade) perceberem as terríveis consequências da situação reinante e se unirem para começar a colocar ordem na casa, colocando cada um em sua atribuição adequada, e sem quaisquer delírios de grandeza; desse modo, vão-se criando condições compatíveis para que o mestre interno seja novamente atraído e possa assumir o seu devido lugar em nossa "casa" psíquica, comandando inclusive os próprios empregados que permitiram a sua volta.

Aqui trazemos o problema da interferência de um centro no trabalho de outro, comprometendo o bom funcionamento em ambos. Pensamos em situações que requerem sensibilidade emocional ou, inversamente, sentimos em circunstâncias que pedem um discernimento intelectual equilibrado. Em vez de cabeça fria e coração quente, manifestamos uma cabeça quente e um coração frio, sem dar-nos conta da natureza daquilo que se passa diante de nós. De acordo com Jean Vayse em seu livro *Rumo ao Despertar a Si Mesmo*, o Centro Emocional, quando trabalha pelo Centro Intelectual, leva consigo um "particularismo egocêntrico", além de um nervosismo e uma pressa inúteis, onde deveria haver uma deliberação serena. Já quando o Centro Intelectual trabalha pelo Emocional traz a discussão, a tergiversação e a frieza, além do seu gosto pelos devaneios e a imaginação. Traz também uma atitude rígida e fixa, pois é incapaz de perceber as nuances e matizes do outro, impossibilitando uma relação real de empatia (pág. 98). Quando apenas raciocinamos sobre as emoções, na verdade não sentimos nada, tanto em relação a nós mesmos quanto aos outros. Isso se dá com todos os centros, sendo esse breve exemplo um sinal das consequências danosas para o nosso funcionamento correto na vida externa e sobretudo na interna.

Nesse sentido, devido ao estado comprometido do Centro Emocional e ao papel proeminente ao qual está destinado a ocupar em termos de ser o único canal que possibilita um contato com os Centros Superiores, caberá aos outros centros a importante tarefa de auxiliar o equilíbrio e a purificação necessária desse centro. No livro *Rogue Elephant*, Bob Hunter e Beryl Pogson comparam a situação do Centro Emocional a um elefante selvagem descontrolado. A solução encontrada na Índia é colocar dois elefantes mansos ao seu lado a fim de que se acalme e volte para a manada. Em nosso caso esses dois "elefantes" seriam os Centros Intelectual e Motor, o primeiro deixando de urdir as racionalizações que sempre costumam apoiar a manifestação de nossas emoções negativas, além de prover a sabedoria que possibilitará o surgimento de emoções mais elevadas e o segundo sustando concretamente suas expressões comportamentais, as quais comumente desembocam em alguma de forma de conflito e passando, por sua vez, a agir conforme nossos ideais mais nobres.

Podemos ver essa dinâmica em ação nas situações típicas de nosso dia a dia; por exemplo, se precisamos acordar cedo, usamos a razão para nos lembrar dos motivos pelos quais devemos sair da cama e o movimento corporal para realizar o esforço necessário a fim de se contrapor à preguiça e à falta de força de vontade que nos fazem ficar presos a temores e preocupações de ordem emocional. Se ainda não somos capazes de sentir o que sabemos ser o certo, por outro lado, como vimos, já podemos resistir a emoções que sabemos serem erradas e recusar-nos a manifestá-las, evitando que prejudiquem os outros, pois não mais nos identificamos com elas. Com os Centros Intelectual e Motor atuando em uníssono podemos exercer um certo controle sobre as emoções, preparando o terreno para que, numa etapa posterior, o Centro Emocional combata sua própria negatividade. Na medida em que observamos as emoções negativas a partir do Centro Intelectual e constatamos o quanto estão afastadas de qualquer contato mais duradouro com emoções mais nobres, o próprio Centro Emocional passa a sentir um anseio por ser purificado, passando a se esforçar para combater suas emoções de baixa qualidade. Como dissemos, dar-nos conta de que as emoções negativas são de fato negativas e nos prejudicam enormemente já significa dar um importante passo. Por conseguinte, passar a desgostar da presença do que é negativo dentro de nós já se constitui no embrião de uma emoção positiva, uma antecâmara para uma maior e mais refinada sensibilidade emocional.

Por outro lado, se isso não for feito, a tendência é que a negatividade do Centro Emocional acabe, inversamente, contaminando os outros dois Centros Inferiores, carregando o intelecto para uma distorção mentirosa da verdade e nossos atos concretos para uma postura agressiva. Assim, com o esforço continuado para impedir essa escalada prejudicial a todos os centros, paulatinamente vamos ganhando um maior controle sobre a manifestação dessas emoções de baixa qualidade (apesar de ainda não conseguirmos muitas vezes deixar de senti-las), além de, simultaneamente, alimentar o emocional com emoções positivas, procurando, por sua vez, expressá-las o mais possível. Consequentemente, esse trabalho paciente e persistente, à medida que avança no tempo, irá minando todas as bases psicológicas e comportamentais que sustentam o nosso desequilíbrio emocional e abrindo o caminho para que, aos poucos, também deixemos, em algum grau, de sentir as próprias emoções negativas.

A fim de alimentar o Centro Emocional com emoções de qualidade superior, isto é, aquelas que servirão de ponte para um eventual contato com as dimensões elevadíssimas do Centro Emocional Superior, devemos, entre outras coisas, ser capazes de apreciar o belo em todas as suas formas: exteriores, como na arte e na natureza, bem como interiores, por exemplo, nas virtudes presentes (ou mesmo ainda em estado latente) em todos os seres vivos, sabendo perceber o que os outros possuem de melhor e dar-lhe o devido valor. Além disso, nutrimos positivamente o emocional quando possuímos discernimento suficiente para escolher as emoções corretas a serem manifestadas em cada situação, atuando agora mais como um elemento conciliador e não mais promovedor da discórdia e do conflito. Já para prover nutrição superior adequada ao Centro Intelectual, devemos adotar não somente pensamentos elevados e comprometidos com uma busca da verdade, mas principalmente cultivar uma nova forma de pensar mais calcada em elementos psicológicos, analógicos e simbólicos, onde a meta maior é perceber aquilo que é comum e une todos os seres, onde as diferenças e a originalidade de cada um são sempre referidas a esse substrato mais profundo compartilhado por todos.

De tudo o que foi dito até agora podemos concluir que os Centros Emocional e Intelectual são os que se encontram em pior estado, pois ambos estão desorganizados e atuam de uma forma meramente reativa, automática ou mecânica, ou seja, nossas emoções e pensamentos atuam sempre a reboque das circunstâncias externas em vez de provirem de processos internos conscientes a partir de escolhas deliberadas. Por meio do trabalho espiritual a meta ideal é fazer com que o intelecto seja capaz de formular o conteúdo de nossa vontade, deixando o mais claro possível para nós o que queremos realizar interna e externamente na vida. No Centro Instintivo-Motor, por estar mais próximo da realidade material, trava-se a luta entre os desejos corporais e a vontade espiritualizada, testando nossa capacidade de harmonizá-los a partir do Centro Emocional purificado. Quando isso acontece, o elemento emocional realiza todo o seu potencial e atua como uma força amorosa, como um incentivo à conciliação e união em nossos relacionamentos, fornecendo uma motivação profunda e elevada para todas as nossas ações.

Fazendo uma conexão entre os centros e a observação de si, é muito importante saber em qual centro específico estamos em determinado momento, se estamos, por exemplo, tendo sensações corporais, pensando ou sentindo. Procurar perguntar-se: em qual centro estou agora? Qual é a qualidade do que estou vivenciando nele? Estou apenas reagindo passivamente ou já possuo algum controle sobre o que está acontecendo? Qual é o centro com o qual estou mais identificado? Ou, inversamente, qual é o centro que utilizo mais conscientemente? Nesse sentido, cada "pequeno eu" ou subpersonalidade deve ser observado em relação a cada um dos três centros, ou seja, como pensa, sente e age. Perceber, por exemplo, como algo que ocorre num centro acaba influenciando ou "hipnotizando" os outros dois.

Se temos um hábito corporal, franzir sempre a testa, roer as unhas e assim por diante, a tendência natural é que passemos a nutrir, sem o perceber, pensamentos e sentimentos correspondentes de preocupação ou ansiedade. O mesmo, por sua vez, acontece quando um pensamento de preocupação dá origem a emoções e expressões corporais semelhantes ou um sentimento de ansiedade causa pensamentos e atos da mesma natureza. Então, uma vez que compreendamos como se dá essa reação automática em cadeia, onde um centro reverbera automaticamente nos outros, estaremos mais preparados para interromper esse processo em seu nascedouro, isto é, enquanto tudo ainda se passa em nossa psique, antes, portanto, que os três centros tenham sido afetados negativamente e fique muito mais difícil corrigir as consequências de nosso comportamento em relação às outras pessoas. Já em relação à lembrança de si, trata-se de esforçar-se para perceber como, estando duplamente conscientes da dialética entre as nossas realidades interna e externa, todos os centros passam a funcionar melhor. Pensamos, consequentemente, de maneira mais clara e profunda, sentimos emoções mais positivas e amorosas e nos movimentamos de forma mais harmônica, eficiente e relaxada.

∼

Entretanto, esse ensinamento sobre os centros não termina aqui. O Quarto Caminho mostra que o ser humano possui outras dimensões dentro de cada um dos três centros, dotando-nos de um potencial e uma riqueza interiores muito maiores do que possamos suspeitar à primeira vista. Isso acontece porque cada centro, por sua vez, se subdivide em três partes que correspondem a cada um dos três centros em questão, ou seja, uma parte instintivo-motora, uma parte emocional e outra intelectual. Para simplificar, é como se cada centro fosse uma casa de três andares, o primeiro andar sendo a parte instintivo-motora, o segundo andar a parte emocional e o terceiro andar a parte intelectual. Então, exemplificando, no Centro Instintivo-Motor temos uma parte inferior instintivo-motora propriamente dita, uma parte média emocional e uma parte superior intelectual. O mesmo se dá quanto ao Centro Emocional, isto é, este possui uma parte instintivo-motora, uma parte emocional propriamente dita e uma parte intelectual. No Centro Intelectual, portanto, há uma parte instintivo-motora, uma parte emocional e por fim uma parte intelectual propriamente dita.

Consequentemente, cada centro possui uma parte inferior, uma média e uma superior. Nosso maior obstáculo no trabalho espiritual é que normalmente só usamos as partes inferiores ou instintivo-motoras de cada centro, deixando assim os dois "andares" de cima, médios e superiores, da casa desabitados, ou apenas em estado latente, isto é, quase sem uso, abrindo mão inconscientemente de todos os potenciais neles contidos. Infelizmente, podemos passar toda a nossa existência sem mesmo **suspeitar** que possuímos uma casa de três andares, permanecendo confinados somente ao primeiro piso e sem sequer dar-nos conta disso.

Nossa cultura e educação, por sua vez, não estimulam o reconhecimento e muito menos o uso consciente dessas duas partes ou "andares" superiores de nossos Centros Inferiores, fazendo com que quase ninguém sinta nem mesmo a sua falta. Na verdade, no nosso dia a dia habitual, preenchido a maior parte do tempo com questões práticas de ordem material, normalmente não sentimos uma necessidade premente de algo que transcenda essa dimensão. Pelo menos nas aparências, a utilização exclusiva ou predominante do piso inferior tende a preencher satisfatoriamente nossa vida social e até mesmo a interior. Como vimos, essa situação só começa realmente a "incomodar" a quem se propõe a trilhar um caminho evolutivo e sente um vazio existencial devido a essa limitação, ou seja, quem sofre pela falta de um contato efetivo tanto com essas duas partes subutilizadas em cada um dos três Centros Inferiores como, e principalmente, com os dois Centros Superiores, ou seja, com o que vem daquilo que é mais elevado dentro de nós.

A principal causa para essa limitação que impomos a nós mesmos é que, para habitar ou utilizar as partes inferiores dos centros, o "primeiro andar", não é preciso fazer esforços conscientes e resultantes de processos interiores, isto é, nessas partes nossos esforços são comandados ou estimulados apenas pelas circunstâncias exteriores, sem necessidade de que uma vontade consciente e deliberada de nossa parte seja acionada. São esforços feitos para atender às necessidades de nossa sobrevivência material e às emoções e pensamentos que lhe dão um suporte mais imediato. As emoções tendem a se restringir então a um mero gostar e desgostar de acordo com o atendimento ou não de nossos desejos. E os pensamentos são como que arrastados a reboque dessas emoções, carecendo de discernimento e direção, limitando-se quase sempre a uma procura de justificativas ou "razões" que apoiem automaticamente nossos gostos e desgostos, sem uma reflexão individual própria nascida de esforços que independem do que se passa fora de nós. Para subir aos dois "andares" de cima é preciso, portanto, haver um outro tipo de esforço, de dentro para fora, a partir de uma decisão pensada e consciente, de acordo com os princípios espirituais aos quais estamos ligados. Há, portanto, um tipo superior de esforço e também um tipo superior de atenção, a atenção bilateral dirigida, como vimos em relação à lembrança de si.

Todas as pesquisas mais recentes sobre diferentes formas de inteligência acessíveis a cada um de nós, podem ser melhor entendidas a partir dessa divisão dos centros em três partes. A que está recebendo maior atenção atualmente, graças ao livro, já um clássico, de Daniel Goleman, *Inteligência Emocional*, demonstra tanto a existência de um raciocínio emocional (a parte emocional do Centro Intelectual) quanto de uma emoção cognitiva ou capaz de conhecer (a parte intelectual do Centro Emocional). A verdadeira inteligência emocional implicaria, portanto, numa colaboração harmônica entre essas as duas partes dos Centros Emocional e Intelectual. Do mesmo modo podemos falar de uma inteligência do Centro Motor ou inteligência do movimento. Em sua parte motora, predominariam, por exemplo, as atividades esportivas, em sua parte emocional estaria a dança e na parte intelectual os movimentos complexos necessários para operar um equipamento científico ou para realizar uma cirurgia.

A ideia aqui é, portanto, apontar para a necessidade premente de se desenvolver uma inteligência de natureza espiritual, a mais negligenciada de todas numa civilização marcadamente materialista. Em seu excelente livro *Inteligência Espiritual*, Danah Zohar e Ian Marshall a definem como a que aborda e soluciona problemas de sentido e valor, dando um significado mais profundo à vida como um todo. Nesse sentido, segundo os autores, a inteligência espiritual é o embasamento necessário para o funcionamento eficaz de todas as outras, pois possui um poder transformador que transcende quaisquer circunstâncias particulares em que estejamos eventualmente envolvidos. Dentre suas características mais importantes destacam: capacidade de ser flexível, grau elevado de autopercepção, capacidade de enfrentar e usar o sofrimento para evoluir e a qualidade de ser inspirado por visões e valores. Desse modo, todas as ideias e práticas do presente ensinamento estão voltadas para o seu desenvolvimento e manifestação.

Voltando aos centros, o que é mais importante de ser retido é que, em função de cada centro ter uma parte sua nos outros dois (por exemplo, há partes emocionais nos outros dois centros e partes intelectuais presentes fora do Centro Intelectual propriamente dito, e assim por diante), torna-se possível construir-se uma espécie de **ponte** que vai unindo os centros harmoniosamente à medida que utilizamos e realizamos o potencial de cada parte. É o que acontece, nesse sentido, com a "metanoia" ou o novo pensar que transcende a lógica comum (mas não a descarta). Esse pensar é mais psicológico, simbólico e analógico do que propriamente lógico, obedecendo a outra ordem de coerência, de natureza mais emocional e intuitiva. Sua porta de entrada seria a parte emocional do Centro Intelectual, isto é, nossa capacidade de amar o saber, de valorizá-lo intensamente a ponto de sermos tocados emocionalmente por seu conteúdo pleno de sabedoria, atingindo, desse modo, o âmago de nosso ser tanto em termos de conhecimento quanto de cura e purificação emocional.

Sem esse pensamento de natureza emocional não se pode, por sua vez, influenciar as outras duas partes do Centro Intelectual, ou seja, não haverá uma reflexão conceitual suficiente para uma compreensão profunda das ideias, mantendo apenas latente a parte intelectual, e nem uma implementação prática das ideias na vida cotidiana, pois como não fomos afetados emocionalmente pelas ideias, não geramos força de vontade suficiente para querer vivenciá-las e praticá-las concretamente. Consequentemente, sem um envolvimento profundo emocional com a sabedoria, nossa conduta não poderá ser positivamente afetada e modificada a partir de suas ideias.

Desse modo, como as partes emocionais de cada centro (exatamente por serem todas elas emocionais) possuem uma afinidade natural entre si, por meio do amor à sabedoria relativo à parte emocional do Centro Intelectual podemos construir uma ponte que nos levará ao Centro Emocional propriamente dito; isto é, por vias indiretas conseguiremos exercer uma influência positiva sobre as emoções, pois estaremos atuando a partir da parte emocional de outro centro, no caso o Intelectual. As partes funcionam então como verdadeiros "vasos comunicantes" que se ajudam mutuamente, além de possibilitar uma integração harmônica entre todos os centros.

Como dissemos, a maioria das pessoas não utiliza suficientemente as partes médias e superiores, principalmente dos Centros Emocional e Intelectual (pois o Centro Instintivo-Motor é mais necessário no mundo material). Em função disso, as duas partes instintivo-motoras desses dois centros ficam superdimensionadas ou infladas demais, arvorando-se em realizar tarefas ou tomar decisões que não lhes competem e para as quais não possuem a habilidade necessária, com consequências nefastas principalmente para quem se propõe a seguir um caminho espiritual.

Por exemplo, à parte inferior do Centro Intelectual, além de ser responsável pela curiosidade que nos impulsiona a fim de que possamos adquirir novos conhecimentos, cabe também a importante tarefa de registrar na memória todas as ideias com que entramos em contato. Porém, de modo algum está equipada para realizar uma reflexão mais profunda e assim poder compreender essas ideias; função que, em verdade, pertence às partes média e superior do Centro Intelectual. Essa "invasão" de uma parte inferior, que se arroga ao direito de fazer algo para o qual não está capacitada, acaba por dar origem a um "raciocínio" raso e superficial, baseado numa imitação acrítica daquilo que foi apenas registrado, sem a realização de nenhum processo reflexivo interior que nos permita assimilar devidamente a informação recebida. Simplesmente "vomita-se" essa informação de volta sem processá-la individualmente, fazendo de nosso "pensar" uma mera repetição do que nos foi informado pela mídia ou pelos outros por meio da educação e do *status quo* vigente. Contentamo-nos com o mero registrar e repetir seu conteúdo.

Portanto, nossas chamadas opiniões pessoais acabam muitas vezes virando apenas um amálgama amorfo de frases feitas, chavões, gírias e clichês, tudo copiado de fontes exteriores e sem que haja uma deliberação própria a partir de qualquer critério prévio de avaliação da informação recebida. Em última instância, nada do que pensamos que "pensamos" realmente nos pertence de fato, pois tomamos tudo emprestado dos outros, enquanto eles, por sua vez, fazem o mesmo conosco. Como todos se transformam numa espécie de câmara de eco de opiniões que foram igualmente ecoadas de terceiros, cria-se uma situação social propícia à confusão e ao conflito onde, sem possuir uma opinião que seja fruto de uma reflexão própria, nos tornamos cada vez mais uma massa de manobra fácil de ser manipulada por aqueles que detêm o poder. Estes, por sua vez, igualmente se repetem, a diferença se devendo apenas ao fato de ser uma imitação relativa à sua respectiva posição social.

Por exemplo, conforme o centro com o qual estamos mais identificados, isto é, se somos pessoas mais mentais, emocionais ou pragmáticas, tendemos a ver tudo e todos exclusivamente por meio dessas "lentes" distorcidas, projetando e impondo sobre os outros nossas maneiras unilaterais e preconceituosas de perceber as coisas. O fenômeno da identificação, visto pela ótica dos centros, atrela a nossa identidade às três partes inferiores de cada centro, comprometendo a qualidade de nosso pensamentos, sentimentos e ações, principalmente em relação ao centro que predomina em nossa psique. Se somos demasiado mentais, apesar do que seria "logicamente" esperado, é o nosso raciocínio que fica mais prejudicado (e não fortalecido), pois é em relação a ele que estamos mais apegados e definimo-nos, de forma limitada, como pessoas, o mesmo se dando se somos mais emocionais ou pragmáticos.

Tendo em vista essa situação onde cada um tem uma ótica unilateral para a apreensão da realidade e não percebe que os outros também percebem tudo com suas próprias lentes preconceituosas, fica muito difícil construir um verdadeiro diálogo e chegar a qualquer tipo de acordo mais duradouro. No entanto, à medida que vamos desenvolvendo nossos centros e suas partes de uma forma mais equilibrada, surge a possibilidade de uma comunicação real, pois agora existe uma motivação comum a todos os envolvidos calcada no próprio caminho espiritual. Ouspensky dizia que pessoas conscientes necessariamente concordam entre si, já que todos possuem um sentimento de união e se propõem a servir à mesma causa, importando menos a existência de eventuais diferenças quanto às formas escolhidas para realizá-la. Corroborando isso, diz-se que na proporção em que subimos para as partes médias e superiores de cada centro inferior ficam cada vez mais tênues as diferenças entre pensamentos, sentimentos e atos, pois vamos construindo uma coerência mais sólida entre eles, isto é, cada vez mais o que pensamos, sentimos e fazemos obedece a um propósito comum, dissolvendo aos poucos todas as nossas habituais hipocrisias e fazendo de nós pessoas mais íntegras e transparentes. Nos dois Centros Superiores essas distinções seriam quase inexistentes, pois o amor e o conhecimento conscientes tornar-se-iam uma única e mesma realidade e um sentimento de união e unidade permearia todas as individualidades.

B. Pogson chega a afirmar que só estamos realmente presentes numa situação quando habitamos pelo menos as partes médias ou emocionais de cada centro, ou seja, quando existe um envolvimento emocional genuíno e suficientemente elevado que nos conecte ao que está sendo vivido. Sem isso ficamos exclusivamente atrelados às partes inferiores ou instintivo-motoras e à mercê das circunstâncias, sem um objetivo ao qual estejamos ligados emocional e mentalmente. Por exemplo, nossa vontade pertenceria principalmente ao Centro Emocional e suas partes média e superior, sendo decisivo para um agir consciente possuir uma vontade que o impulsione e motive. Permanecendo apenas na parte inferior ficamos reféns de nossos desejos transitórios que se modificam sem qualquer critério. Também possuímos uma vontade na parte emocional do Centro Intelectual, pois torna-se imprescindível amar e valorizar o novo conhecimento de natureza espiritual a fim de que possamos resistir aos nossos desejos superficiais reconhecidos através da auto-observação, colocando-nos assim acima de nossos gostos e do apego às sensações agradáveis. Quando somos capazes de colocar o ensinamento como meta prioritária, tudo aquilo que vivenciamos fica cada vez mais referido a essa nova vontade. Mais uma vez constatamos como uma parte, no caso a emocional, conecta-se ao outro centro da qual provém, construindo aquela ponte à qual referimo-nos anteriormente, fazendo de nossa vontade algo mais permanente e profundo na medida em que está assentada em diferentes partes relativas a dois centros.

A título de ilustração, vamos dar uma visão geral sobre os centros e algumas de suas partes. O Centro Instintivo é responsável pelo trabalho interno de todo organismo físico, como uma espécie de cérebro à parte que unifica todos os diferentes órgãos e que prescinde de nossa participação voluntária (se não fosse assim morreríamos por qualquer distração nossa!). Comanda também todos os nossos sentidos (visão, audição, tato...) e nossos reflexos motores involuntários. Nesse centro tudo nos é dado pela natureza, nada precisa ser aprendido. Por outro lado, em sua parte média emocional possuímos emoções instintivas que são extremamente úteis, pois funcionam como um aviso para o que ameaça concretamente nossa sobrevivência. O medo ou a raiva, quando instintivos, fazem com que reajamos rapidamente para nos proteger de um perigo real e iminente. Já o medo e a raiva relativos ao Centro Emocional referem-se usualmente a uma ameaça apenas imaginária, como um temor constante de que uma situação de perigo, naquela ocasião real, possa se repetir ("será que o ladrão vai voltar?"). Nesse caso somos invadidos por um sentimento de ansiedade recorrente que exaure nossas energias sem qualquer necessidade, pois não mais corresponde a um fato concreto.

No Centro Motor, diferentemente do Instintivo, todos os movimentos devem ser aprendidos: andar, falar, dançar, manusear ferramentas, etc. Para Ouspensky, esses dois centros, que por motivos didáticos são unidos como um Centro Instintivo-Motor, são na verdade os mais normais e os que funcionam melhor, pois se não fosse assim nosso corpo físico ficaria vulnerável demais e não sobreviveríamos. Já os Centros Emocional e Intelectual podem estar em pior estado (como efetivamente estão) sem que haja um dano imediato; sofrem, de fato, muitos efeitos nocivos devido a nossas ações impensadas, porém estes são mais sutis e a longo prazo, o que acaba dificultando sua detecção por nossa parte e impedindo que nos corrijamos a tempo.

O Centro Emocional, como vimos, é o mais importante dos três, pois é através dele que podemos entrar em contato com os dois Centros Superiores (primeiramente com o Emocional Superior, que está mais próximo). Por outro lado, está impedido de realizar sua importante missão devido ao estado caótico em que se encontra atualmente, tomado por emoções negativas de todos os matizes, da simples irritação ao ódio mais violento. Por causa dessa sua função sagrada era chamado de "centro redentor" por Gurdjieff. Nesse sentido, é através dele, e não do Centro Intelectual, que se constrói a verdadeira compreensão do outro, pois o amor, quando consciente, possui também uma dimensão cognitiva que permite uma certa intuição sobre a essência espiritual de nossos semelhantes.

Como vimos, em função do seu estado atual negativo, o acesso ao Centro Emocional só pode acontecer por vias indiretas, através da parte emocional do Centro Intelectual. Chegamos ao emocional pela sua afinidade com as partes emocionais dos outros centros, no caso a do Centro Intelectual. Isso é muito importante de ser bem compreendido. É essa sustentação emocional-intelectual que possibilita que não manifestemos nossas emoções negativas de uma forma saudável, isto é, sem nos autocondenar e sem culpar os outros.

Concomitantemente passamos também a cultivar e a nos abrir para as emoções positivas, que se caracterizam por serem puras e incondicionais, não se transformando facilmente em seu oposto, como acontece no movimento pendular das emoções negativas, onde o amor se transforma em ódio e vice-versa. Para Selim Aissel, a disciplina e principalmente a coragem são as emoções que abrem a porta para todas as outras emoções positivas (amor, bondade, compaixão, humildade, etc.). Por conseguinte, antes de tudo é preciso haver coragem para suportar a visão dura da verdade acerca de nosso estado confuso atual. As emoções positivas vão vindo à tona à medida que fazemos o trabalho de purificação com as negativas. Fora a coragem (pelo menos no nosso nível de consciência) ainda não podem ser evocadas voluntariamente. Ou seja, não basta apenas querer amar ou se esforçar para sentir compaixão. Somente seres elevados têm essa capacidade de escolher o que querem sentir, isto é, habitam plenamente a parte intelectual do Centro Emocional.

Vamos detalhar um pouco mais as três partes do Centro Emocional e do Centro Intelectual (segundo Selim Aissel e P. D. Ouspensky):

CENTRO EMOCIONAL

a) Parte instintivo-motora

Aqui estão nossos maus-humores, sentimentalismos, hipersensibilidades; nossos desejos por sensações intensas como estar numa multidão ou emoções inferiores como ciúme, hipocrisia, más intenções, além de nosso gostar/simpatizar ou desgostar/antipatizar automáticos cotidianos.

b) Parte emocional

Nosso senso de humor mais elevado, sem desejo de rebaixar os outros pela ironia ou sarcasmo; sentimentos religiosos e estéticos. Aqui é importante salientar que as partes médias, em função dessa posição, podem se voltar tanto para "baixo", isto é, graças a uma atração pelo que é superficial e negativo, caindo num estado de identificação, quanto para "cima", dando origem a um estado mais consciente, caracterizado pela presença de uma intuição de ordem moral; nas partes médias, como veremos adiante, usamos a chamada "atenção atraída", isto é, atraída naturalmente pelo objeto de nosso interesse, seja ele de natureza inferior ou superior. Daí ser importante manter sempre viva nossa aspiração evolutiva, refinando nossa vontade, pois se deixamos nosso trabalho interno "esfriar", abrimos a guarda para interesses superficiais que muitas vezes nos levam à identificação e suas emoções negativas.

c) Parte Intelectual

Responsável pela criação artística quando se combina com as partes intelectuais dos Centros Motor e Intelectual; sede do chamado "centro magnético" que congrega o nosso anseio pelo espiritual e motiva nossa condição de "buscadores da verdade". Quando essa parte é muito desenvolvida somos capazes de escolher sentir as emoções positivas apropriadas para cada situação, isto é, pela "atenção dirigida" damos uma direção consciente às nossas emoções. Mas antes disso já temos pelo menos a capacidade de escolher resistir à expressão das emoções negativas.

Outro ponto muito importante em relação ao Centro Emocional é que ele não possui uma contraparte negativa natural. Nesse sentido, as emoções negativas seriam uma forma desnaturada pela identificação e por uma imaginação fantasiosa de emoções reais de natureza instintiva. Em função disso, todas as emoções negativas não nos pertencem verdadeiramente, tendo sido primordialmente adquiridas na infância através de um processo de imitação. Assim foi se formando uma espécie de centro artificial onde se condensaram as emoções negativas, ou seja, o próprio ego ou falsa personalidade. Essa situação, vista por outro ângulo, pode ser muito promissora para nossa libertação, pois podemos prescindir das emoções negativas ou mantê-las sob controle sem afetar o funcionamento do Centro Emocional como um todo integrado. Portanto, todo o sofrimento causado pelas emoções negativas pode e deve ser sacrificado por ser imaginário e inútil para o nosso crescimento. Por outro lado, existe outra ordem de sofrimento, pertencente de forma legítima às partes superiores do Centro Emocional, por exemplo, uma tristeza purificadora trazida à tona pela visão dura de nossa verdade e que atua como um elemento curativo da psique, e que precisa ser claramente distinguido da tristeza negativa que deriva, por exemplo, da frustração de não ter nossos desejos prontamente atendidos.

CENTRO INTELECTUAL

a) Parte Instintivo-Motora
Sua função não é pensar, mas de registrar o que já foi pensado ou as ideias que nos chegam. Como dissemos, todos nós nos identificamos com essa parte e abdicamos de pensar por conta própria. Assim essa parte inferior acaba por invadir as partes média e superior, substituindo a devida a formulação individual das ideias pela mera repetição automática do que já estava registrado. Não pensamos, na verdadeira acepção da palavra, apenas segregamos pensamentos dispersivos, curtos e aleatórios, sem qualquer intenção prévia.

Trata-se mais de um barulho mental desprovido de qualquer direcionamento, consciente, ao sabor dos ventos trazidos pelas circunstâncias exteriores. Um mero papaguear do que já foi visto e ouvido anteriormente sem uma participação real nossa. No Quarto Caminho esse pseudo-intelecto é chamado de "aparelho formatório". Na medida em que o usamos exclusivamente, vivemos toda uma vida sem ter tido nenhuma ideia própria. Pior ainda, há uma espécie de conluio entre o "aparelho formatório" e a parte negativa do Centro Emocional; isso ocorre quando, por exemplo, inventamos desculpas para justificar a manifestação de uma emoção negativa ("afinal ele pediu para ser agredido..."). Como não há uma justificativa real que corresponda à verdade da situação, nosso "pensamento" vai ficando mais repetitivo e mentiroso, e se não é questionado pode descambar para a imaginação negativa, o devaneio e o sonhar acordado. Tentando o impossível, que é transformar uma mentira numa verdade, vamos aviltando a função real do Centro Intelectual que é a busca e a formulação da verdade.

b) Parte Emocional
Como dissemos antes, é nessa parte que se encontra a porta que dá início à libertação de nosso aprisionamento intelectual e depois do emocional. É na parte emocional que está nosso interesse em saber ou conhecer, e no nosso caso, um saber específico ligado à espiritualidade, ao aprendizado evolutivo.

Inclui também a insatisfação pela nossa ignorância, dando-nos a humildade necessária para que o aprendizado seja possível. É, portanto, nessa parte que se concentra nosso amor pela sabedoria, onde a colocamos acima de qualquer outro interesse dentro da vida cotidiana, onde o anseio pela verdade ocupa um lugar prioritário em nossa vida. É aqui que se inicia união harmônica entre a cabeça e o coração, reverberando em seguida na purificação do próprio Centro Emocional. Da intensidade dessa valorização e amor pela sabedoria espiritual libertadora depende a construção de uma vontade sólida; antes de tudo para querer aplicar a sabedoria à vida concreta e depois para efetivamente pôr "mãos à obra" e agir de forma coerente com a meta livremente decidida.

c) Parte Intelectual

É aqui que se dá o processo de reflexão propriamente dito, pela criação e formulação de ideias e pela percepção da conexão existente entre elas. Nesta parte é necessário ter a chamada "atenção dirigida", isto é, não apenas passivamente atraída pelo que nos interessa, mas deliberada, ativa e voluntariamente focada no tema em questão. Para o buscador da verdade espiritual é nessa parte que se começa a transcender o pensamento derivado apenas do que nos chega através dos sentidos físicos (útil somente para a vida material), onde, como vimos, nos movemos na direção de um pensar mais simbólico, analógico e psicológico, onde cada situação concreta possui um significado espiritual. Todas as ideias aqui expostas, por exemplo, são um estímulo para o desenvolvimento dessa parte.

Com esse novo pensar ocorre uma inversão decisiva. Em vez de o intelecto estar a reboque das emoções negativas, como costuma ser habitualmente o caso até agora, é ele que as influencia, dissolvendo pela reflexão toda a falsa argumentação urdida pelo "aparelho formatório" a serviço das emoções negativas. Esse processo é o que Maurice Nicoll denomina de "metanoia"; ou seja, não apenas ter novos pensamentos, mas principalmente uma nova forma de pensar, remetendo sempre cada ideia particular à filosofia que a engloba e lhe dá significado. Abordamos assim cada ação, emoção ou pensamento nossos através de um pano de fundo que os transcende, ou seja, referindo-os à nossa caminhada evolutiva de retorno à origem, enriquecida por nossas experiências no plano terrestre. Oferecemos todos os nossos talentos com o intuito de cooperar com esse plano maior e ajudar nossos semelhantes. Através desse novo pensar transformamos nossas emoções e, a partir destas, nosso próprio ser. Da metanoia à metamorfose do ser, a verdadeira meta final.

Ouspensky afirma que, criando um pensamento correto contínuo, tornamo-nos capazes de não expressar as emoções negativas, pois, apesar de as emoções serem mais rápidas do que o pensamento, por outro lado são também mais passageiras e dependentes das circunstâncias imediatas. É a solidez e a persistência da metanoia que faz com que possamos refreá-las. Portanto, controlar os pensamentos é mais viável do que fazê-lo com as emoções, pois quando já estamos sob o efeito de uma emoção negativa é quase impossível interferir nela diretamente. Através do acesso indireto da metanoia percebemos uma verdade que nos deixa preparados conceitualmente antes da eventual explosão emocional, desmascarando todos os subterfúgios que anteriormente a justificavam.

Por exemplo, antes de encontrar alguém que normalmente nos irritaria, devemos nos perguntar: quais são os meus pensamentos usuais sobre essa pessoa? Não os que pensamos quando já estamos irritados com ela, mas sim quando estamos num momento mais tranquilo, capazes de pensar em suas qualidades e nos bons momentos vividos em comum. Ao mesmo tempo, pela auto-observação, percebemos que nós também possuímos traços semelhantes, abalando os alicerces de nossa anterior "justa indignação". Passamos então a perceber a outra pessoa diferentemente, porque construímos uma nova atitude mental em relação a ela. Na verdade, requer-se também a colaboração do Centro Motor para que o novo comportamento se manifeste em atos concretos. No entanto, mesmo que não consigamos implementar a metanoia nas emoções, pois isto leva algum tempo, não devemos desanimar. Devemos dar valor ao nível da verdade que já conseguimos ver e perseverar com uma firmeza paciente em relação aos nossos desvios previsíveis. Pois, muitas vezes, nossos aparentes fracassos podem revelar mais ainda a nossa máscara do que nossos acertos, reforçando, e não diminuindo, a metanoia.

12

O refinamento da atenção: uma chave para e elevação da consciência

> "A atenção é como uma faca de dois gumes. É tanto a chave para a liberdade como a causa da escravidão. Quando eu não trabalho na minha atenção, ela sempre se identifica com alguma coisa e eu me torno o escravo daquilo com o qual estou identificado. Porém, quando trabalho nela, isto me permite passar por uma transformação interior por meio da qual eu me torno consciente de mim mesmo... É isto que torna a atenção tão importante: ou eu a controlo ou ela me controla. Minha atenção estará sempre enganchada em algo. Esta é a sua propriedade. Ou haverá em mim uma força direcionada que garantirá que a energia de minha atenção será usada para o propósito de minha própria transformação interior, ou ela logo se identificará com qualquer coisa que porventura a atraia." J.G. Bennett – Citado em *The Attention Paradox*, Bob Hunter, pág. 114.

Nos capítulos precedentes já pudemos entrever a enorme importância assumida por uma atenção de qualidade para uma correta observação de si e lembrança de si, além de um uso equilibrado do potencial contido nos centros e suas partes. Vimos também como a atenção consciente é a chave para que consigamos dirigi-la e dividi-la em relação às nossas vidas exterior e interior. E como a atenção semiconsciente e dispersa acaba resvalando para um estado de identificação, onde nossa identidade se perde ao misturar-se aos objetos identificados. Entender como a atenção cumpre um papel de ligação entre todas essas ideias torna-se então um fator crucial para que possa haver uma aplicação delas em nossa vida cotidiana. Então, para que haja uma verdadeira compreensão, aquela que suscita um anseio de praticá-la, devemos dar atenção à nossa própria maneira de exercer a atenção, tanto na vida exterior quanto na vida interior. Através da auto-observação somos capazes de perceber em qual tipo específico de atenção estamos envolvidos. Sem entender os modos como a atenção, ou a falta dela, manifestam-se concretamente em nossas experiências, não poderemos elevar sua qualidade e, consequentemente, nem o nosso nível de consciência.

O próprio trabalho espiritual é como uma planta que necessita de constante atenção e cuidados a fim de que seus frutos possam nutrir o crescimento de nossa centelha de luz interior, isto é, devemos alimentá-lo com nossa atenção para que, por sua vez, possa também nos alimentar. Tudo cresce quando recebe atenção e diminui quando não a recebe. Por exemplo, nossos chamados "pequenos eus" ou subpersonalidades tendem a atrofiar-se e tornarem-se inoperantes na exata medida em que paramos de dar-lhes nossa costumeira atenção baseada na identificação e passamos a observá-los a partir "de cima" com o eu observador, desmascarando todos os truques que até então nos deixavam fascinados. Desse modo, essa atenção desapegada e consciente pode, na mesma proporção, nutrir a essência espiritual.

Para o Quarto Caminho, portanto, o refinamento da atenção está intrinsecamente ligado à elevação da consciência. Tanto o pensar como o sentir possuem conexão com um tipo específico de atenção, respectivamente, a atenção dirigida e a atenção atraída. Podemos dizer que, num certo sentido, amar é dar atenção consciente, onde nos sentimos profundamente atraídos para satisfazer as reais necessidades dos outros e, para isso, precisamos focalizar ou dirigir nossa atenção a fim de captar efetivamente quais são e como proceder. Uma atenção profunda possui a capacidade de captar e aceitar o outro como um todo, parando de vê-lo em compartimentos estanques onde alternadamente o aprovamos ou desaprovamos de acordo com os nossos interesses de momento.

Para Ouspensky, o controle e a capacidade de sustentar a atenção é o começo da vontade consciente. Nesse sentido, dirigimos nossa atenção de acordo com o ideal elevado previamente decidido por nós. Essa meta é a direção para a qual a força de nossa vontade consciente vai nos levar, para onde vamos concentrar prioritariamente a atenção. Escolhemos primeiramente nosso ideal mais elevado, depois direcionamos nosso querer em sua direção, para, a partir daí, dirigir e concentrar a nossa atenção. Consequentemente, o ideal e a vontade devem sempre preceder e transcender a atenção propriamente dita. Aos poucos vamos então aprendendo a não desperdiçar nossa atenção com coisas que não a merecem, questionando-as de acordo com os nossos valores mais profundos. Perguntar-se, por exemplo: será que minha atenção segue a direção de minha vontade conscientemente deliberada ou simplesmente vai a reboque de meus desejos de ocasião? Qual dessas duas direções eu realmente **quero** que siga? Onde concretamente coloco a minha atenção ao longo do dia? Onde verdadeiramente quero colocá-la e por que não o faço? Para Olivier de Salzmann, sem a presença constante de um questionamento existencial profundo não poderá haver uma atenção de qualidade superior, pois são perguntas desse teor que possuem a capacidade de nos deixar num estado alerta que pode, por sua vez, nortear o rumo que daremos à atenção, fazendo-nos perceber o significado das mensagens que a vida constantemente nos envia.

Normalmente, segundo Thomas de Hartmann, nossa atenção possui uma qualidade meramente passiva. Pensamos que somos nós que ativamente atraímos um objeto a partir de nossos interesses particulares, no entanto é o próprio objeto que atrai a nossa atenção, onde assumimos um papel meramente coadjuvante em nossas próprias vidas. É como se fôssemos mais "comprados" por um artigo qualquer do que propriamente os agentes que deram origem à ação. Como vimos, essa é umas principais características da identificação, onde, em última instância, não vivemos realmente, mas apenas "somos vividos" pelas coisas que inconscientemente atraem a nossa atenção. Nesse caso, tanto nossa vontade quanto a nossa atenção estão prioritariamente conectadas aos sentidos físicos e às influências que captam do ambiente externo, não nos pertencendo de fato. M. Nicoll diz que, se estamos negativos, a tendência é que a atenção seja logo atraída e resvale

Mergulho interior

inconscientemente para essa negatividade, reforçando-a e sendo desperdiçada em coisas fúteis e inúteis.

Sem um trabalho que as redirecione para o ideal espiritual, não somos os verdadeiros donos de nossa vontade e atenção. Somente a atenção que tem origem em nosso interior pode estimular uma elevação de consciência e ligar-se à vontade que anseia a consecução do ideal. E apenas esta vontade pode nos libertar da sujeição às coisas externas e possibilitar o exercício do verdadeiro livre arbítrio. Para Bennett o trabalho espiritual pode ser definido como a construção de uma atenção voluntária, onde somos nós mesmos que tomamos a iniciativa, sem a presença de um estímulo exterior que controle o que atrai a nossa atenção. Uma atenção que provém da consciência e que, somente a partir dessa dimensão, vai debruçar-se sobre as funções motoras, emocionais e intelectuais, isto é, tornando-as igualmente conscientes (agir, sentir e pensar de forma mais consciente).

Consequentemente, o ser humano poderia ser definido pela qualidade de sua atenção, pois em função dela pode haver ou não a possibilidade de uma escolha livre. Para sermos realmente livres precisamos libertar-nos da atenção que se identifica com as partes mais superficiais de nosso ser. Como foi colocado em relação à lembrança de si, além de dividir a atenção entre o objeto externo e nosso próprio organismo, é preciso também que a atenção reconheça a presença de algo que transcenda essas duas instâncias, que está, por assim dizer, numa dimensão superior tanto relativa à situação externa quanto ao nosso próprio eu pessoal, isto é, que provenha da essência espiritual ou centelha divina. Segundo Rodney Collin, como vimos, por meio da lembrança de si dirigimos uma parte da atenção para a ação correta no mundo exterior (como se olhássemos "para baixo"), dirigimos outra parte para nós mesmos, para a percepção da qualidade de nossas reações (olhando para dentro), além de focarmos a atenção para uma conexão, para um elo com os poderes superiores dentro e fora de nós (olhando "para cima").

A atenção, segundo sua qualificação, pode servir inclusive como um critério para que saibamos em que parte de um centro estamos habitando num dado momento. Então, quando a atenção é difusa e dispersa é porque estamos identificados com as partes inferiores ou mecânicas. Quando estamos com uma atenção atraída por um objeto de nosso interesse é porque estamos nas partes médias ou emocionais. Aqui, como vimos, o fator decisivo é a qualidade desse objeto, evocando a imagem de uma faca de dois gumes proposta por J. G. Bennet. Se é algo superficial, a tendência é logo cair para a atenção dispersa e identificada. Porém, se o interesse é pelo que é elevado e sublime, a atenção igualmente se eleva para o nível seguinte, isto é, aquela que é dirigida conscientemente, incentivando a autoconsciência expressa por meio do amor, da reflexão e do serviço, de acordo com o centro mais envolvido numa dada situação.

Por exemplo, se nossa atenção é atraída para algo de nível inferior e, pela auto-observação percebemos isso, a tendência é que nos identifiquemos com a negatividade constatada, fazendo com que sejamos presas fáceis para o desânimo e a vitimização. Ficamos identificados e somos tomados por uma tristeza depressiva que nos coloca mais ainda para baixo. Por outro lado, quando nossa atenção é atraída para algo mais elevado, para a busca espiritual, a **mesma** negatividade, quando observada, dá origem a uma tristeza que possui outra qualidade. Somos então capazes de constatá-la e ficar tristes, mas sem desanimar e culpar os outros. É quase uma tristeza "alegre", como vimos, pois não nos deixamos contaminar pelo que o "eu observador" percebeu dentro de nós.

A coragem e certeza de estar sendo purificados e transformados pela visão de tudo o que se passa conosco supera o conteúdo da negatividade observada. Ficamos, por assim dizer, horrorizados com aquela verdade que foi vista, porém animados pela capacidade e a graça de ter podido vê-la. Trata-se de uma tristeza que nos deixa mais humildes pela constatação de nossa impotência em ditar o ritmo de nossa evolução e nos impulsiona para pedir ajuda para os poderes superiores. Além disso nos dá fé e esperança de que nossa sinceridade de propósito mais cedo ou mais tarde trará resultados que estão certamente muito acima de qualquer expectativa limitada nossa atual. Desse modo, se nos sentimos tristes "para baixo" ou "para cima", se somos tomados pelo desânimo ou pela esperança, após a visão de nossas fraquezas, serve como critério seguro para que saibamos se nossa atenção atraída possui uma qualidade superior ou inferior, se nossa atenção está identificada ao que está fora de nós ou se obedece aos nossos anseios de natureza espiritual.

Vamos agora caracterizar um pouco melhor os três tipos de atenção:

1) Atenção zero ou dispersa

Com essa atenção, ou melhor, com a falta quase total de atenção, navegamos ao sabor dos acontecimentos, colocando-nos sob a influência do que

Gurdjieff chama da "lei do acidente", onde qualquer coisa pode acontecer a qualquer um, mesmo sem ter relação com o nosso destino ou com o nosso "carma". Selim Aissel fala do *makam*, um termo de origem sufi que representa um campo energético ou áurico que emanamos e nos circunda. Na atenção dispersa há uma constante invasão mútua dos *makams* de todas as pessoas, fazendo com que cada um viva por alguns momentos a vida do outro. Aqui há um verdadeiro aviltamento e desperdício da preciosa energia disponível para a atenção. Os seres humanos caracterizados como 1, 2 ou 3, isto é, aqueles que estão, de forma quase exclusiva, respectivamente identificados com os Centros Instintivo-Motor, Emocional e Intelectual, têm a sua atenção como que roubada pelo seu centro predominante, em detrimento dos outros dois. Identificar-se é, portanto, abdicar inconscientemente de exercer o controle sobre a atenção; é perder-se dentro da própria atenção. Sem abrir mão dessa inclinação automática que permite que nossas energias fluam para qualquer coisa que esteja diante de nós, sobrará muito pouca para a vida espiritual. Já as chamadas partes mecânicas ou instintivo-motoras de cada centro podem perfeitamente funcionar com pouca ou quase nenhuma atenção (caminhar, comer). Agem de forma quase independente; por isso podemos, por exemplo, refletir sobre um problema enquanto damos uma caminhada.

2) Atenção atraída

Aqui somos atraídos por um interesse prévio nosso. Colocamos toda a nossa atenção nesse objeto, mas não é preciso fazer nenhum esforço para isso. Somos então passivamente atraídos pelo objeto em questão. Nosso próprio interesse faz com que a atenção flua naturalmente para aquilo que nos atrai. Um filme, uma obra de arte, uma pessoa faz com que sejamos totalmente absorvidos, esquecendo-nos momentaneamente de nós mesmos. É o tipo de atenção incentivado pela sociedade desde a nossa infância e encarado como condição necessária para uma tarefa bem executada. É perder-se no que se faz, concentrando a atenção de forma unilateral no assunto de nosso interesse. Se na vida social isso pode trazer alguns benefícios em todos os campos (profissional, lazer etc.), é insuficiente, por si só, para o aprofundamento na busca espiritual.

Para Beryl Pogson, o próprio recebimento do ensinamento espiritual requer a presença de uma atenção atraída bilateral, a fim de que possamos valorizá-lo devidamente, ou seja, estar receptivos ao seu conteúdo ao mesmo tempo em que percebemos a profundidade com que reverbera dentro de nós. Sem esse duplo acolhimento a etapa seguinte fica comprometida. Ou seja, não haverá suficiente reflexão e aplicação, que são os elementos que fazem com que o ensinamento realmente faça parte de nós, de nosso ser. A atenção atraída é necessária, porém, não é suficiente. Ela nos dá receptividade, abertura e apreciação genuína pelo que é recebido; mas, como é um processo mais passivo, o ensinamento não fica claramente compreendido, e por isso é apenas superficialmente registrado pela memória. Somente a partir de uma atenção ativa haverá maior clareza na compreensão e no seu registro. Em outras palavras, o trabalho com as partes emocionais ou médias de cada centro requer a presença de uma atenção plena; no entanto, trata-se de um tipo de atenção que não exige qualquer esforço de nossa parte, pois a atenção é atraída e mantida de forma natural pelo próprio interesse que nos liga ao objeto em questão.

Ainda segundo a autora, se usamos predominantemente a atenção atraída, não poderá haver estabilidade ou segurança no trabalho espiritual, pois normalmente nossos interesses flutuam sem qualquer critério de referência, ficando sujeitos ao elemento aleatório presente nas circunstâncias externas. Por ser algo prazeroso sentir-se totalmente absorvidos pelo que nos agrada, sem que precisemos fazer esforços, tendemos a nos sentir confortáveis e evitar o uso de uma atenção ativa e dirigida. O problema, como vimos, é que facilmente descambamos para a identificação e a atenção dispersa, dando margem para o surgimento de uma imaginação fantasiosa, devaneios e emoções negativas que nos afastam mais ainda realidade factual, fazendo com que, por assim dizer, nos percamos de nós mesmos em meio às situações que vivemos.

Especificamente em relação ao trabalho espiritual é muito importante que mantenhamos uma atenção atraída de qualidade, isto é, ligada ao nosso anseio profundo pela evolução da consciência. Devemos, nesse sentido, antes de tudo entrar em contato com o ensinamento de sabedoria por meio dessa atenção, tendo sido tanto tocados emocionalmente quanto possuindo um interesse genuíno em aprender um conhecimento novo e superior; tendo ciência, ao mesmo tempo, de nossa própria ignorância, servindo como um incentivo para a busca daquilo que nos falta. Ou seja, quando a atenção atraída tem por objeto a sabedoria, estimula a busca por novas ideias e o desenvolvimento gradual de uma intuição capaz de discernir aquilo que é mais elevado. No entanto, ler um livro ou escutar uma palestra apenas coma atenção atraída acaba por fazer com que evitemos refletir nos trechos mais difíceis, impedindo assim uma compreensão mais profunda.

Para B. Pogson, quando estamos somente com essa atenção temos também dificuldade de prosseguir na assimilação de informações após ter havido qualquer interrupção, pois ainda se trata de algo que vem de fora para dentro, nos deixando mais vulneráveis e sem um eixo interno que forneça direção ao processo. Já se a atenção é dirigida conscientemente, podemos voltar ao fio condutor do assunto com maior facilidade. Num certo sentido, somos capazes, nesse caso, de incorporar a dita "interrupção" ao nosso raciocínio e enriquecer a argumentação com os pontos de vista dos outros, estabelecendo um diálogo mais harmônico entre as partes. Por possuir esse elemento mais frágil e passivo, aquilo que ficou registrado na memória a partir de uma atenção meramente atraída tende a ser mais facilmente esquecido ou lembrado de uma forma vaga e imprecisa. Sendo uma atenção relativa às partes emocionais dos centros, fica retida na memória apenas uma impressão geral do que foi captado pelos sentidos, uma impressão de natureza emocional de tudo o que foi registrado e que permaneceu como uma sensação vaga, sem maiores detalhes.

3) Atenção dirigida

Este é o tipo de atenção requerida para ter-se acesso às partes intelectuais ou superiores dos três centros. Como vimos a respeito da lembrança de si, trata-se da atenção utilizada na aplicação do chamado choque consciente, onde dirigimos e sustentamos a atenção para o que nos chega de fora e simultaneamente para nossa resposta interna; ou seja, uma atenção dirigida, sustentada e dividida, envolvendo um esforço voluntário e consciente. Esse vaivém, esse diálogo constante entre atenção externa e interna vai rompendo a visão distorcida, ensimesmada e unilateral que usualmente temos da realidade, derivada da atenção dispersa característica do estado de identificação.

Aqui também existe uma atenção dirigida para os assuntos cotidianos e que é necessária para a nossa inserção na sociedade. Por exemplo, nossa capacidade de concentrar a atenção é requerida o tempo todo na vida profissional. O problema é que, mesmo sendo um tipo de atenção mais refinado, na vida comum isso é feito de forma unilateral e apenas semiconsciente. É, sem dúvida, um esforço que nos ajuda, porém exclusivamente motivado e voltado para o exterior, sem levar em conta os processos interiores, não podendo, portanto, levar ao autoconhecimento. É o tipo de atenção estimulado pela educação familiar e escolar, onde estar totalmente imersos nos objetos é a meta. Levada a um extremo, a chamada atenção profissional resvala para um direcionamento em relação às coisas que nos "fascinam", isto é, com as quais estamos mais identificados, pois a motivação, em última instância é o sucesso na vida material. Segundo Rodney Collin, trata-se, sim, de uma atenção dirigida, entretanto é feita de uma forma quase automática, de acordo com as necessidades de sobrevivência física. Concentramos a atenção, mas não há uma compreensão real daquilo que é realizado ou da qualidade das motivações envolvidas, tornando inviável um crescimento interior. Somente uma atenção dirigida para o ideal e dividida entre a vida exterior e a interior provém realmente de nós, tornando-nos capazes de habitar em nossas partes mais profundas e permanecer nelas de forma mais continuada.

Como aponta Jeanne de Salzmann, a atenção bilateral ou dividida nos faz voltar para dentro, como num mergulho interior, a fim de que percebamos algo real e verdadeiro em nós; é também um movimento de expansão para fora, para as impressões recebidas dos outros e de tudo que nos cerca através dos sentidos físicos, tornando-nos abertos e receptivos para qualquer coisa que a vida nos mostre. Desse modo, quanto mais vivemos interiormente de uma forma correta (nunca um mero autoisolamento) mais somos capazes de apreciar tudo o que nos acontece.

Para Bennett, reforçando isso, a qualidade de nosso ser depende da qualidade de nossa atenção, pois a atenção consciente nos dá a possibilidade de fazer uma escolha livre. Essa atenção superior, por ser independente de qualquer atração por objetos externos ou internos, possui estabilidade, sendo, portanto, um referencial capaz de detectar qualquer desvio em relação a uma decisão previamente tomada, fazendo-nos retornar à direção original.

Segundo William Segal, uma palavra proferida com atenção (dirigida e dividida) está carregada com uma energia especial, pois nutrimos o ouvinte duplamente, tanto a partir de nós mesmos quanto do significado que queremos passar. Para Eckhart Tolle, quando isso acontece há uma presença interior acompanhando o que é dito, capaz de tocar emocionalmente quem escuta, além mesmo de seu conteúdo explícito.

Maurice Nicoll, por sua vez, diz que o nosso maior problema é que, inconscientemente, abdicamos de utilizar o potencial contido nas partes intelectuais

Mergulho interior

dos centros, e isto ocorre exatamente porque é necessário usar uma atenção dirigida. Isto é, não queremos, portanto, sair da inércia de nossa zona de conforto e nos esforçar, permanecendo passivamente no tipo de atenção relativa às partes inferiores e mecânicas que nos são mais familiares. Como afirmamos, para sair desse impasse é preciso refletir e escolher um ideal espiritual que toque o nosso coração para, a partir dele direcionar a nossa vontade que, por sua vez, informará onde e como colocaremos especificamente a atenção.

13

Das emoções negativas às positivas: a purificação necessária

"Aquele que consegue desapegar-se da emoção, mesmo quando continua a senti-la, torna-se o verdadeiro senhor dela." Paul Brunton, *Ideias em Perspectiva*, pág. 86.

"De qualquer maneira, a realidade é que essa mesma energia que em baixo nível se manifesta como 'qualidade negativa', se é levada a uma frequência vibratória mais alta transforma-se em qualidade positiva. Essa é uma lei. Por exemplo: a combatividade, a ira, a agressividade se forem sublimadas tornam-se força, poder, vontade, em nível espiritual. O criticismo transforma-se em discernimento. O amor egoístico transmuta-se em Amor Universal, e assim por diante." Angela Maria La Sala Batà, *O Desenvolvimento da Consciência*, pág. 70.

"É preciso compreender esse processo de utilização da energia. Nós dispomos de um potencial de energia. Uma emoção negativa nasce em nosso Centro Emocional. Uma parte dessa energia irá entrar no Centro Físico – um nó na garganta, por exemplo – e se, além disso, nós a manifestamos exteriormente, se nos pomos a gritar, por exemplo, quer dizer, se realizamos um movimento exterior permitimos que a energia igualmente penetre em outro centro, o Centro Motor, e toda a energia desaparece. Por outro lado, por meio da tomada de consciência da lembrança de si um processo diferente se inicia. Sentimos a energia descer para o corpo físico – o nó na garganta – porém se, neste mesmo instante, existe a auto-observação, uma parte dessa energia, em vez de ir para o Centro Físico, dirige-se para o Centro Intelectual: desse modo, haverá menos energia disponível para a manifestação exterior." Selim Aissel, *Vivre au Meilleur Niveau de Soi-Même*, pág. 91.

Conforme colocamos anteriormente, em função do papel decisivo do Centro Emocional, notadamente de suas partes média e superior, como ponte para o acesso aos dois Centros Superiores, vamos empreender uma análise um pouco mais detalhada das emoções, principalmente as negativas, pois são o maior fator impeditivo para aquele contato. Muito do que será exposto aqui baseia-se no excelente e exaustivo trabalho de Selim Aissel, além de, secundariamente, em Maurice Nicoll e Beryl Pogson. Sem estudar o *modus operandi* das emoções negativas dentro de nós ficamos impedidos de não as manifestar exteriormente, poluindo os outros com nossas próprias fraquezas.

Porém, antes de mais nada, como vimos, é necessário que percebamos que as emoções negativas são, de fato, negativas, isto é, que nos prejudicam e também a todos os que nos cercam; que é crucial, portanto, parar de inventar desculpas para o fato de que as sentimos e, pior, as expressamos. Por exemplo, uma justificativa comum é a de que nos sentimos "aliviados" ao explodir de raiva, de que não tivemos escolha, pois, afinal, fomos provocados pelos outros ou pelas circunstâncias, somos pessoas sempre "sinceras", doa a quem doer! Enquanto persistirmos em tomar o que é negativo como sendo algo positivo ou mesmo desejável para o nosso "sucesso" na vida, não há possibilidade de realizar com seriedade qualquer purificação emocional. Podemos até refrear pontualmente a manifestação de emoções negativas, a fim de adequarmo-nos às normas sociais ou às nossas conveniências e obter o que se deseja; porém interiormente continuaremos a alimentá-las, e mais cedo ou mais tarde acabarão por aflorar, muitas vezes com maior intensidade ainda.

Parece até uma tautologia ou uma obviedade, mas ver as emoções negativas como realmente negativas, como um inimigo interno que nos envenena energeticamente, já é um grande passo, pois a força dessa compreensão já retira parte do seu poder sobre nós. O pior é que, além das emoções negativas desagradáveis de serem sentidas e que não são toleradas socialmente, como ódio, raiva, inveja, crueldade, calúnia, más intenções, entre outras (se bem que mesmo estas cada vez mais são aceitas por uma sociedade que valoriza o sucesso a qualquer preço), há outras que são abertamente incentivadas e vistas até mesmo como agradáveis, dificultando ainda mais a tomada deste primeiro passo. Exemplos mais frequentes: estar sempre com razão, sentir-se superior ou especial, ter um sentimento de autoexaltação pela vitória sobre um oponente, crer-se merecedor de ter todos os desejos satisfeitos, gula, comodismo e excesso de confortos, ambição desmedida, busca de uma felicidade superficial, consumismo, obter dinheiro pelo dinheiro, liberdade irresponsável, promiscuidade, sentimento de posse e ciúme, fazer "justiça" com as próprias mãos, competitividade sem ética, etc. Na verdade, ao procurarmos criar justificativas supostamente racionais para qualquer coisa que façamos, acabamos por fazer com que as emoções negativas se instalem permanentemente em nosso psiquismo. Algo que seria apenas passageiro se perpetua internamente, gerando estados de ânimo que tendem a durar dias ou, pior ainda, ressentimentos que são constantemente alimentados por anos a fio.

Podemos constatar que a maioria das tramas da dramaturgia atual que prevalece na mídia está ancorada na expressão e mesmo no incentivo a essas emoções negativas. Cada vez mais "glamoriza-se" as personagens "do mal", cabendo-lhes agora os papéis principais. A vingança, fazer justiça com as próprias mãos, o crime puro e simples e todas as formas de violência dominam quase todas as telas. Mesmos os agentes da lei matam sem qualquer remorso, sentindo-se mesmo satisfeitos e cheios de si. Treinam-se soldados por meio de videogames onde se matam pessoas como se fossem insetos. Há literalmente uma epidemia de emoções negativas, pois, para piorar, elas são contagiantes e cumulativas, na medida em que nosso comportamento mecânico e semiconsciente caracteriza-se pela imitação e pelo mimetismo repetitivo, como uma bola de neve.

Primordialmente, insistindo mais uma vez, a negatividade está dentro de nós, mas o fato de ser continuamente excitada pelo ambiente e ser socialmente incentivada dificulta muito uma tomada de consciência. Numa sociedade massificada como a nossa, a capacidade para uma reflexão individual é cada vez mais eclipsada pela participação na multidão amorfa, comprometendo o senso de responsabilidade pessoal e tornando mais fácil a insanidade violenta coletiva (uma pessoa sozinha não vai linchar outra, mas, num grupo, todos se apagam e se refugiam no aparente anonimato, reforçando mutuamente sua inconsciência). Hoje em dia esse fenômeno ampliou-se ainda mais através das mídias sociais, onde agora a multidão virtual é a regra. Infelizmente o que é inferior é passível de ser replicado por contato ou por "osmose", enquanto o que é elevado demanda a realização de um trabalho individual consciente (nesse caso um grupo ou uma comunidade é o resultado ou a soma de indivíduos conscientes e nunca um mero amálgama manipulado de fora).

Quando somos capazes de impedir a manifestação de nossa negatividade emocional facilitamos a aparição do estado de separação interior que está na base da lembrança de si ou autoconsciência, dando-nos a necessária objetividade para observá-la em seus mínimos detalhes. Ao colocarmos conscientemente uma resistência a essas emoções, ficam mais propensas a se revelar e facilitam nossa luta contra sua afirmação em nossa psique. Consequentemente, não podemos observá-las se as expressamos sem qualquer freio, pois, pela identificação, nos tornamos tudo aquilo que fazemos de modo inconsciente. Ou seja, ao fazermos delas a nossa identidade, passamos à condição de sujeitos e ficamos impedidos de vê-las como objetos distanciados e passíveis de serem observados com imparcialidade.

Numa abordagem mais profunda, quando não conseguimos evitar a manifestação de uma emoção negativa, devemos buscar como causa última, não a emoção em si mesma, mas sim a nossa necessidade de expressá-la a qualquer custo. A causa de todas as emoções negativas seria sempre querer aquilo que não se pode ou deve ter. Segundo John Bradshaw em seu livro *Curando a Vergonha que Impede de Viver*, a base de todas as fraquezas de caráter reside em nossa própria vontade viciada, numa impulsividade irrealista e sem limites. Para o autor, é como se disséssemos para nós mesmos o tempo todo: "eu quero o que quero e quando eu quero", isto é, como se fôssemos viciados em nossa própria vontade. Por conseguinte, mais importante ainda do que o objeto do vício ou fraqueza é o nosso próprio querer imaturo, tornando-se crucial para o trabalho de purificação do Centro Emocional que recuperemos o poder diretor de nossa vontade. Desse modo, ao alinharmos a nossa vontade com o ideal espiritual, passamos cada vez mais a ser capazes de implementar em nossa vida cotidiana as escolhas que fazemos.

Como foi dito, após o reconhecimento da negatividade como tal, o segundo passo é perceber que a causa primária está dentro de cada um. Assim vamos parando de projetar nossos problemas sobre os outros, vendo-os como espelhos que iluminam nossa "sombra", isto é, nossa própria negatividade não confessa. Para Selim Aissel os outros são, sim, responsáveis pelo mal que nos causaram (assim como nós em relação a eles), mas nunca pelo tipo de reação interna nossa ao que nos fizeram. No entanto, o foco aqui é o nosso trabalho evolutivo interno e não o comportamento alheio que, seja ele qual for, passa a possuir apenas uma importância secundária.

Como vimos, é nosso nível de ser que em última instância atrai as circunstâncias externas de nossa vida. Se compreendemos isso com um mínimo de profundidade, passamos a questionar qualquer tentativa nossa de culpar os outros, arrefecendo toda a gama de negatividade que normalmente vem na esteira de uma atividade acusatória, como desejo de vingança, vitimização, autopiedade, revolta, ódio etc. À medida que perseveramos nessa prática, quase nenhuma negatividade externa será forte o suficiente a ponto de causar uma eclosão de negatividade dentro de nós. Cada vez mais percebemos que todas as situações externas, por definição, têm um papel secundário, derivado de nossa própria atitude interna ("não mate o mensageiro", como se diz). Pelo contrário, com o tempo passamos até mesmo a agradecer aos "mensageiros", pois nos revelam para nós mesmos, quebrando a identificação hipnotizante com tudo que nos é exterior. Portanto, internamente sempre teremos algum grau de escolha, de liberdade quanto à resposta que daremos aos estímulos externos. Um exemplo disso, por mais distante que esteja de nossa realidade atual, mas que serve como uma inspiração, é a atitude de Jesus Cristo diante de seus algozes ("Perdoai-os por que não sabem o que fazem"). Na verdade, nenhum de nós sabe realmente o que faz, pois estamos todos aprisionados pela ignorância em relação ao nosso próprio ser verdadeiro. Como atirar a primeira pedra? Não esqueçamos de que pela lei do carma cada pedra é, na verdade, um bumerangue disfarçado...

Em suma, se ficamos negativos porque os outros não atendem às nossas exigências, o trabalho espiritual consiste em desapegar-se dessas exigências em vez de, como costumamos fazer, buscar outros meios para satisfazê-las e/ou atribuir a culpa aos outros. Na verdade, essa tentativa estará sempre fadada ao fracasso, pelo menos a longo prazo, pois as emoções negativas nos dão uma

Mergulho interior

falsa ideia de nossas necessidades, e são reforçadas dentro de nós sejam ou não atendidas. Como apontamos anteriormente na citação de R. Daumal, por não termos o discernimento corretamente desenvolvido, acabamos gostando e desejando aquilo que nos prejudica e faz mal e desgostando e evitando o que realmente alimenta a nossa alma.

Se nossas exigências não foram satisfeitas, nos revoltamos ou desanimamos. Se, por sua vez, o são, nosso apego e identificação ao que é superficial acaba por serem ainda mais reforçados, gerando uma falsa euforia e abafando qualquer atitude de mudança. Sem perceber esse impasse sutil ficamos impedidos de realizar um trabalho sério para a purificação do Centro Emocional. No entanto, ao despertarmos para essa realidade, vamos, aos poucos, nos desapegando da insatisfação por não ter nossos desejos atendidos, percebendo que muitos deles não devem mesmo ser atendidos se queremos evoluir espiritualmente (como vimos com Ulisses). Com o tempo, os próprios desejos são abandonados e transcendidos, como a criança que cresceu e perdeu o interesse pelos brinquedos de outrora. Ter desejos ou preferências mais maduras sim, mas agora de uma forma leve e desapegada de qualquer exigência inflexível.

Outra característica comum a todas as emoções negativas é o seu caráter pendular, isto é, uma emoção transforma-se após certo tempo em seu oposto, de acordo com circunstâncias mais ou menos favoráveis. O amor transforma-se em ódio ou indiferença, a paz em conflito, a alegria em tristeza e vice-versa. É claro que essa gangorra emocional constante é algo extremamente exaustivo, desperdiçando energias preciosas que poderiam ter canais mais construtivos para nós. Observando mais de perto esse movimento pendular constatamos uma presença comum nos dois polos, ou seja, ambas as emoções são condicionais, isto é, dependem de circunstâncias vistas como favoráveis ou desfavoráveis para serem sentidas. Logo, eu amo, estou alegre e em paz se o outro faz o que eu quero. Por outro lado, passo a desgostar, a estar triste ou violento quando sou contrariado. Vemos então que o desamor já estava presente em estado latente no amor condicional e assim por diante. Podemos mesmo falar de um "amor – ódio", "paz – violência" ou "alegria – tristeza", onde ora predomina um, ora o outro, sem qualquer estabilidade e profundidade interior. São todas emoções egoístas ou personalistas, derivadas de nosso falso amor-próprio, ou seja, pelo que é falso em nós ou pela nossa falsa personalidade. Como podemos ver, ironicamente não há nem amor real nem um eu real presentes nessas emoções pendulares. Ambos são ilusórios e enganadores, impedindo-nos de buscar tanto o eu real quanto o amor real.

O trabalho espiritual, portanto, deve fazer com que paulatinamente deixemos de amar o que é falso em nós. Trata-se de desamar esse amor-próprio exclusivista, que é o amor do ego por si mesmo, a fim de que o amor verdadeiro pela essência espiritual possa nascer. Na verdade, todo o trabalho interno é uma expressão desse amor incondicional pelo divino dentro de nós, e que, eventualmente, transborda para os outros; um amor inclusivo e não excludente. Porém, sem essa discriminação fundamental podemos ficar confusos com mensagens que incentivam a chamada "autoestima" a qualquer preço, desconsiderando a qualidade de nossos pensamentos, emoções e atos. Na verdade, o amor profundo por si mesmo deve sempre questionar esse tipo de autoestima incondicional, sendo essa atitude um ato de amor real a nós mesmos. Cabe então a pergunta: autoestima especificamente pelo que, dentro de nós? É preciso ter isso o mais claro possível; o que é realmente merecedor de nosso amor dentro de nós e mesmo nos outros (pois se amamos nosso falso eu, faremos o mesmo com os outros, reforçando um ao outro). Desse modo, a falsa autoestima acabará por reforçar o que é falso, nossa falsa identidade, evitando que busquemos a verdadeira.

Essa falsa autoestima nos isola de nós mesmos, enquanto que o amor condicional nos isola do próprio ser "amado". Como demonstra Eckhart Tolle, o ego afirma a si mesmo por meio da separatividade e do isolamento, alimentando-se através do conflito e da criação constante de inimigos a serem combatidos. Não pode tolerar uma relação entre iguais, pois precisa ser mais que os outros, tentando compensar o vazio existencial com a enganosa intensidade da violência. Precisa de uma plateia para validar a sua identidade, incapaz de ter uma vida própria. À medida que tomamos ciência de toda essa dinâmica pendular em nós, e a desmascaramos pela auto-observação e pelo choque consciente, começamos a sentir primeiramente duas emoções positivas que transcendem esse vaivém polarizado. Primeiro a coragem necessária para encarar nossa verdade interior (e a perseverança para aprofundá-la). Depois, vai surgindo uma serenidade crescente à medida que nos ancoramos em nosso eu real.

Com isso, podemos enfrentar situações difíceis e potencialmente desestabilizadoras sem que sejamos negativamente afetados. Assumimos um distanciamento mais objetivo, preservando nossa identidade real, e assim podemos nos relacionar com os outros de um modo mais aberto e menos na defensiva. O próprio ato de estar consciente tem um sabor emocional distinto, tornando todas as nossas experiências mais prazerosas e profundas, em total contraste com o estado identificado. Além da coragem e da perseverança iniciais, aos poucos, outras emoções positivas passam a estar presentes em nosso caminho espiritual: a confiança no poder transformador da sabedoria e o entusiasmo para aplicá-la à vida concreta. Esse otimismo permeia toda a negatividade constatada através da auto-observação, enquadrando-a como uma parte menor nossa dentro de um todo mais profundo que a envolve e ultrapassa. Para Selim Aissel, o buscador da verdade tem uma postura realista quanto às dificuldades da vida cotidiana, mas vê com otimismo o seu próprio caminho espiritual, pois sabe que tem sempre algum grau de liberdade interior para transformar sua atitude diante dos fatos. Sem essa atitude positiva, sem perceber a riqueza que a vida espiritual pode nos proporcionar no aqui e agora, a busca da verdade nos parece algo pesado e árido, fazendo com que sejamos presas fáceis das emoções negativas, pois estas aparentam ser uma via mais cômoda e familiar.

Por exemplo, a preguiça, a timidez e o medo nos eximem de fazer qualquer esforço para assumir riscos e concretamente agir. Na própria violência esconde-se a preguiça, ao evitar-se o esforço de ceder e tentar a conciliação pelo diálogo. Mentir é mais cômodo do que dizer a verdade; é só inventar ou imaginar algo sem qualquer compromisso com uma coerência em relação aos nossos valores e ética. Roubar e destruir são mais fáceis do que trabalhar e construir. Na vaidade exibimos o que não somos, e sem ter feito nada para merecê-lo, apenas colocamos uma máscara e representamos um papel sem que haja um ator consciente por trás.

Por conseguinte, se o trabalho espiritual não envolve uma abordagem profunda, mas ao mesmo tempo leve, de nossa vida interior, se não nos sentimos preenchidos por uma energia superior que nos infunde paz, entusiasmo, gratidão, coragem, fé, mesmo enquanto estamos lidando com nossa sombra ou nossa negatividade, acabaremos por ceder aos apelos da inércia fácil das emoções negativas. Devemos acessar nossa negatividade a partir de emoções positivas experimentadas no momento presente, mesmo que no início isso seja intermitente e embrionário. Cada pequeno vislumbre de luz vai se acumulando e nos dando a solidez necessária para que perseveremos, motivados, portanto, a partir de dentro e não por mandamentos e regras, por melhores que possam ser.

Com o avanço da purificação emocional, outros sentimentos positivos começam igualmente a vir à tona, ainda que de forma embrionária: amor incondicional, esperança, serenidade, compaixão e solidariedade ativa, humildade, respeito, generosidade, devoção, gratidão, perdão, discernimento intuitivo, perseverança, fé, etc. Como vimos, essa nova maneira de perceber a vida faz do caminho espiritual algo mais leve e agradável, pois é exatamente essa energia de ordem superior que nos dará a força necessária para o trabalho de depuração daquilo que é inferior dentro de nós. Apesar disso, em função do enorme sofrimento da humanidade e de todos os seres vivos, a sensibilidade que desperta no buscador espiritual sempre fará com que persista uma certa tristeza como pano de fundo na psique. Subsiste também uma nostalgia e um anseio profundo por uma união com o divino. Além disso, ainda segundo S. Aissel, os sentimentos positivos que vão aflorando não devem nunca nos afastar de uma visão realista da realidade e do nível de consciência reinante no planeta, marcado pelo conflito e pela injustiça. Não podem servir para que desenvolvamos uma visão ingênua e escapista do mundo, induzindo-nos ao um otimismo fantasioso. O otimismo realista admite isso tudo e busca ajudar para que os potenciais ainda latentes dentro de cada um possam se manifestar.

Do mesmo modo, não devemos ser ingênuos conosco, acreditando já ter vencido e eliminado a nossa própria negatividade, pois as emoções negativas, por mais que sejam substituídas pelas positivas, muito dificilmente serão totalmente destruídas, permanecendo de alguma forma no inconsciente. Daí a enorme importância de manter-se sempre vigilante por meio da auto-observação e da lembrança de si. O melhor que podemos fazer é mantê-las num estado inativo, passivo, onde não damos vazão aos seus impulsos e nos esforçamos para gradualmente não alimentá-las interiormente, mas sabendo que qualquer descuido pode fazer com que novamente nos identifiquemos com elas. Em suma, por mais que amadureçamos, devemos sempre adotar uma postura humilde em relação às nossas fraquezas, sem a arrogância de crer já ter vencido ou subjugado as nossas tendências inferiores. Cultivar uma atitude de aceitação e paciência em relação ao nosso ritmo evolutivo, não nos cobrando, vaidosamente, avanços para os quais ainda não estamos preparados.

Uma emoção negativa perde parte de seu poder sobre nós quando lhe retiramos a falsa ideia que a justifica. Como dissemos, crer que merecemos ter nossos desejos satisfeitos dá suporte à maioria delas. No entanto, para uma dissolução mais completa, apenas a intervenção da razão superior não é suficiente. Uma emoção negativa só pode ser finalmente conquistada por outra emoção de nível superior. O próprio trabalho espiritual, quando compreendido da forma proposta, evoca essas emoções enquanto se realiza. Paralelamente ao nosso mero gostar/desgostar personalista, através do trabalho interno vai se formando também, dentro de nós, um novo gostar, uma espécie de gosto superior ou o que estamos denominando aqui de "metagosto", fundamentado nas emoções positivas mencionadas. Então, nossos gostos ordinários ainda persistem, mas agora estão como que envoltos pela nossa aspiração maior, colocando-os na dimensão menor à qual realmente pertencem, isto é, como algo que cada vez menos nos tira do nosso eixo real, centrado em nosso "metagosto" pelo que é metafísico e espiritual.

Opostamente à inércia paralisante e ao comodismo que são comuns a quase todas as emoções negativas, as emoções positivas, por sua vez, são ativas, buscando sempre manifestar-se numa ação concreta de amor ao próximo. Por exemplo, a culpa ou autocondenação é uma emoção negativa, pois nos prende ao passado, ao erro cometido, o qual ficamos remoendo repetidamente, numa postura de vítima e de autopiedade. A culpa é, na verdade, uma desculpa para a passividade e a inação pois nos atrela à ilusão de que já deveríamos ser diferentes, afastando-nos de uma percepção realista da situação. É, pois, fruto de uma autoexigência fantasiosa, baseada no perfeccionismo e na vaidade de achar-se bom demais para cometer erros. Pelo movimento pendular, a culpa e a autocondenação descambam para a projeção da culpa nos outros, reforçando ainda mais a paralisia emocional. Através da autocondenação evitamos fazer qualquer esforço ativo para reparar o erro cometido e harmonizar a relação com o outro.

Por outro lado, assumir a responsabilidade pelas consequências de nossos atos é uma atitude baseada numa emoção positiva, pois envolve uma ação concreta de conciliação, onde o remorso deve ser algo apenas pontual e transitório, sem que o fiquemos remoendo e levando-nos logo a uma ação reparadora. Como dissemos antes, constatamos nossa negatividade sem ficar negativos por causa disso. Ser capaz de avaliar um comportamento errado à luz do ensinamento espiritual já significa que estamos, em algum grau, diferentes. Nossa consciência crescente de como nossos atos reverberam negativamente sobre os outros aprofunda nosso senso de responsabilidade, tornando-nos mais confiáveis para assumir posições que requeiram níveis ainda maiores de responsabilidade. Sabemos que, quanto mais nos elevamos, maior é o nosso potencial para ajudar os outros a fazer o mesmo; e que, inversamente, quanto mais nos rebaixamos somos, em alguma medida, responsáveis por incitar os outros a nos imitar, pois como vimos, a negatividade, por ser mecânica, é contagiosa, tendendo a se espalhar indiscriminadamente.

∽

"Defino o amor assim: a vontade de se empenhar ao máximo para nutrir o próprio crescimento espiritual ou o crescimento espiritual de outra pessoa." M. Scott Peck, *A Trilha Menos Percorrida*, pág. 73.

"Muitas vezes esquecemos que aprendemos a amar aquilo que realmente compreendemos! Odiar significa sempre desconhecer o objeto do ódio." Thorwald Dethlefsen, *O Desafio do Destino*, pág. 107.

"Na verdade, o amor é visto pelo ego como um limite à sua própria liberdade, como um laço que impede sua própria autonomia." Angela Maria La Sala Batà, *O Caminho Para a Libertação do Sofrimento*, pág. 57.

Iremos agora aprofundar um pouco mais o denominador comum presente em todas as emoções negativas, o núcleo que, em última instância, as explica, que é o (falso) amor-próprio ou o amor do ego por si mesmo, que, por causa disso, não passa de uma imitação do verdadeiro amor por si mesmo, por nossa real individualidade de origem divina, mencionado por Jesus no mandamento maior: amar a Deus acima de todas as coisas e amar ao próximo como a si mesmo. Como dissemos, o amor transcendente pelo divino deve ser, portanto, a fonte suprema que nos possibilita amar a centelha divina dentro e fora de nós. Sem isso caímos no mero amor-próprio egoísta e excludente, de onde derivam todas as outras emoções negativas.

Como bem coloca M. Scott Peck, o amor elevado seria mais uma vontade de agir do que propriamente apenas um sentimento, ou melhor, uma vontade que necessariamente se traduza em atos concretos visando ao bem maior de si mesmo e dos outros, isto é, ao crescimento espiritual. Amar subentende então uma decisão consciente de realizar esforços bem definidos, de dedicar-se ativamente segundo o discernimento trazido pelos critérios da sabedoria espiritual. Em última instância, todas as emoções positivas se caracterizariam por uma vontade de colocá-las em prática, de manifestá-las concretamente. No entanto, sem uma sensibilidade profunda acerca das reais necessidades do outro, sobre as quais o conhecimento espiritual se debruça, corremos sempre o risco de uma interpretação que projeta nossas próprias pautas de uma forma impositiva. Daí a extrema importância de harmonizar sentimento, razão e vontade aos parâmetros trazidos pelos grandes mestres.

Ironicamente, o falso amor-próprio, por outro lado, precisa da aprovação dos outros para ser sentido, sendo mais importante sentir-se amado do que propriamente amar, ou sentir-se amado para poder amar a si mesmo. O outro acaba reduzido a uma mera extensão de nós mesmos. Para John Ruskan, em *Purificação Emocional*, essa forma distorcida de amor-próprio seria, portanto, apenas uma autorrejeição disfarçada, uma forma de fuga de nosso verdadeiro eu. Uma espécie de codependência interna, onde nos tornamos um mero objeto de nosso falso amor ou apego por nós mesmos. Como vimos, trata-se na verdade de um autoapego ou autoidentificação. Precisamos que os outros nos digam quem somos, pois nós mesmos não nos sentimos ou percebemos, já que estamos presos a um falso eu. Paradoxalmente (e ironicamente), no amor-próprio nosso centro de gravidade está **fora** de nós, deslocado para os outros, fazendo com precisemos constantemente nos exibir para atrair a sua aprovação. Para Swedenborg, o maior objetivo do amor-próprio é causar um reflexo favorável nosso nos outros. Quando existe, ficamos felizes, quando não existe, ficamos tristes. Essa postura reducionista e dependente, a longo prazo, está fadada ao fracasso, pois quanto mais exigências fazemos aos outros, mais egoístas eles nos parecerão, pois jamais conseguirão adequar-se ao que não corresponde aos seus próprios desejos. Trata-se de um falso amor na medida em que nos leva a um isolamento crescente e a um conflito de interesses de natureza egoísta em vez de a uma real união amorosa.

Para Maurice Nicoll, o amor-próprio é, na verdade, a mais vulgar das emoções, pois nele é como se apenas nós mesmos existíssemos (apesar de mesmo isso ser ilusório!). Nós nos projetamos em tudo e em todos, nos vemos nos outros como num espelho narcisista; como se estivéssemos sempre cercados apenas por nós mesmos em todas as situações. O amor-próprio, portanto, usa os outros para se autorreforçar. Todo o trabalho espiritual visa, portanto, quebrar essa autofascinação hipnótica e restabelecer o primado hierárquico contido no primeiro mandamento cristão. Para M.Nicoll, aquilo que amamos transforma-se naquilo que vemos como "deus", isto é, no amor-próprio somos o nosso próprio "deus".

Nesse sentido, o objetivo do trabalho espiritual é fazer com que possamos elevar a qualidade de nosso amor, elevando seu "objeto" para Deus, para o próximo e para a nossa essência. Como vimos, primeiramente amamos a própria sabedoria que revela nossa situação e nos mostra um caminho de saída. Somos gratos a todos os seres de luz que se sacrificaram para que ela chegasse até nós. Então, aos poucos, aprendemos a **desamar** o amor-próprio. Nicoll afirma que o amor-próprio vai deixando de ser prazeroso, sendo percebido como algo que nos faz sentir sufocados, apequenados, que nos envenena e reforça o que é falso. Ou seja, aprendemos a aceitar (e entender) a não satisfação de nossos desejos mais superficiais, desapegando-nos da insatisfação por não poder tê-los satisfeitos. Como foi colocado, trata-se de transformar exigências em meras preferências, compreendendo que atraímos as situações em nossa vida para o nosso próprio amadurecimento, desenvolvendo gradualmente a capacidade de proferir interiormente um "sim" incondicional para tudo o que acontece conosco.

O antídoto maior para o primado desse falso amor é a própria observação de si, pois esta vai destruindo, aos poucos, nossa ilusória autoimagem calcada na vaidade. Somente a partir desta autoconsciência podemos estar conscientes dos outros e amá-los conscientemente. Nesse sentido, para Selim Aissel, não se trata nunca de tentar impor-se aos outros ou "corrigi-los" para que reforcem nossa autoimagem, mas sim de corrigir-se a si mesmo em relação aos outros, ou seja, através das mensagens trazidas pelos outros, nós nos trabalhamos. Portanto, antes de se colocar no lugar do outro devemos habitar nosso próprio lugar ou espaço interior através do processo da lembrança de si ou autoconsciência. Assim nosso próprio prazer pessoal fica cada vez mais ligado à alegria que levamos para os outros. Nossas ideias sobre o prazer e a felicidade vão se aprofundando e se transformando. Há agora uma alegria serena presente cada vez que sentimos desprazer face a nossos prazeres superficiais, refletindo nossa nova escala de valores centrada na sabedoria. Nossa natureza mais profunda é positiva na medida em que carregamos dentro de nós uma centelha divina. Cabe ao trabalho espiritual fazer com que que cresça e se transforme num eu verdadeiro, fiel à sua origem elevada.

14

Essência, personalidade e falsa personalidade

"Nosso *Self* é essencial, é aquilo que há de permanente e indestrutível em nós. Ele é o nosso ser propriamente dito. O nosso ego é existencial, é aquilo que se acha em contínua mudança. Ele assume a forma da ação. O nosso destino consiste em exibir existencialmente aquilo que está em nós essencialmente: deixar que a luz nos percorra. Nossa tarefa é exibir, nas ações e nas escolhas do ego, o projeto eterno do *Self*." David Richo, *Milagres Inesperados*, pág. 45.

"A verdadeira função da personalidade, composta pelos três veículos, não seria a de alterar, mascarar, criar obstáculos, à nossa real essência, mas a de torná-la notória, compreensível, útil, no plano humano. De fato, a personalidade não é senão um meio de contato, de expressão, de "tradução" em termos humanos e acessíveis, das nossas energias mais altas. A personalidade, na verdade, para expressá-lo, o reduz, o adapta, o transforma, tal como um transformador elétrico. A consciência do eu, como já dissemos, é identificada com o instrumento de expressão e com a energia que ele manifesta, e não com a fonte de tal energia, como seria justo. Esse é o erro." Angela Maria La Sala Batà, *O Desenvolvimento da Consciência*, págs. 55 e 56.

De acordo com o Quarto Caminho, diferentemente de outras tradições espirituais, fomos criados como seres incompletos, inacabados, cabendo-nos a tarefa maior de autorrealizarmo-nos e expressar todo o nosso potencial evolutivo através do trabalho interno. Para esta tradição, nossa essência espiritual só cresce de forma natural até os primeiros anos de vida, permanecendo numa condição de semente, infantil e imatura no restante da vida, caso não nos empenhemos conscientemente em fazê-la crescer. Nascemos já com uma essência presente, com tudo o que nos pertence em termos de caráter, temperamento e talentos. Por sua ligação com o divino, é ela própria que nos impulsiona para o trabalho de evolução da consciência. A essência possui, portanto, uma sabedoria inata que se encontra em estado apenas latente; no entanto, carece de suficiente força de vontade para trazer esse rico conteúdo à tona e agir em concordância com ele. Num certo sentido, a essência é a nossa criança interior pura, mas que precisa ser ensinada por meio de uma personalidade que foi tocada e tornou-se receptiva à sabedoria espiritual.

A essência, sim, sabe, mas é fraca e jovem, precisando da ajuda do ensinamento por meio da personalidade purificada. Que fique bem claro, porém, que quem realmente ensina é a sabedoria, sendo a personalidade somente o instrumento, a mediadora que permite que a voz interior possa se manifestar sem distorções. Segundo Beryl Pogson, a essência intui que precisa realizar a missão para a qual foi enviada a terra, tanto em termos sociais quanto em relação ao crescimento interior. A essência naturalmente sente necessidade de doar-se de forma incondicional; por sua vez, o afeto sincero recebido dos outros atua como uma nutrição sutil para a sua delicada constituição. A essência ama a beleza em todas as suas manifestações, ama as crianças, os animais, a natureza e tudo aquilo que é espiritual.

A personalidade sadia, permeada pela sabedoria, tem a função sagrada de servir à essência, de permitir seu crescimento em direção ao eu verdadeiro plenamente desenvolvido. Por conseguinte, o trabalho espiritual só pode atingir a essência **indiretamente**, isto é, através da personalidade que se desenvolveu na vida material e em determinado momento percebeu que deve entregar toda a sua "riqueza" para que sirva de alimento para o espírito. A essência só pode realmente se desenvolver quando a personalidade compreendeu, simultaneamente, tanto a importância de seu papel quanto sua natureza secundária. Ou seja, sem a presença dessa nutrição de ordem superior, a essência fica numa condição em que vai perdendo aos poucos a capacidade de manter viva a reminiscência de nossa origem divina, fazendo com que nos identifiquemos com a personalidade e a vida material.

Em suma, a fim de que a essência se adapte ao mundo material, forma-se uma personalidade que se compõe de tudo o que adquirimos ao longo da vida por meio do aprendizado, da educação e da cultura onde estamos inseridos. Quanto mais rica for essa personalidade, isto é, quanto mais conhecimentos, habilidades e experiências tivermos amealhado, tanto melhor para o eventual trabalho espiritual posterior. Devemos para isso cultivar interesses os mais variados possíveis, englobando, de acordo com nossa capacidade e interesse todos os centros e suas respectivas partes. Para isso, é importante dar vazão aos nossos dons, talentos e habilidades na arte, na ciência, na religião e na filosofia. Procurar aprender tudo o que estiver ao nosso alcance por meio de leituras, cursos, viagens, contatos sociais e assim por diante. A personalidade bem formada permite que nos adaptemos de uma forma relativamente harmônica às necessidades de sobrevivência dentro da vida material. Possui uma sabedoria que lhe é própria, muito útil para todos os nossos relacionamentos sociais. Em função dessa variedade das experiências vividas, a personalidade proporciona também à essência a possibilidade de aprender novas lições com a vida e crescer espiritualmente.

Nosso carma é aquilo que a essência precisa vivenciar através da personalidade a fim de evoluir, isto é, a finalidade maior de nossa encarnação na matéria é desenvolver a nossa parte espiritual e não apenas a personalidade, e muito menos ainda a falsa personalidade. Antes de encarnar, a essência pôde visualizar tudo o que precisaria ser realizado a fim de aprender com as experiências que vivenciará no mundo material. Percebe que os ambientes familiar e comunitário para os quais será atraída são os mais apropriados para que isso possa acontecer. Por causa disso, como vimos anteriormente, quando compreendemos e aceitamos as situações que a vida nos envia, como a matéria-prima necessária para o crescimento, mais nos aproximaremos da energia elevada que permeia a essência.

Quando, ao contrário, a personalidade é pobre e limitada, acaba por degradar-se e gerar, como veremos, a falsa personalidade egoísta. Consequentemente, a personalidade é fundamental para a vida material e, principalmente, para a espiritual, mas desde que não domine e sufoque o crescimento da essência.

Uma personalidade desequilibrada mantém, portanto, a essência em seu estado infantil, sem realizar o potencial para o qual foi enviada a terra. Infelizmente, na ausência de um trabalho espiritual, não só a personalidade se arvora em ser a nossa única identidade, tornando-se orgulhosa e arrogante, como, em função disso, acaba, por sua vez, dominada por aquilo que temos de pior, a falsa personalidade de natureza egoísta.

Por conseguinte, nesta primeira fase da vida ou "primeira educação", nossa essência permaneceu subdesenvolvida num estado passivo e nossa personalidade desenvolveu-se e assumiu um papel ativo. O problema é que, como nossa cultura não reconhece a existência e a importância de nossa essência, a personalidade é estimulada de uma forma desproporcional às suas atribuições originais. Isto acaba por sufocar o crescimento da essência, dando origem a uma espécie de efeito colateral que, com o tempo, acabará também por sufocar a personalidade sadia, a chamada falsa personalidade que é dominada por pensamentos e emoções negativos e egoístas. A falsa personalidade mancha ou corrompe todos os talentos desenvolvidos pela personalidade na medida em que está sempre motivada por pensamentos e emoções de baixa qualidade, como ambição por poder e dinheiro, fama, desejo de levar vantagem sobre os outros, etc. Dessa forma, todos os nossos esforços ficam comprometidos, pois irão reforçar a falsa personalidade e não a personalidade saudável, e muito menos ainda a essência. No trabalho espiritual, ao contrário, nos esforçamos em expressar nossos talentos pelo próprio prazer de fazê-lo e pela alegria que o simples fato de poder ajudar os outros proporciona.

Essa é a situação atual do ser humano em sua condição mais comum, isto é, uma essência sufocada e infantil e uma personalidade que deveria ser saudável e ajudar a essência, mas que está totalmente subjugada aos caprichos de sua contraparte falsa e doente. No entanto, como vimos, é essa parte saudável da personalidade que tem o potencial para se dar conta desse estado caótico e eventualmente trabalhar para que possa cumprir a função que lhe cabe: servir de alimento para o crescimento da essência, invertendo a ordem anterior das forças, com a essência agora assumindo um papel novamente ativo, como o protagonista verdadeiro em nossa vida, e a personalidade tornando-se passiva, atuando como um coadjuvante fiel, ao servir à meta evolutiva que a transcende (o vocábulo personalidade vem de *per sonare* ou "soar através", isto é, cabe à personalidade tornar-se um porta-voz transparente dos desígnios evolutivos da essência espiritual).

As parábolas do filho pródigo que só volta para casa após ter ido primeiro para o mundo, ou a do homem rico, que deve vender tudo que tem a fim de poder seguir o caminho espiritual, em parte simbolizam esses dois momentos, essas duas instâncias distintas representadas por uma educação mundana e outra espiritual. Ambas são, portanto, necessárias mas possuem níveis ou qualidades diferentes, ou seja, são descontínuas, implicando um sacrifício ou entrega de nossa parte mais superficial, a personalidade, pois esta, por mais "rica" que possa ser, jamais poderá expressar a profundidade da natureza espiritual pertencente à essência.

Somente os esforços conscientes realizados à luz da verdade do ensinamento podem despertar paulatinamente a essência adormecida ou latente. Não se trata, portanto, de apenas entrar em sintonia com um estado de perfeição perdido ou lembrar-se dele, mas de um trabalho concreto de desconstrução da falsa identidade e de uma entrega da personalidade útil e sadia, para que possa haver então um crescimento da essência. Nada pode vir do alto sem um solo fértil previamente preparado por nós. Enquanto na primeira educação tratava-se mais de uma autopreservação de nossa parte física, agora nos esforçamos para preservar e desenvolver o espiritual, num movimento inverso de expansão, de autodoação altruísta, de caráter "centrífugo" (diferentemente do movimento inicial "centrípeto" característico da personalidade, voltado para absorver tudo do ambiente a fim de obter benefícios pessoais).

Quando há honestidade e uma busca sincera pela verdade por parte da personalidade saudável, chegará inevitavelmente o momento em que esta constatará a sua própria impotência existencial e assumirá uma postura de humildade, entregando-se a algo que intui ser incomensuravelmente mais elevado. Por outro lado, nessa entrega toda sua "riqueza" será agora verdadeiramente aproveitada, já que antes estava submetida somente aos caprichos da falsa personalidade. Ou seja, com o tempo o eu real vai poder se manifestar na essência através dessa personalidade purificada.

É, portanto, importantíssimo ter clara essa descontinuidade entre personalidade e essência, pois sem isso o próprio trabalho espiritual ficará comprometido. Na verdade, quem alimenta a ilusão perfeccionista de uma evolução contínua do ego ao espírito, sem uma entrega ou "morte", é a própria falsa personalidade, numa tentativa constante de cooptar ou apropriar-se do trabalho espiritual. Ela quer melhorar ou maquiar o que é falso fazendo-o parecer verdadeiro. A falsa personalidade, exatamente por não ser uma identidade verdadeira, está sempre temerosa de que sua falsidade seja exposta e desmascarada, lutando com unhas e dentes pela manutenção de seu poder em nossa psique. Por causa disso, procura incessantemente nos convencer que o caminho espiritual se resume a um mero aperfeiçoamento da personalidade, omitindo ardilosamente a imperiosa necessidade de sua própria "morte" ou desconstrução por meio do trabalho espiritual.

Ironicamente essa dinâmica nos torna mais falsos ainda, pois agora tudo está mais bem disfarçado e protegido porque recebeu um rótulo supostamente "espiritual". Entretanto, ter um ego ou personalidade mais adaptados à vida cotidiana é melhor, sem sombra de dúvidas, do que sofrer de qualquer distúrbio emocional (e isto é uma das grandes contribuições da psicologia moderna); porém, isso não pode ser jamais confundido com o próprio caminho espiritual, pois este postula, antes de tudo, uma transcendência e não somente uma cura do ego. Não se trata, portanto, de uma linha contínua de ordem quantitativa entre personalidade e essência, mas de uma descontinuidade radical, uma diferença qualitativa, ou seja, por mais que a personalidade se aperfeiçoe, nunca será capaz de se transformar na essência espiritual, pois pertencem a duas ordens de natureza hierarquicamente distintas.

Em nossa civilização atual, em função da disseminação do materialismo, a essência não pode mais ser atingida ou trabalhada diretamente, mas somente por vias indiretas. Beryl Pogson afirma que a riqueza da personalidade serve ao crescimento da essência quando purificamos nossa motivação a fim de expressá-la. Somente assim a essência poderá exercer seu papel de mediadora entre a personalidade e o eu real. Para Ouspensky, nossa personalidade não pode ter liberdade demais, devendo ser educada e controlada, tornando-se obediente ao nosso objetivo espiritual. Sem isso a personalidade acabará por envolver a essência como uma casca ou concha, de tal modo que nada mais possa atingi-la diretamente, tudo tendo que passar pelo filtro distorcido da personalidade. Como somente o que chega à essência permanece em nosso ser e realmente nos pertence, o que fica retido na camada superficial da "máscara" vai se dispersar, precisando então constantemente ser reaprendido.

Consequentemente, para submeter a personalidade à essência devemos resistir aos seus apelos, que estimulam normalmente o que temos de inferior. Como diz Selim Aissel, a falsa personalidade é o nosso pior lado: quando nos vangloriamos, quando mentimos, quando nos opomos a tudo, quando nos sentimos ofendidos por qualquer coisa, quando queremos proteger nossa falsa autoimagem impressionando os outros, quando falamos mal da vida alheia, etc. A falsa personalidade é incapaz de realizar qualquer esforço que não dependa de estímulos externos que visem à sua autogratificação. Quando estamos sob seu domínio nos tornamos como que inferiores a nós mesmos enquanto seres espirituais. Como a falsa personalidade é composta por várias camadas de máscaras, sendo apenas uma espécie de verniz social superficial ou uma imagem fantasiosa que projetamos para o mundo, uma simpatia muitas vezes forçada a fim de agradar os outros, fazendo de nós pessoas sempre agradáveis, atraentes e divertidas, quando começamos a contestar seu domínio sobre nós corremos o risco de parecer meio "sem graça" aos olhos de quem estava acostumado com nosso comportamento anterior, principalmente se não estão num caminho espiritual. No entanto, com o tempo, nossa crescente autenticidade tende a dissipar essa situação, estimulando naqueles que nos cercam e gostam de nós uma nova maneira de nos perceber.

Segundo Beryl Pogson, em consonância com o que vimos com Ulisses, devemos muitas vezes agradecer quando os desejos egoístas da falsa personalidade não foram atendidos ou realizados, pois isso sufocaria ainda mais a essência, aumentando nosso estado adormecido de consciência. Como já salientamos, sob a perspectiva espiritual do "metagosto", tal frustração ocultaria, na verdade, uma bênção, sendo uma forma de proteção para que não afundemos ainda mais na visão materialista e superficial. Aos poucos, o sofrimento inicial vai dando lugar a um sentimento de paz interior e aceitação, na medida em que compreendemos melhor o propósito maior de nossa existência, vendo a falsa personalidade em toda a sua pequenez existencial, desmascarando suas vãs tentativas de querer se passar por nossa verdadeira individualidade, nos tornando passivos em relação aos seus desejos.

Em última instância, é a falsa personalidade que coloca obstáculos ao trilhar do caminho espiritual. Na vida cotidiana muitas vezes fica difícil detectar a sua presença, pois a cultura dominante raramente se contrapõe à sua escala de valores, estimulando a sua manifestação sem grandes freios. Em vista disso, quando estamos num caminho espiritual, a melhor maneira de refreá-la é exatamente procurar fazer algo que ela não gosta, contrariando ativamente seus desejos e suas motivações, pois assim, irritada, vai se revelar melhor para que o eu observador possa perceber seu *modus operandi*. Nesse sentido, apenas o que conseguimos controlar a partir de uma decisão consciente (sem autorrepressão) vai alimentar a nossa essência.

Eckhart Tolle, em seu livro *O Despertar da Nova Consciência*, propõe uma prática que estaria em consonância com essa atitude de passividade consciente em relação aos falsos valores e desejos do ego. Em determinadas ocasiões, em vez de reagir como normalmente fazemos, nos defendendo de imediato quando recebemos qualquer admoestação ou crítica, permitir deliberadamente que sejamos "diminuídos" em nossa necessidade de autoafirmação, abrindo mão do desejo de sermos especiais aos nossos olhos e aos dos outros, ficando até mesmo contentes por não precisarmos manter nossa autoimagem a qualquer custo. Segundo o autor, paradoxalmente, nossa verdadeira força interior se manifesta com maior intensidade quando nosso invólucro material fica mais enfraquecido, na medida em que se tornou mais permeável às energias sutis.

Para E. Tolle, corroborando o que vimos antes quanto ao fato de possuirmos uma vontade viciada em si mesma, a falsa personalidade quer mais o seu próprio querer do que realmente possuir alguma coisa qualquer. Trata-se, portanto, de um desejo sem objeto específico e, consequentemente sempre impossível de ser satisfeito, doentio e insaciável por definição. Esse "querer pelo querer" tende sempre a gerar uma grande força de oposição por parte de quem sofre os efeitos da imposição de nossa atitude voluntariosa, seja ela mais ou menos abertamente agressiva. Dessa forma, cria-se uma atmosfera permanente de conflito e estresse à nossa volta. Por isso, o exercício proposto pelo autor de permitir deliberadamente sentir-se "diminuído" pelos outros, de refrear nossa reação automática de imediatamente afirmar nossos desejos, revela-se, na verdade, como uma forma de reparar algo que foi gerado por nós mesmos e simplesmente não percebíamos. Na verdade, precisamos agora nos diminuir porque antes nos inflamos artificialmente. Como é sempre importante relembrar, a realidade, para a sabedoria espiritual, é sempre gestada de dentro para fora.

Por outro lado, nossa incapacidade de refrear nossas reações automáticas revela nossa submissão à falsa personalidade. Este pode ser, inclusive, um bom critério para que saibamos onde estamos internamente, isto é, se estamos meramente submissos às reações personalistas e automáticas da falsa personalidade ou se já empreendemos um trabalho de afirmação da essência espiritual, negando conscientemente os caprichos de nossa parte mais superficial. Para P. D. Ouspensky, à medida que vamos interrompendo sistematicamente suas manifestações, a falsa personalidade fica cada vez menos presente e insistente em nossa psique. Entretanto, não conseguiremos nunca que seja destruída por completo, devendo estar sempre alertas para detectar seus movimentos, sejam eles mais escancarados ou mais sutis, através da auto-observação e da lembrança de si. Pois, cada vez que a desmascaramos, vai perdendo seu poder de sedução sobre nós, deixando de nos tirar de nosso centro de gravidade interno, ancorado em nossa natureza espiritual. A própria visão de nossa verdade interior, que vai se aprofundando por meio da continuidade do trabalho interior, é o maior alimento para o crescimento da essência.

15

A Lei de Três e a transcendência do conflito

"Como disse Gurdjieff, a força de afirmação e a força de oposição se encontram, e delas necessariamente surge a reconciliação... Sem essa base de reconciliação com tudo e com todos, com cada coisa e cada pessoa, nenhuma evolução é possível, porque você permanece prisioneiro de sua força de afirmação, e essa afirmação permanece em conflito com outra afirmação, que é chamada de segunda força ou força de oposição. Se essas duas forças não se unem, não pode haver evolução para um nível mais elevado." Selim Aissel, *The Path to Our Essence*, pág. 149.

"Se você decide que não pode vencer uma tentação, o que você está realmente fazendo é dar a si mesmo uma permissão para ser irresponsável. Os desejos e impulsos que você sente que não pode resistir, que você não possui o poder para superar, são as suas adicções... Por baixo de cada adicção está a percepção do poder como algo externo, como a habilidade de controlar e usar o ambiente ou os outros. Por baixo de cada adicção está uma questão de poder." Gary Zukav, *The Seat of the Soul*, págs. 145 e 146.

"A força ativa ou primeira força pode ser considerada como aquilo que alguém quer. A força passiva ou segunda força pode ser considerada como o que resiste ou impede aquilo que se quer... É impossível ver a terceira força até que se veja a primeira e a segunda forças. Ao colocar-se um objetivo, a segunda força deve ser calculada, do contrário o objetivo não será prático... É a primeira força que faz com que a segunda apareça. Se você não quer nada, não há segunda força em relação ao seu desejo. As pessoas nem sabem o que realmente querem. Pergunte-se: O que eu quero? Você deve ser sincero ao perceber o que realmente quer. Se uma pessoa finge querer algo, e, na verdade, não o quer, sua força ativa é aquilo que realmente quer. Ela está mentindo para si mesma." Maurice Nicoll, *Psychological Commentaries on the Teaching of Gurdjieff and Ouspensky*, vol.1, pág. 112.

"Quando você tem necessidade de ser melhor por meio de suas realizações, o que você dá ao mundo voltar-se-á contra você porque você o oferece em espírito de guerra. Quando oferece suas realizações para enriquecer a vida e os outros, você e sua vida serão aperfeiçoados por isto, porque você dá em espírito de paz." Eva Pierrakos, *O Caminho da Autotransformação*, pág. 82.

O Quarto Caminho possui uma cosmologia que explica o processo de criação do Universo pelo "Absoluto" ou Deus Transcendente, abrangendo uma série crescente de leis cósmicas à medida que as vibrações mais sutis próximas do Criador vão-se condensando em mundos cada vez mais materiais. Trata-se de um ensinamento metafísico muito profundo e complexo, cuja explanação ultrapassa em muito a proposta deste texto. No entanto, mesmo passada de uma forma muito simplificada, essa cosmologia e suas leis possuem uma aplicação prática que pode enriquecer o nosso trabalho interno cotidiano (a abordagem mais completa desse aspecto do ensinamento pode ser encontrada no livro *Fragmentos de um Ensinamento Desconhecido*, de P. D. Ouspensky). É importante, nesse sentido, compreender o trabalho individual dentro de um contexto maior, cósmico, ou seja, remeter as partes, isto é, nós mesmos, ao todo que as criou e as permeia, a fim de que possam cooperar com o plano maior relativo à evolução da consciência. Sem essa contextualização mais abrangente, corre-se o risco de que o caminho espiritual se reduza a um mero escapismo isolacionista, desvirtuando seu sentido original de servir ao próximo e ao Plano Divino.

Começaremos pela chamada "Lei de Três", que afirma que, para que algo possa se manifestar, é preciso que três forças estejam presentes e atuando conjuntamente. A primeira força é ativa e representa, grosso modo, o que cada um quer, e está ligada ao Centro Intelectual. A segunda força é passiva e lida com tudo que resiste e se opõe ao nosso querer inicial, e está ligada ao Centro Instintivo-Motor (o que já nos mostra que devemos buscar esses obstáculos primeiramente dentro de nós). A terceira força, ligada ao Centro Emocional, é chamada de neutralizante, conciliatória ou harmonizadora, sendo a causa real de qualquer manifestação concreta, pois impede que a primeira e a segunda forças se anulem mutuamente. Esta força, no plano interno, significa aquilo que nos motiva para a ação.

Em suma, a primeira força é aquilo que nós queremos, enquanto a terceira força é o motivo, a finalidade, o porquê nós o queremos. Já a segunda força, em nosso caso, para quem está num caminho espiritual, significa tudo o que resiste ou nos impede de atingir o que aspiramos espiritualmente, isto é, os desejos egoístas provenientes da falsa personalidade, o que o nosso amor-próprio quer a fim de se autoafirmar, colocando obstáculos ao trabalho interno de crescimento da consciência. Como afirma Nicoll, quando não sabemos o que queremos e, pior ainda, não sabemos porque o queremos, perdemos o que nos impulsiona para a ação, pois não há uma meta definida nem clareza suficiente em relação às nossas reais motivações e intenções. Caímos numa inércia e num tédio que nos deixa prostrados diante dos desafios da vida, como vítimas indefesas de forças de oposição igualmente cegas e sem direção definida.

Consequentemente, o que verdadeiramente determina a qualidade de nosso querer e a maneira como nos relacionamos com que resiste a ele é a natureza e a qualidade de nossa motivação ou terceira força presente. Ou seja, embora seja a terceira força, é a primeira em importância para que aquilo que estiver se manifestando fique coerente com o nosso querer inicial. Segundo Rohit Mehta em *The Call of the Upanishads*, "na vida espiritual, o problema fundamental não é **Como** – é **Por que**. Como conduzir uma vida espiritual não é tão importante quanto descobrir porque se quer seguir um caminho espiritual. Uma investigação sobre o porquê é uma investigação sobre a finalidade... O **como** está contido no **porquê**" (pág. 128). Consequentemente, ainda segundo o autor, são os fins que, em última instância, determinam os meios; se uma finalidade ou motivação (terceira força) é pura, os meios também se tornarão puros de uma forma natural. Essa abordagem é diametralmente oposta à maneira comum, onde os fins justificam meios que lhe são contrários, fazendo dos meios uma força de oposição aos fins, invertendo a ordem de prioridade e comprometendo a harmonia entre ambos, meios e fins. O foco maior do trabalho interno deve ser, portanto, uma constante conscientização, purificação e aprofundamento de nossas motivações, finalidades e intenções.

De um modo esquemático podemos afirmar que existem duas terceiras forças passíveis de serem acionadas em cada situação. Uma motivação baseada nos valores sociais predominantes em nossa cultura, que chamaremos de terceira força da vida mundana, e outra motivação baseada nos valores superiores do ensinamento espiritual. Ambas são responsáveis pelo que dá significado à nossa vida. Podemos visualizar o primeiro caso como um triângulo com a ponta para baixo e o segundo como um triângulo com a ponta voltada para cima. Como salienta Eva Pierrakos, devemos sempre estar conscientes da qualidade de nossa motivação através da observação de si, se buscamos uma coerência mais profunda entre nossas ações e nossos valores, pois, dependendo da direção de nosso triângulo, geraremos uma situação de conflito ou de harmonia. Do mesmo modo, Selim Aissel chama a nossa atenção para a necessidade de uma força harmonizadora e promotora de uma união conciliatória entre as duas primeiras, sem a qual nossa vontade passa a ser uma força impositiva e geradora de um conflito com a segunda força que nos resiste.

Assim, existe também um querer ou vontade ligados aos valores correntes, onde procuramos ao máximo evitar qualquer esforço para obter o objeto do desejo ou, na melhor das hipóteses, empreendemos esforços visando receber recompensas palpáveis de acordo com nossos interesses de ordem pessoal. Trata-se de uma vontade muitas vezes contaminada pelo apego e a ambição, causando em nós uma ansiedade permanente. Nosso querer fica manchado pela motivação de obter recompensas como frutos de nossas ações. Adotamos uma espécie de visão contábil para todos os nossos relacionamentos, onde cada ato deve ser devidamente compensado e recompensado por um benefício pessoal correspondente. Tudo o que fazemos possui uma espécie de agenda oculta ligada a interesses bem definidos. Somos incapazes de fazer algo de forma gratuita ou anônima, pelo próprio prazer de realizar e beneficiar outras pessoas. Ironicamente, essa maneira de encarar a vida é extremamente autossabotadora, pois nossas ações "meritórias" escondem um egoísmo que compromete sua pureza e desequilibra nosso campo energético.

Essa terceira força de baixa qualidade pode, inclusive, imiscuir-se no próprio trabalho espiritual, possuindo uma aparência enganadora, mas sutil, muitas vezes comprometendo nossa motivação e nossa vontade. Isso acontece, por exemplo, quando trabalhamos para nos tornarmos pessoas especiais ou superiores, buscando uma salvação meramente pessoal de cunho escapista. Ficamos o tempo todo falando de nós mesmos, de nossa imaginária posição na escala evolutiva, medindo o tempo todo nosso sonhado "progresso". Ocorre também quando priorizamos a obtenção de poderes paranormais ou conhecimentos supostamente secretos, motivados por uma curiosidade apenas superficial. Dentro dessa visão limitada e limitadora tendemos a ver o "fim da jornada" como um descanso infinito e preguiçoso, onde todos os nossos desejos serão prontamente atendidos num êxtase prazeroso e sem fim. Procuramos, ainda, ferramentas para mitigar nosso medo da morte, desconsiderando a vida propriamente dita. Trata-se de uma espécie de carreirismo pseudoespiritual, denominado de "materialismo espiritual" por Chögyam Trungpa, onde todo o trabalho espiritual fica contaminado por um ensimesmamento egoísta, comprometendo a necessária purificação mental e emocional. Não há compaixão ou um genuíno interesse pelos outros, apenas por nossa exclusiva e excludente "evolução"! Além do mais, essa motivação egocêntrica atua como uma verdadeira segunda força dentro de nós, impedindo a ocorrência de uma experiência espiritual autêntica, pois a expectativa por um reconhecimento pessoal e o desejo de possuir e controlar qualquer vivência (tendo medo de perdê-la ou desejo de repeti-la), acaba fazendo com que fiquemos identificados com o próprio trabalho espiritual. Para Girard Haven, o trabalho espiritual correto envolve também lutar para que não trabalhemos apenas para nós mesmos, pois isso atuaria como uma segunda força, opondo-se ao trabalho verdadeiro.

Com o "materialismo espiritual" estamos diante de uma terceira força de qualidade inferior disfarçada de superior, criando uma contradição interna que pode acabar em hipocrisia. Quando motivados por ela, convenientemente só nos trabalhamos em situações "mornas", as que requerem um mínimo de esforços, procurando fazer com que o espiritual se adapte ao material, aos nossos interesses particulares, invertendo totalmente a ordem correta de prioridades. Conscientemente ou não, queremos "servir a dois senhores", dando, porém, primazia ao deste mundo, pois parece ser a via mais confortável. Subvertemos a força de nosso querer, de nossa primeira força, ao tentar obter benefícios materiais e supostamente espirituais pela via fácil do menor esforço, sem se colocar a necessidade de desconstruir e retirar o poder da falsa personalidade sobre nossa essência espiritual, o que requer sempre um trabalho árduo e perseverante. Queremos, de uma forma imatura, receber tudo passivamente, de "mão beijada", numa atitude preguiçosa, arrogante e desonesta.

O livro de orientação espírita *Lírios de Esperança*, canalizado pelo médium Wanderley S. de Oliveira e ditado pelo espírito Ermance Dufaux, bate nessa mesma tecla, trazendo à tona casos concretos de "materialismo espiritual" tratados no "Hospital Esperança", localizado no plano astral para a cura da alma depois da morte física. Um denominador a todos os casos parece ser a necessidade premente de descobrir-se "a extensão dos reflexos de seus atos em si mesmo" (pág. 93), pois, "não dispondo de franqueza suficiente para tratar de seus conflitos íntimos com naturalidade, emudecem quaisquer referências às tormentas pessoais e deixam de ser sinceros consigo e com os outros" (pág. 109). Para E. Dufaux, reforçando a linha que propomos aqui, o orgulho "é a maneira desenvolvida pelo nosso egoísmo para camuflar a realidade do que somos, a fim de vivermos a fantasia do que gostaríamos de ser" (pág. 114), uma fixação na autoimagem idealizada (motivação inferior) que coloca obstáculos (segunda força) à nossa percepção da sutil realidade do "materialismo espiritual" misturado ao caminho genuíno, o que no livro é chamado de "autossuficiência espiritual".

Desse modo, conseguimos fugir ao enfrentamento íntimo e continuamos alimentando ilusões quanto ao nosso real nível evolutivo. Se a motivação (terceira força) está, portanto, permeada por interesses imediatistas de caráter excludente e egoísta, todas as nossas súplicas (primeira força) por ajuda ficam também manchadas e difíceis de serem atendidas pelos Planos Superiores. Como vimos, somos energeticamente transparentes para os seres iluminados, e estes só podem responder ao que realmente somos e emanamos vibratoriamente, por mais que verbalizemos outra coisa. Essa contradição interna despercebida atua como um bloqueio (segunda força), paralisando nosso processo de amadurecimento. Aquilo que recebemos por meio de nossos desejos não pode se contrapor à necessidade de que aprendamos as lições da vida por conta própria, a partir de nossa iniciativa e esforço. Essa realidade, se queremos ser coerentes, deve sempre estar presente em nossa motivação e, por consequência, em nossa vontade, dentro de uma busca espiritual sincera.

Sem realizar a parte que nos cabe, isto é, o trabalho interior de purificação e conscientização, uma ajuda, muitas vezes, deve ser mesmo negada para o nosso próprio bem, pois poderia atuar como uma interferência prematura, colocando-nos diante de verdades para as quais ainda não estamos devidamente preparados, comprometendo um aprendizado que precisa vir sempre de dentro para fora. Para Maurice Nicoll, quando nos trabalhamos com a expectativa de obter ganhos pessoais, isso acaba por impedir que obtenhamos resultados verdadeiros, pois, se nossa motivação (terceira força) é pobre, nossos esforços (primeira força) também o serão, fazendo do trabalho algo meramente intermitente e circunstancial, de acordo com nossa agenda imediatista, impedindo desse modo que possamos nos contrapor a qualquer obstáculo que se apresente (segunda força). Na verdade, fazer esforços de baixa qualidade pode ser somente um subterfúgio para que evitemos realizar esforços conscientes de alta qualidade.

Por outro lado, a primeira força, quando ligada ao trabalho espiritual, possui outra qualidade, pois está permeada por um anseio evolutivo desapegado de qualquer desejo de controle quanto aos resultados dos esforços feitos. É uma vontade que inclui esforços de natureza consciente, o que é chamado de "carma ioga" ou de ioga da ação (explanado profundamente no clássico da sabedoria hinduísta, o Bhagavad Gita), onde sabemos que não nos cabe tentar determinar quando, como ou quanto, relativamente aos frutos de nossos atos. Nem desejar colher bons frutos, nem temer os maus. Segundo Swami Vivekananda, o apego, ou o que chamamos aqui de identificação, acontece exatamente porque temos expectativas de ser recompensados pelos nossos esforços. Uma ação apegada, portanto, não pode ser verdadeiramente livre, não passando de uma mera reação automática motivada por interesses que a restringem.

Para que nosso querer esteja em harmonia com a ordem cósmica que o transcende, deve se despir ao máximo de uma energia egoística, onde agimos apenas para o nosso próprio benefício, pois seus efeitos igualmente nos atingirão negativamente, na medida em que nossos atos estarão impregnados por um "espírito de guerra", como afirma Eva Pierrakos, gerando uma atmosfera de animosidade em torno de nós, aumentando desnecessariamente a intensidade da segunda força que nos resiste. Em outras palavras, um querer obsessivo e exigente demais é uma primeira força de baixa qualidade, na medida em que atrai uma oposição cega e desproporcional por parte dos quereres alheios, colocando obstáculos que dificultam ou mesmo impedem a sua consecução.

Nesse sentido, seria oportuno ter em mente ou mesmo fazer uma lista de nossos desejos e avaliar sua real necessidade à luz dos critérios trazidos pela sabedoria. Certamente nos surpreenderemos ao constatar quão superficiais, fúteis, imaturos, fantasiosos ou excessivos muitos deles nos parecerão. Ou ainda, como nos tornam dependentes de uma satisfação difícil de ocorrer, deixando-nos vulneráveis, frustrados e desanimados. Sonhamos com um mundo irreal onde não exista uma segunda força que se oponha ao nosso querer voluntarioso. Na ausência de uma motivação superior, nossa vontade fica atrelada a um imediatismo superficial; ou seja, na medida em que não sabemos **porque** queremos algo, também não podemos saber **o que** queremos, deixando-nos confusos e sem perceber o sentido de nossa vida.

Levando essa atitude ao seu extremo, chegaremos a uma situação em que seremos tomados por uma espécie de "desejo negativo", onde aquilo que **não** queremos que aconteça acaba pesando mais do que aquilo que positivamente queremos! Na medida em que não queremos que ocorra nada que nos impeça de usufruir o objeto desejado, geramos simultaneamente uma expectativa tensa de que não ocorra algo que já está acontecendo ou em vias de acontecer. Assumimos uma postura rígida onde qualquer coisa tem o potencial de nos contrariar e, como vimos, igualmente de nos irritar. Fazemos constantemente, e de forma automática, objeções, queixas a tudo e a todos; somos pessoas "do contra", com tendência a que nos sintamos sempre injustiçados e perseguidos pela vida. Trazendo isso para a linguagem da Lei de Três, nossos desejos, em vez de serem uma primeira força, acabam se degenerando e se transformando numa segunda força, pois mais nos opomos a tudo do que realmente desejamos. Nossa própria negatividade se torna o maior obstáculo à fruição de nossos desejos, minando as forças que deveriam ser alocadas para isso. Nosso querer foi sobrepujado pelo não querer, levando-nos a estabelecer um conflito constante com o que de fato está se passando na realidade.

Portanto, se temos uma motivação apenas mundana, haverá evidentemente uma manifestação, mas o nível de coerência será superficial, pois a ação estará permeada pelo conflito entre a primeira e a segunda forças, já que nossa motivação é, basicamente, de natureza egoística. Nesse caso, a terceira força permite uma manifestação, mas de um modo que trai sua função original conciliatória entre as duas outras forças, reforçando, em vez disso, o conflito entre ambas. Nesse caso, há apenas uma falsa união, um mero compromisso circunstancial e de caráter oportunista, onde o conflito permanece como pano de fundo. Quando nossa motivação se resume na pressuposição de que tudo o que desejamos deve ser prontamente providenciado pela vida, tendemos a ter uma baixíssima tolerância a qualquer contrariedade, nos fazendo adotar uma postura de constante suspeita, quase um complexo de perseguição, onde parece que todos estão contra nós.

Como vimos, se a primeira força simboliza **aquilo** queremos, a terceira força questiona **porque** o queremos. Portanto, após constatarmos algo em nós pela auto-observação devemos sempre perguntar-nos "por que?". Qual a razão para isso ter vindo à tona neste exato momento em vez de outra coisa? Qual a qualidade de minha motivação e, por decorrência desta, quais são minhas verdadeiras intenções? Isso precisa estar o mais claro possível para nós, tanto na vida cotidiana, como no próprio trabalho espiritual. É essa clareza e a determinação de buscar uma terceira força de natureza espiritual que vai determinar como lidaremos com os obstáculos que se interpõem entre nossa vontade e a sua realização.

Nesse sentido, quando a necessidade imperiosa de um trabalho espiritual permeia profundamente nossas primeiras e terceiras forças, isto é, nossa vontade e o que a motiva, é que a vida pode ser nossa verdadeira mestra, pois será interpretada a partir do ensinamento de sabedoria. Seu significado maior se descortina a partir dos critérios e valores fornecidos pela sabedoria, até que, numa outra etapa, já tenhamos suficientemente desenvolvido a intuição ou nosso "mestre interior". Adotando essa atitude, aos poucos seremos capazes de encarar situações difíceis (segunda força dentro e fora de nós) como uma matéria-prima que poderá nos dar uma oportunidade de aprender com os fatos que se apresentam.

No entanto, como afirma M. Nicoll, a segunda força é forçosamente uma consequência da primeira, ou seja, se não há uma meta claramente definida não poderemos ser testados em nosso compromisso com a verdade. Nada pode se opor a algo que não tem uma direção consciente, comprometendo nossa oportunidade de aprender por meio das adversidades. Os obstáculos são meramente encarados como forças que teimam em nos contrariar, devendo ser apenas vistos como interrupções indesejáveis, nos levando a sentir raiva, medo e desânimo, fazendo de nós vítimas indefesas dos outros. Em suma, quando estamos identificados com a vida material, nossa motivação ou terceira força é o egoísmo, nosso querer ou primeira força é a cobiça e nossa relação com tudo o que ousa se opor a nós é marcada pelo conflito e a violência em todas as suas formas. Inversamente, quando estamos genuinamente numa busca espiritual, a segunda força é percebida como tendo sua origem dentro de nós, em nossas próprias emoções e pensamentos negativos que, por sua vez, como já vimos, se manifestarão depois em circunstâncias externas concretas, no que chamamos de "situações-gatilho" que espelharão o que se passa conosco internamente.

Desse modo, um querer e uma motivação de qualidade alterarão radicalmente nossa relação com a segunda força, tanto dentro como fora de nós. Aceitamos, porque compreendemos, a necessidade de que nossa imaturidade existencial seja questionada e contestada a fim de que haja um crescimento da consciência e de nosso ser essencial. Como evoluir se tudo corre segundo nossos desejos? Permaneceremos sempre naquele "infantilismo adulto" já mencionado, como a criança que foi estragada por pais excessivamente permissivos. Sabemos que a própria criança vê a falta de limites como falta de interesse nela, como desamor, indiferença e omissão. Quando amadurecemos, ao contrário, compreendemos a necessidade de que o nível superior se oponha àquilo que está travando nossa evolução, de acordo com a primeira força ou vontade de nossa própria alma, como vimos com René Daumal. Passamos até mesmo a agradecer quando nossos desejos superficiais não são atendidos, pois fariam com que afundássemos ainda mais neles.

Podemos dizer, nesse sentido, que um dos maiores objetivos do trabalho espiritual é fazer com que a primeira força, ou nossos desejos, seja referida e submetida a uma terceira força, ou motivação, de qualidade elevada, isto é, transformar sempre o nosso querer a fim de que seja compatível e coerente com os valores superiores; satisfazendo, quando possível, o que desejamos, mas desde que não nos identifiquemos com isso, mantendo nossa serenidade e consciência intocadas. Então, tendo em vista essas duas formas de perceber aquilo que se opõe aos nossos desejos, podemos determinar também a natureza da primeira e terceira forças que nos animam, se possuem ou não qualidade emanada pela alma. Quando, portanto, nossa motivação é superior, temos a oportunidade de ver e harmonizar nossas contradições internas, de abrandar o conflito interno, reconciliando nossa vontade com a consecução de nossa meta.

Uma conclusão preliminar dessa interação entre as três forças é que esses obstáculos que se interpõem aos nossos desejos são necessários e mesmo imprescindíveis, pois possuem uma origem cósmica e benéfica para o crescimento, visando um bem maior e permanente. Precisamos, portanto, ser sempre testados em nossos propósitos; precisamos de limites para nossos desejos muitas vezes desmedidos e fantasiosos. Nossos verdadeiros inimigos estão dentro de nós, disfarçados na figura da falsa personalidade ou de uma identidade imaginária que se apoderou de nós. Sem uma força de oposição cósmica que nos tire dessa inércia doentia, corremos o risco de uma degeneração do espiritual dentro de nós. Essa inércia é a segunda força dentro de nós, derivada de nosso ego, impedindo que busquemos a meta maior pela conexão com uma terceira força espiritual. A segunda força cósmica possui, nesse sentido, uma função educativa e purificadora na medida em que restringe nossa segunda força interna de natureza egoística.

Então, quase tudo o que a vida nos nega tem origem nessa segunda força cósmica, atuando como uma verdadeira pedagogia evolutiva divina, a fim de impedir que nos afundemos mais ainda com nossas compulsões (primeira força doentia) motivadas por nossos desejos egoístas (terceira força doentia) e que nos levam a uma espécie de cruzada para a destruição de tudo o que nos faz oposição (relação doentia com a segunda força, projetando-a nos outros). É, portanto, uma postura ingênua e irrealista crer que todos os nossos desejos mereçam ser satisfeitos. Por outro lado, quando compreendemos e, por causa disso, aceitamos a necessidade de ter nossos desejos imaturos contestados pela nossa própria alma, fazemos da segunda força de oposição uma parte integrante da primeira, transformando-a em algo que ajuda o nosso supremo desejo, ou seja, o anseio pelo crescimento da essência espiritual por meio da consciência. Com isso, a primeira força se abranda pois fica sintonizada com a primeira força cósmica, onde queremos conscientemente ser uma força coadjuvante, mas ativa, dentro do Plano Divino para a humanidade. Não se trata, portanto, de uma obediência a leis que se encontram fora de nós, mas sim de coadunar internamente a nossa própria vontade com essas leis, fazendo de ambas uma unidade, onde duas vontades se uniram livremente.

Como vimos, antes de encarnar, de acordo com nossas necessidades cármicas e a missão individual que cada um aceita e quer cumprir, atraímos as forças de oposição mais apropriadas para que isso seja possível. Nesse sentido, é a partir de um relacionamento maduro com a segunda força, impulsionado por esforços continuados e conscientes, que se produzirá uma espécie de atrito ou fricção benéfica que trará luz para nossas "trevas interiores". Um verdadeiro "ser ou não ser", uma luta interna entre o sim e o não, onde testes, "tentações", desafios, situações adversas e problemas são os instrumentos pelos quais exercitaremos nossas capacidades e virtudes para a sua superação. Esse constante atrito aumenta a intensidade e a densidade das situações que vivemos, fazendo com que os resultados para o crescimento aconteçam na mesma proporção. Desse modo, na medida em que somos cada vez mais "confiáveis", podemos concomitantemente assumir tarefas que requeiram maior responsabilidade e ajudar os nossos semelhantes. O simples fato de que sabemos e compreendemos a importância da existência de uma segunda força de origem cósmica para o nosso bem maior, que esta **deve** aparecer, serve como ajuda para o estabelecimento de uma motivação elevada, aumentando nossa fé, esperança, perseverança e coragem para enfrentar obstáculos.

Nesse sentido, uma implementação saudável de nossa vontade depende diretamente de nossos esforços conscientes dentro de um relacionamento equilibrado entre as três forças. Uma motivação e um querer corretos nos preparam para um relacionamento maduro com as forças de oposição, sem vitimização autopiedosa e sem uma revolta agressiva. Harry Benjamin, em seu livro *Basic Self-Knowledge*, dá um exemplo bem ilustrativo dessa dinâmica entre as três forças. Se quero ser um cantor (primeira força), mas minha motivação e ambição é a de ser rico e famoso (terceira força "da vida"), acabarei tendo ilusões sobre o tamanho do meu talento, pois meu objetivo está desvinculado do que eu penso que quero (ser cantor). Minha ignorância dessa dicotomia acabará prejudicando, então, minha própria habilidade de cantar, impedindo que uma carreira sólida se manifeste ou que meu cantar tenha uma real qualidade artística.

Se, no entanto, minha motivação for pura (terceira força espiritual), o amor à arte e o desejo de levar o belo aos outros, passarei a ter uma visão mais realista e objetiva do meu próprio talento e uma eventual carreira. A motivação interesseira tende a exagerar o meu talento, cegando-me para as forças opositoras que tentarão contestá-lo. Ou seja, diferentes motivações acarretarão resultados completamente diferentes. E mais, se eu entrar em conflito com essa segunda força, acabarei por aumentá-la ainda mais, pois resistir a tudo o que resiste a mim ou ao que desejo, causará tensão e desconforto nos outros. Como a causa primária da segunda força está sempre dentro de mim, nesse caso a minha própria preguiça ou impaciência para estudar canto, devido a uma ansiedade ambiciosa, e também por não querer admitir minha responsabilidade em criar toda essa dinâmica, acabarei projetando a culpa nos cantores concorrentes, e estes, por sua vez, tenderão a se unir contra mim, fechando-me mais ainda as portas e assim por diante.

Mais uma vez, é nosso ser que atrai todas estas circunstâncias, criando uma situação adversa antes inexistente, pelo menos nessa magnitude. Nossa própria resistência dá então realidade ao que é irreal, isto é, que os outros são responsáveis pelo que nos acontece. No entanto, é nossa própria preguiça e impaciência, motivadas pelo egoísmo, que em última instância nos impedirão de atingir o que queremos, ou pelo menos pensamos querer. Realisticamente, como nos mostra a citação de M. Nicoll, na maioria das vezes não sabemos o que queremos e muito menos porque o queremos e, em função disso, ingenuamente não esperamos que algo possa se opor aos nossos desejos.

Idealmente, para Beryl Pogson, num ser humano mais consciente, a primeira força deveria estar subordinada ao trabalho intelectual, onde temos a habilidade de refletir e formular previamente o que queremos fazer. A segunda força, por sua vez, deveria estar ligada ao Centro Instintivo-Motor, dando-nos a capacidade de implementar na prática o que foi decidido, ultrapassando com sucesso os desafios impostos pela segunda força. E, por fim, a terceira força deveria ser permeada pelo Centro Emocional purificado de sua negatividade, que nos uniria à terceira força superior, impregnando-o com o amor pela verdade, pelo próximo e pelo que está sendo concretamente realizado. Um mestre ou santo, consequentemente, quer ou coloca a sua vontade em tudo o que acontece com ele, harmonizando as duas primeiras forças a partir de uma motivação que percebe os desígnios superiores atuando por meio das leis cósmicas em todas as situações vividas.

Trata-se, então, nesse caso de um querer deliberado e consciente, onde decide-se querê-lo ou "querer querê-lo", onde não se é mais refém de desejos aleatórios dependentes do que nos acontece ou não, ou seja, o que chamamos antes de "vontade viciada em si mesma". Há uma capacidade de decidir o que se quer, motivados por uma aspiração pelo que é mais elevado. As dificuldades passam a ser vistas como sendo instrumentos para o aprendizado evolutivo e não como inimigos a serem destruídos. Coloca-se vontade naquilo que se sabe que precisa ser feito. Jung sintetiza magistralmente essa dinâmica ao definir o livre arbítrio: fazer com satisfação, ou pelo menos com boa vontade, aquilo que sabemos que deve ser feito; tendo como corolário não fazer o que sabemos ser errado ou o que foi decidido automaticamente, sem reflexão. Sabemos que desejos superficiais não precisam ser necessariamente sempre atendidos porque, na realidade, não provêm de nossa essência, mas apenas de nosso lado mais superficial, sendo mais impostos de fora (pela nossa identificação com a cultura, educação, etc.) do que propriamente emanados a partir de dentro.

Sabemos ainda que, muitas vezes, são desejos meramente imaginários, fantasiosos e desconectados de nossas reais necessidades, frutos de nossa ignorância em relação a nós mesmos. São desejos que, se atendidos, reforçariam ainda mais nossa identificação com o ego. Além do mais, são desejos que, frequentemente, têm o propósito de nos impor sobre os outros, gerando sofrimento para eles e, como vimos, mais ainda para nós mesmos. Para complicar ainda mais, aquilo que foi desejado a partir de um estado adormecido de consciência é, em si mesmo, um fator impeditivo para a obtenção do que foi desejado, algo que atua como uma segunda força autossabotadora dentro de nós, pois são desejos inconstantes, meras reações automáticas às circunstancias que se apresentam a cada momento. Uma hora queremos uma coisa, para logo depois mudar de ideia, sem um fio condutor coerente entre os dois. Nossas próprias inconstâncias e confusões colocam barreiras sem que nos demos conta que fomos seus autores "ocultos". Queremos algo agora, mas nossas ações se movem em outra direção sem que o percebamos, e depois ficamos frustrados porque a vida supostamente nos contrariou.

Como foi salientado em relação à lembrança de si, esta possui um componente imprescindível de autocontrole a partir da implementação do que foi decidido através da vontade consciente, refreando nossos desejos de simplesmente fazer o que nos vem à cabeça, sem medir as consequências, numa concepção imatura e irresponsável sobre o uso do livre arbítrio. Nossa escolha primordial poderia ser, portanto, resumida ao seguinte questionamento: vamos contra ou simplesmente nos deixamos levar pelo nosso querer mecânico e inconsciente? Por meio do trabalho espiritual colocamos uma resistência consciente às nossas próprias resistências inconscientes, fazendo com que nossos "pequenos eus" provenientes do ego ou falsa personalidade sejam, gradativamente, submetidos aos desígnios superiores da individualidade em formação. Deixamos de ser dependentes das circunstâncias e, por causa disso, podemos intuir seu significado e aprender as lições que nos trazem. Como vimos, toda e qualquer situação passa a ter um potencial educativo para o nosso crescimento na exata medida em que não estamos identificados e podemos vê-la a partir "de cima", resolvendo o impasse por meio de uma atitude transcendente em relação ao problema. Nesse sentido, o trabalho com os fatos assume uma importância maior do que os fatos em si mesmos, permitindo que enfrentemos dificuldades de uma forma mais leve e eficaz.

Segundo Ouspensky, o desejo é fazer o que se quer, enquanto a vontade é ser capaz de fazer aquilo que não se quer. Daí a grande importância de ter o trabalho evolutivo como o anseio dos anseios, aquele que permeará todos os pequenos desejos cotidianos e será sempre o "voto de Minerva". Para Maurice Nicoll, a qualidade de nosso ser essencial e nível de consciência dependem da qualidade de nossa vontade e de nossa capacidade de implementá-la concretamente. Enquanto a meta maior de nossa vontade não for essa, nosso ser não poderá ser transformado. Nicoll afirma ainda que, cada vez mais, os desejos antigos egoístas vão ficando menos aceitáveis para o novo ser em formação dentro de nós, enquanto que, aquilo que era aceitável para o antigo ser, não mais o será para a nossa nova vontade. A confiança que depositamos na sabedoria e nos resultados do trabalho espiritual também influenciará positivamente a nossa vontade, dando-nos perseverança, serenidade, paciência e desapego necessários para que surjam os frutos de nossos esforços em seu tempo apropriado.

Disso tudo podemos constatar a enorme importância de se desenvolver uma vontade sintonizada com os princípios da sabedoria, pois de nada adianta possuir uma compreensão profunda sem que se faça nada de concreto a respeito disso. É exatamente essa sintonia que trará um crescimento da vontade, pois quando pensamos e sentimos segundo os valores do trabalho interno **antes** de agir, conseguimos implantar melhor o que queremos. Consequentemente, como postula J.G.Bennett, se não obtemos resultados verificáveis a partir do trabalho espiritual é porque não possuímos uma vontade de qualidade, isto é, somos incapazes de implementar nossas decisões. Por outro lado, quando realmente decidimos, algo concreto deve necessariamente acontecer.

Essa renúncia voluntária, segundo Epicteto, pode ser feita alegremente, pois nos liberta da dependência em relação às circunstâncias externas. Em vez de simplesmente reagir de forma forçada ao que nos acontece, deixando-nos sempre irritados, tomamos a decisão de ativamente ir em sua direção. Por ser produto de nossa escolha, ficamos mais serenos e com maior capacidade de implementar o que queremos, como vimos anteriormente no episódio com Jung e Nicoll na Suíça. Dessa maneira, supostas interrupções passam a ser até mesmo bem-vindas, pois não são mais encaradas como algo que não deveria estar acontecendo e nos incomoda, mas, pelo contrário, como algo que está dentro de um ritmo e um fluxo que nos transcende e, ao mesmo tempo, nos inclui, tornando-nos "sincronicidade", como postula David Richo.

A própria constatação desse desequilíbrio interno entre as três forças pode ser o início para uma nova motivação de restabelecê-lo através do trabalho espiritual. Só procuraremos sair da "prisão" se soubermos que estamos nela. Na realidade, então, em termos do que é mais importante, a terceira força vem antes da primeira força, isto é, a nova motivação ou finalidade deve enquadrar nosso querer aos seus valores e critérios. Será que nossos desejos atuais são compatíveis com o nosso anseio espiritual? Portanto, recapitulando, a finalidade (terceira) deve vir antes da causa (primeira) e dos seus efeitos (segunda). Do mesmo modo, nossa relação com a segunda força também se modificará, pois sabemos agora que as dificuldades são testes necessários para o aprofundamento do nosso aprendizado. Estas atuam como uma fricção de duas forças necessárias para gerar a luz em nós; aos poucos vai surgindo em nós uma capacidade de "amar nossos inimigos", isto é, compreendemos a função de tudo que se opõe a nós como um efeito cuja causa primária está em nós e que obedece a uma motivação de ordem cósmica evolutiva. Ouspensky afirma que, quem está no caminho espiritual tende a atrair uma maior resistência por parte daqueles que estão identificados com os valores do *status quo*, pois a luz da verdade incomoda e desmascara tudo o que estava na sombra ou no comodismo da ilusão (veja-se a vida de muitos mestres e santos, começando por Jesus Cristo). Por outro lado, esse contato, essa aproximação entre mestres e pessoas comuns é necessária para a evolução da humanidade, pois testa ao máximo a resiliência e o amor daqueles e apresenta um exemplo elevado a ser seguido para estas.

Entretanto, quem tem um comportamento mais bem inserido nos valores vigentes atrai conflitos apenas circunstanciais com outras pessoas que estão na mesma condição, mas o domínio da identidade falsa em ambos os lados da contenda fica preservado; não há, na verdade, uma ameaça de caráter existencial questionando nossa falsa identidade em seu núcleo mais profundo. Inversamente, a presença de uma motivação ou terceira força correta harmoniza as forças ativas e passivas, fazendo com que a vida cotidiana não seja mais um fim em si mesma, isto é, não buscamos mais algo que seja permanente e estável fora de nós, no mundo transitório das circunstâncias externas. A vida cotidiana passa a ser vista como um meio para o aprendizado evolutivo, nossa finalidade mais elevada; a vida exterior nos dá o material que vai reverberar dentro de nós, mas que, como vimos, foi previamente atraído pelo nosso ser interno. Como afirma Rohit Mehta, quando a finalidade espiritual se transforma em nossa prioridade maior, a vida concreta passa a ser vista como o meio que propicia o aprendizado, se conseguimos apreender o seu significado, da lição específica que se coloca diante de nós.

Em suma, nosso ser é a causa (primeira força), nossa vida concreta é o efeito (segunda força) e nossa inserção consciente no "Todo" a finalidade maior à qual ambos estão submetidos (terceira força). Passamos a aprender com a vida através da intermediação do ensinamento. O trabalho interno vai revelando as contradições e a hipocrisia entre a primeira força e a segunda força, ambas dentro de nós, e que se manifestam em nossa incapacidade de cumprir o que nós mesmos decidimos, em não honrar com nossos atos o que já compreendemos como sendo certo. Para Ouspensky, há um senso moral individual quando somos capazes de renunciar ao que nós consideramos errado e somos capazes de realizar o que consideramos certo (o trabalho interno vai aprofundando esse certo/errado).

Para Maurice Nicoll, reforçando isso, ter uma fé consciente na ordem cósmica implica em ter essa capacidade de fazer obedecer aquilo é inferior em nós ao que é mais elevado, implementando a harmonia macrocósmica em nosso microcosmos (tornando-nos receptivos às energias superiores). Porém, quando damos prioridade ao mundo manifestado, invertemos essa ordem, ficamos como que "de cabeça para baixo". Nessa ordem distorcida é o visível que cria o invisível, fazendo com que tomemos o efeito pela causa. O Universo passa a ser visto como algo mecânico e aleatório, produto de uma interação acidental de forças e não de uma causa inteligente e consciente. Desconsideramos o Criador em suas criaturas. Para Nicoll, essa visão fria do Universo como uma máquina nascida do acaso repercute negativamente sobre o próprio espírito humano, pois nos torna também como "máquinas", apequenando nossa ligação com a fonte criadora. A verdade passa a ser buscada apenas nas evidências materiais mensuráveis pelos sentidos físicos. No trabalho espiritual, ao contrário, buscamos ver o invisível simbolizado nas coisas visíveis, unificando-as num todo harmônico. Vemos a mente do arquiteto permeando cada tijolo, em vez de crer que o tijolo é a causa que explica a construção. Vemos cada parte como símbolo de um todo maior, percebendo a origem sagrada de todas as coisas criadas. É essa concepção que confere propósito real a nossa existência individual, sendo o cerne da terceira força divina em nós.

Ao expor minuciosamente a criação do Universo através do "raio da criação", tal como lhe foi passado por Gurdjieff, Ouspensky deixa claro que, mesmo num mundo material como o nosso, por trás da enorme multiplicidade das formas, "esconde-se" a presença da Unidade que provém da fonte primordial, manifestada como uma centelha de luz dentro de cada um, e que por isso temos o potencial de fazê-la crescer através de um trabalho evolutivo da consciência. É essa fé consciente, porque nasceu de nossa própria compreensão, de nossa verificação da verdade através da observação de si, que remove paulatinamente todos os obstáculos (segunda força) e, ao mesmo tempo, reconhece sua necessidade para o nosso amadurecimento.

A partir da multiplicidade retornamos à unidade, transcendendo a aparente dicotomia entre matéria e espírito. Voltamos à fonte espiritual enriquecidos pelo aprendizado adquirido através da experiência material. O perigo é deixar-se fascinar por essa experiência, esquecendo-se do propósito oculto que lhe dá significado, invertendo a prioridade em favor de uma motivação exclusivamente mundana (terceira força da vida, triângulo voltado para baixo). Todas as práticas espirituais têm, em vista disso, o propósito de deixar-nos alertas para esses desvios e fazer com que o nosso rumo seja corrigido, de acordo com os preceitos da chamada "Lei de Sete" ou das Oitavas, como veremos a seguir.

Para finalizar esse capítulo gostaria de apontar para a necessidade de que o próprio ensinamento espiritual saiba conciliar dentro de si as duas primeiras forças, isto é, que não esteja presente nele nem um excesso de primeira força, onde se dê vazão a um voluntarismo ingênuo, fantasioso e perigoso, estimulando os estudantes a crerem que "se quero, logo mereço e posso", num exagero quanto ao poder pessoal; ou, inversamente, colocar uma ênfase desproporcional na segunda força, ou seja, amplificar demais as dificuldades e os obstáculos inerentes ao caminho, levando os estudantes a uma posição passiva e dependente que geralmente desemboca no desânimo e na apatia, o que também é ilusório. Uma personalidade inflada ou desinflada em demasia acaba por bloquear uma continuidade saudável dentro do caminho espiritual, cabendo à sabedoria zelar para que a terceira força cumpra seu papel e equilibre a iniciativa pessoal com a humildade diante das esferas superiores, dentro e fora de cada um.

16

A Lei de Sete ou das Oitavas: a manutenção do compromisso com o ideal

"O Esoterismo se oferece àqueles que descobrem a sua afinidade." Thorwald Dethlefsen, *O Desafio do Destino*, pág. 173.

"Só quando você sente simpatia é que pode compreender o pensamento analógico. Se não sentir simpatia, não poderá compreender, porque a analogia não depende de raciocínio, mas de uma atitude favorável e da continuação do mesmo processo dentro de si mesmo." Osho, *Eu Sou a Porta*, pág. 112.

"Quanto mais nos elevamos na criação, mais as energias tornam-se sutis, mas a criação em si mesma é um ato que vai do alto em direção ao mais baixo: uma energia muito sutil torna-se cada vez mais grosseira e cria cada vez mais a matéria. O ser humano que tenta se transformar, realiza um processo inverso: de uma energia grosseira – ele mesmo – e das energias grosseiras que ele mantém dentro de si, ele tenta criar energias cada vez mais sutis. Trata-se, então, de uma oitava indo numa direção contrária ao Raio da Criação, que o ser humano de alguma maneira irá 'ascender'." Selim Aissel, *Vivre au Meilleur Niveau de Soi-Même*, pág. 273.

"Essa lei demonstra porque nada vai nunca em linha reta em nossas atividades, porque, tendo começado a fazer uma coisa, fazemos em seguida outra inteiramente diferente, que é com frequência exatamente o contrário da primeira, embora não o notemos e continuemos a pensar que seguimos sempre a mesma linha... O desenvolvimento da força pode ainda prosseguir, mas o trabalho que fora começado com ardor e entusiasmo, tornou-se uma formalidade obrigatória e inútil; numerosos elementos estranhos entraram no sentimento: consideração, aborrecimento, irritação, hostilidade; o pensamento gira em círculos, repetindo o que já se sabia e nos perdemos cada vez mais." G. I. Gurdjieff, citado por P. D. Ouspensky, *Fragmentos de um Ensinamento Desconhecido*, págs. 153 e 154.

A Lei de Sete ou das Oitavas mostra que nenhum processo cósmico, coletivo ou individual se realiza uniformemente, sem interrupções. Segundo P. D. Ouspensky, nenhuma força trabalha continuamente na mesma direção; trabalha por um certo tempo e então diminui de intensidade ou muda de direção, sofrendo uma mudança interna. Como as vibrações sequenciais não se desenvolvem regularmente, em dois momentos dos oito passos elas diminuem por conta própria. Mostra-se assim a presença de dois intervalos que impedem que a oitava se complete, a não ser que haja algum tipo de choque vindo de fora para que as vibrações se acelerem novamente e retornem ao seu curso original. Mais uma vez, não entrarei aqui na cosmologia do Quarto Caminho, nas razões de ordem cósmica ou metafísica que explicam essa complexa e profunda lei, porém me limitarei somente às suas implicações concretas para nossa vida cotidiana e, particularmente, em relação aos passos relativos ao trabalho espiritual propriamente dito.

O que é importante de ser retido, portanto, é que, por causa dessa lei, sem um choque consciente nestes dois momentos especiais, tudo tende para uma espécie de desvio em relação à meta intencionada, como se fossem duas tangentes em relação à direção original intencionada, comprometendo nossas chances de chegar onde queremos. Se não conhecemos minimamente o funcionamento dessa lei que ordena todos os processos e, principalmente, não a reconhecemos dentro de nós, respeitando a etapa em que estamos em cada momento, nunca poderemos chegar a bom termo em nossos caminhos, sejam eles mundanos ou espirituais.

No caso das atividades humanas esse choque é dado pela intervenção de um ato consciente, a própria lembrança de si, fazendo com que o "leme" continue apontando para a meta pretendida, continuamente corrigindo os desvios causados por nossa identificação inconsciente com os "ventos" trazidos continuamente pelas circunstâncias exteriores. Sem essa intervenção, sucessivos desvios ou tangentes acabarão por fazer com que a oitava assuma uma direção até mesmo oposta à original. E, como somos inconscientes disso, continuaremos ingenuamente a acreditar que ainda nos movemos na direção certa, voltada para a meta previamente escolhida. Constatamos essa dura realidade constantemente em nós mesmos e em todos, sendo uma das explicações para a nossa incapacidade crônica de implementar concretamente as decisões que tomamos, retirando a força que deveria estar presente em nossa vontade.

A Lei de Sete é como se o Universo nos dissesse que conta sempre com a nossa colaboração para a contínua implementação do Plano Divino para a humanidade, com nossos talentos, criatividade, empenho e perseverança conscientes, com o trabalho de "alquimia" interior que faz com a centelha divina se metamorfoseie em direção a um ser mais amadurecido e capaz de manifestar plenamente seus potenciais. Um Universo que nos conclama a uma participação ativa e responsável em tudo o que acontece conosco, sem o que o fluir da realidade fica travado e não cumpre o seu objetivo. Para o Quarto Caminho, como vimos, somos criados como seres incompletos, com a tarefa suprema de nos autocompletarmos por meio do trabalho evolutivo, realizando todos os passos referentes a uma oitava ascendente, que vai paulatinamente ao encontro da fonte divina.

No entanto, como afirma Gurdjieff, começamos sempre cheios de entusiasmo para fazer uma coisa, para logo depois cairmos num estado de dispersão e desânimo, terminando por realizar outra coisa totalmente diferente, mas crendo ingenuamente ainda estar fiéis à proposta original. Em nossa condição de adormecidos psicologicamente tendemos a criar uma série de justificativas e racionalizações que nos impedem de ver todos esses desvios de rota e nos fazem crer piamente que continuamos na direção correta, pois, afinal, precisamos manter a imagem de que estamos sempre com a razão. Por causa dessa cegueira em relação às nossas contradições, raramente chegamos onde queremos e, quando isso acontece, trata-se de um mero acidente, um produto do acaso onde, apesar das enganosas aparências, não tivemos realmente uma participação ativa e deliberada, como gostaríamos de acreditar.

Na história da humanidade isso fica mais patente ainda, para não me alongar muito, por exemplo, em todas as chamadas revoluções (francesa, russa, chinesa...), onde belos ideais acabam quase sempre em verdadeiros banhos de sangue, ou na história da Igreja Católica onde acreditava-se ser coerente torturar "infiéis" em nome da mensagem de amor de Jesus Cristo. Em todos os casos permanece o fervor inicial, só que agora a serviço de um rígido dogmatismo que sempre descamba para a violência explícita, sem que os envolvidos se deem conta do tamanho da contradição ou da hipocrisia. Por conseguinte, sem uma correção constante de rumo, sem um choque consciente, como o proposto aqui, individual ou coletivamente ficaremos todos cindidos internamente, com nossas intenções e nosso comportamento assumindo direções contrárias, exigindo desculpas ou justificativas mirabolantes a fim de que continuemos a nos enganar.

Todos nós somos, quando imersos nesse estado de ignorância interior, como fariseus ou "sepulcros caiados", constantemente expostos no Novo Testamento. Sem uma manutenção constante à luz da meta decidida, tudo tende a degenerar, inclusive nossa própria essência espiritual. Tudo é construído pelo Criador de modo a necessitar de uma colaboração consciente das suas criaturas humanas. Somos seres incompletos, cabendo a nós mesmos a missão de fazer a semente ou centelha divina interna transformar-se numa árvore plena de frutos. É imprescindível nossa participação voluntária para a consecução do Plano Divino para toda a criação. Todos os ensinamentos espirituais têm como objetivo essa elevação de consciência, pois nada fica estagnado, ou sobe ou desce, graças à Lei das Oitavas.

Observação de si, lembrança de si, controle da atenção, purificação mental e emocional, tudo isso somado significa a manutenção do compromisso com a meta maior de evolução da consciência. Sem a nossa colaboração consciente nenhum processo pode-se completar satisfatoriamente. Tudo demanda um esforço contínuo e um trabalho perseverante de nossa parte. A ajuda do alto ou a graça são, evidentemente, primordiais, mas mesmo elas só chegam para nós se tivermos feito **antes** a parte que nos cabe, preparando o terreno, tornando-nos vibratoriamente semelhantes ao nível elevado que queremos atrair. Até mesmo o estado receptivo ou "passivo", necessário a fim de que possamos ser permeados pela graça, implica em estar ativamente alerta e preparado para sua chegada ("vigiai e orai"). Na inércia, portanto não há estagnação, porém, o que é mais grave ainda, degeneração ou retrocesso.

Para Selim Aissel, essas oitavas ou tarefas malfeitas e incompletas que perturbam o equilíbrio cósmico deixam o nosso "DNA espiritual" ou nossa "impressão digital vibratória" atrelados nelas, exigindo uma reparação de ordem "cármica" ou correção de rumo futura, nesta ou em outra vida. Em outras palavras, que assumamos a responsabilidade pelas consequências de nossa negligência e nos empenhemos para restaurar o equilíbrio perdido, compensando os que foram prejudicados e também beneficiando a nós mesmos pela transcendência do problema, através da elevação do nosso nível de consciência.

Existem, como salienta a citação de Aissel, grosso modo, dois tipos principais de oitavas, as descendentes e as ascendentes. A oitava descendente original, que tem origem no nível mais sutil ou divino e que vai em direção ao que é mais denso ou material, é a responsável pelo próprio processo de criação do Universo, indo, portanto, da unidade primordial para a multiplicidade ou do não manifesto para o manifestado. Essa oitava descendente, mantidas as devidas proporções, também regula todas as atividades criativas humanas, onde, por exemplo, um artista ou arquiteto já visualizou anteriormente e por completo, por meio de uma intuição sutil, o produto final desejado, para somente depois realizar a lenta construção da obra no plano material. Ou seja, desde o início quem cria já possui um certo grau de clareza quanto à meta intencionada, sendo o resultado final algo semelhante à visão inicial inspirada. Partiu-se inicialmente de uma totalidade integrada para a construção de uma multiplicidade de elementos harmonicamente integrados na matéria física, pincelada a pincelada ou tijolo a tijolo, obedecendo a um projeto previamente elaborado por meio da intuição.

M. Nicoll chama a nossa atenção para o fato de que, quando desconhecemos os diferentes ritmos e temporalidades relativos a esses dois processos (a visão totalizante e a construção a partir do múltiplo), facilmente caímos no desânimo e abandonamos o que estávamos fazendo, interrompendo, por sua vez, as etapas sequenciais necessárias para a consecução da oitava para se chegar a um produto final coerente com a intenção original. Ficamos, por assim dizer, tão identificados com o entusiasmo de nossa visão criativa inicial, tão inebriados conosco, que passamos a cobrar uma rapidez e uma facilidade que são totalmente incompatíveis com o processo suado e gradual relativo ao mundo material. Somos normalmente tomados pela impaciência, ansiedade e preguiça, como se não devesse existir uma segunda força que resista aos nossos desejos, comprometendo assim a manifestação do não manifesto contemplado por meio da intuição criativa prévia. Sem termos uma consciência clara desse momento crítico, não faremos os esforços necessários para retomar o nosso propósito original e combater nosso ponto de vista imaturo de como as coisas deveriam ser.

Por outro lado, as oitavas ascendentes partem do que é mais grosseiro, isto é, nosso próprio ser "adormecido", para o mais sutil e espiritual, fazendo um caminho inverso de volta para a fonte divina, ou seja, da multiplicidade para a unidade. É o chamado "retorno à casa do Pai", concretizado pelo lento trilhar do caminho espiritual. São as oitavas que regulam nossos passos para a elevação da consciência e de nosso nível evolutivo. As oito etapas correspondem às oito notas da escala musical (na verdade, a escala musical é a escala cósmica traduzida para a música, e não o contrário). Na medida em que a ascensão vai contra a direção assumida pela corrente criativa descendente, cada nota ou passo exige, de quem optou pelo caminho espiritual, esforços progressivos em termos de quantidade e qualidade, constantemente testando a profundidade de nosso compromisso interior com a busca pela verdade e o amor.

No Quarto Caminho, essa oitava evolutiva é chamada de "oitava do trabalho", sendo esta, especificamente, o nosso foco principal aqui. O primeiro movimento nessa jornada equivale à nota "dó", onde esse "dó" inicial, a porta de entrada para o caminho, deve soar como um "dó" passivo, de caráter receptivo, isto é, evocando a necessidade de que assumamos com sinceridade uma postura de reverência, gratidão e humildade, reconhecendo nossa ignorância e pequenez diante dos mestres de sabedoria e de sua disponibilidade para nos guiar e ajudar. Numa atitude de entrega e conscientes de nossa inconsciência, o passo inicial no caminho é o amor ao próprio caminho, que, por sua vez, se manifesta colocando-o como o valor de todos os valores, aquele que mede o valor de cada um dos passos seguintes (um amor que, como vimos, provém da parte emocional do Centro Intelectual).

Nada importante pode começar sem que seja devidamente valorizado, sem uma convicção profunda de que vale a pena abrir mão de tudo o que impeça a sua realização concreta. Essa nota inicial, por sua vez, subentende também que já possuímos uma certa capacidade de distinguir aquilo que provém da sabedoria e dos planos superiores de consciência do conhecimento mundano que se origina das instituições sociais vigentes, pois sem esse discernimento tenderemos a misturar essas duas instâncias, deixando de perceber sua descontinuidade e diferença de qualidade, o que comprometeria nosso apreço pelo que é puramente espiritual.

O trabalho espiritual passa a ser, portanto, a nossa prioridade máxima, nossa meta maior, enquadrando nosso amor-próprio aos seus critérios mais elevados. Nossa vida cotidiana transforma-se, dessa forma, num instrumento que possibilita a aplicação dessa sabedoria a nosso comportamento concreto. O trabalho é a finalidade maior, e a vida, por sua vez, passa a ser o meio onde este se desenrola e não mais um fim em si mesma; ou seja, o elemento existencial interno aos poucos vai sobrepujando a importância das circunstâncias exteriores. Paulatinamente a vida se converte numa oportunidade para se trabalhar, de amadurecer espiritualmente, onde somos cada vez mais capazes de intuir o significado daquilo que vivenciamos e aprender com as lições que nos traz.

Esse "dó" passivo inicial estabelece, portanto, o primado do espírito não manifesto sobre o que é manifesto ou material em nossa vida interior, em consonância com a própria oitava descendente que vai da fonte invisível para a multiplicidade visível. Em outras palavras, o passo inicial da oitava **ascendente** é trazer para dentro de si a natureza da própria oitava **descendente**, isto é, o caminho de retorno à fonte se dá também por meio de uma **criação**, nesse caso a construção que vai da centelha espiritual ainda não desenvolvida para um eu pleno e maduro espiritualmente. Se fomos criados por uma oitava descendente de origem divina, devemos nos recriar por meio de uma oitava ascendente, onde cabe a cada um a tarefa maior de se autocompletar, fazendo com que a semente ou centelha espiritual se transforme numa árvore frondosa e cheia de frutos.

A pureza e a intensidade desse "dó" inicial serão, por conseguinte, fundamentais para determinar todos os passos subsequentes da oitava, se haverá ou não vontade e energia suficientes para levar o processo adiante. Sem esse componente presente, a tendência é que não consigamos sair da inércia, da falta de fé e autoconfiança, comprometendo todo o processo restante. Esse "dó" receptivo, ao contrário, altera positivamente a direção de nossa vontade, pois a tendência natural é que queiramos praticar aquilo que amamos e damos valor.

E, na medida em que elevamos a qualidade de nosso amor, todos os nossos costumeiros desejos de natureza contraditória e superficial vão se dissolvendo, se submetendo e se unificando em torno de uma primeira força coesa e coerente, porque ligada à motivação superior (terceira força) de aplicar e verificar dentro de si o ensinamento de sabedoria.

Ao contrário da oitava descendente, quando podemos ter uma visão clara do produto final, aqui a meta final existe, porém, ainda é nebulosa e difícil de ser apreendida, pois nosso nível de ser, adormecido espiritualmente, não permite transcendamos demais as suas limitações. Por causa disso, como citamos na introdução, Osho sentiu a importância de celebrar a coragem de quem se propõe a começar um caminho espiritual, pois, se de um lado somos tomados de um ardor e um profundo anseio por uma união com o divino, por outro, tudo parece ainda incerto e distante de nossas capacidades atuais; é quase como se fôssemos montar um quebra-cabeça sem ter uma imagem completa da figura a ser montada. Manter um compromisso inabalável com o ideal maior e a perseverança para não desistir, são, portanto, elementos imprescindíveis para que o "dó" inicial soe com força suficiente para que toda a oitava seja percorrida com sucesso. Num certo sentido, como lembra Osho, um começo de qualidade chega a ser mais importante do que a própria aproximação da chegada, pois nela já possuímos maior pureza e sabedoria.

Não é possível, portanto, trabalhar-se a partir de um sentimento de dever ou de obrigação impostos de fora para dentro. Também não dá resultado assumir um "dó" ativo, ou seja, com uma postura arrogante de crer-se já capaz de entender e aplicar as ideias do trabalho, sem ter constatado suficientemente, através da auto-observação, o tamanho do caos interior e a falsidade de nossa autoimagem inflada pelo ego ou falsa personalidade. A qualidade do começo é crucial para o desenrolar correto de todas as etapas seguintes. Aos poucos, esse amor pelo trabalho e pela sabedoria espiritual vai dissolvendo nosso amor-próprio egoísta, pois, como vimos, só uma emoção mais elevada pode conquistar de modo permanente outra inferior.

Para Maurice Nicoll, esse "dó", apesar de ser "**passivo**", possui dentro de si uma fé consciente e **ativa** na perfeição do Plano Divino e suas leis, e que por isso pode sustentar todo o restante da oitava. Porque somos receptivos, passamos então a receber energias de natureza elevada, e que, exatamente por sua qualidade, podem nos ativar para que demos continuidade às etapas seguintes do caminho. Essa valorização vai se estendendo gradativamente a todas as ideias e práticas de ensinamento, a tudo que lemos, escutamos e assimilamos por meio da reflexão, da intuição e sua aplicação concreta. Além disso, é preciso também dar valor ao amor que nós sentimos pela nossa essência espiritual, expresso pela própria vontade que sentimos de trilhar um caminho espiritual, reconhecendo a presença de algo superior dentro de nós que nos impulsiona para o "alto"; ou seja, valorizar a nossa capacidade de intuir o divino dentro e fora de nós, a ponto de querer fazê-lo crescer e dar frutos. Se, portanto, não valorizamos o **nosso** reconhecimento da verdade, além do valor que conferimos à verdade em si mesma, não honramos devidamente a nossa própria centelha divina, pois não temos claro o que nos propomos a fazer em seu (isto é, nosso) benefício. Não é suficiente dar valor à verdade maior se, ao mesmo tempo, não valorizamos nossa relação pessoal com a verdade.

Na nota seguinte "ré", começamos **ativamente** a nos trabalhar, antes de tudo tendo uma disposição deliberada para aplicar o ensinamento à vida, esforçando-nos para ver como as ideias recebidas podem se traduzir concretamente em nossas experiências internas e externas cotidianas, principalmente por meio da observação de si e da não manifestação de emoções e pensamentos negativos. Essa verificação prática e de primeira mão da verdade do ensinamento tem uma importância fundamental, pois a fé inicial precisa ser confirmada por experiências concretas, sem as quais se perde como algo abstrato demais. Em certo sentido, nossa fé e valorização manifestadas no "dó" inicial atuam como uma espécie de "amor platônico", puro e intenso, porém ainda distante do objeto desse amor. Em "ré" passamos então a querer ativamente conhecer esse objeto, iniciando um relacionamento prático por meio do estudo e de sua aplicação específica às situações de vida.

Por outro lado, essa constante vivência da verdade do ensinamento em "ré", reverbera para o próprio "dó" inicial, dando maior substância à nossa fé e ao amor pelo espiritual. Em outras palavras, se começamos a nos trabalhar motivados por uma fé metafísica, agora, em "ré", já possuímos uma fé mais vivenciada, uma certeza mais profunda, porque nascida de uma constatação feita em primeira mão do potencial transformador e libertador da sabedoria calcada na verdade, como assevera Rodney Collin. Em "ré", por conseguinte, nossa valorização do trabalho assume uma conotação mais consciente do que em "dó". Desse modo, podemos verificar que há uma verdadeira via de mão dupla entre os oito passos do caminho, onde todos se reforçam mutuamente, e não apenas passos sequenciais compartimentalizados.

Na nota "mi" que a segue, vamos progressivamente nos dando conta de nossas resistências e dificuldades interiores (segunda força) em relação à fé que nos motiva (terceira força, "dó" passivo) e à nossa vontade de implementá-la (primeira força, "ré" ativo). Percebemos, de forma crescente, aquilo que, dentro de nós, quer sabotar o trabalho, pois isso representaria uma perda de poder no controle de nossa identidade, isto é, questionaria nossa identificação com um falso eu. Nesta etapa, portanto, precisamos efetivamente contrariar os interesses narcisistas da falsa personalidade, a verdadeira causa de nossa resistência ao trabalho (nossos pensamentos e emoções negativos), estabelecendo assim uma luta interior entre o "sim" ao trabalho interno e o "não", representado por nossas reações automáticas habituais.

Em "mi" vamos contra nós mesmos em nosso estado de ser adormecido atual, questionando e desafiando o mais abertamente possível os interesses egoístas do ego ou falsa personalidade. Ou seja, após ter visto algo específico sobre o *modus operandi* da falsa personalidade em "ré", esforçamo-nos para contrariar a sua manifestação em "mi" por meio de repetidos choques conscientes, tentando assim ao máximo refrear sua manifestação na realidade concreta, a fim de que essa negatividade não reverbere para os outros e não envenene a nossa própria psique. É aqui que, por meio da observação de si continuada, começa o processo de autoconhecimento propriamente dito. Onde anteriormente apenas agíamos de acordo com o que era mais confortável e fácil, agora cada situação se apresenta como um ponto crítico que nos convoca a uma tomada de decisão, ampliando em muito o alcance de nosso livre-arbítrio, na medida em que nos liberta da sujeição às circunstâncias externas.

A partir desta etapa estamos diante do intervalo "mi-fá", o primeiro ponto da oitava ascendente em que as vibrações diminuem ou mudam de direção, sem que, normalmente, sequer nos demos conta disso. Aqui a oitava chega a uma espécie de impasse, um intervalo ou hiato crítico que só poderá ser transposto pela intervenção de um choque consciente ou lembrança de si; ou seja, quando somos capazes de reconhecer a mecanicidade ou o automatismo de nossas **reações** internas e nos esforçamos para transformá-las em **ações** de caráter consciente. A nota "fá", do outro lado do "abismo", só poderá ser atingida quando repetidos choques conscientes, dados ao longo de um tempo considerável, acumularam-se a ponto de acarretar um grau suficiente de purificação intelectual e emocional. Em "fá" a compreensão obtida vem a partir da própria ação realizada em concordância com que foi reconhecido internamente pela auto-observação, ativando gradualmente as partes superiores de cada centro de forma equilibrada.

Então, aquilo que foi concretamente verificado dentro de nós passa agora a ser parte integrante e inalienável de nosso ser. Ao reverberar positivamente sobre a nossa fé inicial, lhe dá uma maior solidez, já que está ancorada no que foi verificado em nossa própria existência pessoal. Desse modo, a fé metafísica e a fé nascida da prática se reforçam mutuamente, criando dentro de nós uma certeza inabalável em relação aos resultados decorrentes do trabalho interno. Constrói-se uma ponte sólida entre "mi" e "fá", diminuindo progressivamente a distância entre a teoria e a prática, tornando-nos pessoas mais íntegras e coerentes com os ideais que abraçamos. Em suma, a fim de cruzar esse intervalo vibratório e retomar o rumo original intencionado, evitando deixar-se inconscientemente levar pelos nossos hábitos arraigados, devemos ter avançado suficientemente com o processo de desidentificação interno e externo, ter a capacidade de habitar as partes emocionais e intelectuais de cada centro, reduzindo nossa dependência das circunstâncias externas como determinante de nossos estados internos; devemos ter igualmente, por meio da auto-observação, tomado consciência de nossa "sombra", isto é, de nossos principais defeitos de caráter, o que, aos poucos, irá fazer despertar em nós uma intuição consciente de natureza moral, o que estamos chamando aqui de "metagosto".

A partir da etapa "fá" já somos capazes de permanecer conscientes antes mesmo de uma situação difícil se apresentar, evitando manifestar qualquer emoção negativa. Estando em um estágio ainda mais avançado, após termos transposto o segundo ponto crítico, já nem mesmo as sentiremos, ou pelo menos as sentiremos com uma intensidade consideravelmente menor, evidenciando um controle maior ainda sobre a nossa negatividade. Nas etapas iniciais, no entanto, só conseguimos aplicar o trabalho após a ação ter sido realizada, fazendo uma retrospectiva e enquadrando *a posteriori* a situação dentro das ideias do ensinamento.

Em "fá" cruzamos o intervalo que separa o conhecimento teórico da compreensão vivenciada, onde esta vem da ação realizada em concordância com o que foi reconhecido internamente através da auto-observação, só então transformando-se em algo que realmente faz parte de nosso ser. Nosso nível de compreensão corresponde, desse modo, ao nosso nível de consciência, como veremos melhor adiante. Podemos concluir então que essa etapa crítica entre "mi" e "fá" é absolutamente necessária para o nosso crescimento, possuindo uma origem de natureza cósmica e estando inserida no próprio ordenamento de todos os processos, sejam eles pessoais, coletivos ou planetários.

As notas seguintes a "fá" só poderão ser realmente acionadas por quem já possuir um nível de ser mais elevado, fora do alcance de quem ainda dá os primeiros passos na busca espiritual, como é o caso da maioria de nós. Não me deterei, portanto, em descrever cada uma dessas notas ou etapas superiores, tanto por falta de experiência própria em grau suficiente, como pelo fato de estimular demais a imaginação para estados que não vivenciamos concretamente e nos tiram do trabalho que está diante de nós agora, e que corresponde ao que é possível dentro de nosso nível de ser atual. No entanto, saber, pelo menos um pouco, pode fazer com que reconheçamos a presença de eventuais vislumbres relativos a esses estágios mais elevados e nos estimular a prosseguir com nossos esforços em sua direção.

Como podemos depreender do ensinamento, são estados mais purificados emocionalmente, onde vibramos um amor consciente pelo Criador e todas as suas criaturas, incluindo a nós mesmos; onde possuímos uma compreensão intelectual e intuitiva, um profundo discernimento sobre as realidades subjetiva e objetiva; quando nossa vontade já transcendeu os pequenos desejos da personalidade e se unificou em direção à meta evolutiva, ou seja, quando "queremos", porque o compreendemos, tudo o que acontece conosco; e quando, como resultado disso tudo, temos a capacidade verdadeira de realizar de forma consciente, de um "fazer" real que emerge a partir do que possuímos de mais sublime, como sublinhava sempre Gurdjieff, de criar em harmonia com as leis cósmicas e colaborar com o Plano Divino para a humanidade.

Voltando para o nosso nível, aquele em relação ao qual podemos atuar aqui e agora, a oitava do trabalho é o tempo todo interrompida cada vez que recebemos impressões do mundo exterior através dos sentidos físicos, pois estas tendem sempre a cair em nossa malha associativa de pensamentos e emoções mecânicas, sendo filtradas e distorcidas pelos interesses unilaterais do ego. Como só vemos o que queremos ver, permanecemos cegos (e surdos) para as ricas mensagens enviadas pelas outras pessoas e pela natureza, impedindo qualquer percepção consciente que nos levaria a uma superação do desvio de curso assumido pela oitava. Nesse quadro, as impressões recebidas alimentam somente as partes inferiores e mais mecânicas de cada centro e não a nossa essência ou alma. Nossa sensibilidade para perceber as sutilezas constantemente enviadas pelos outros seres vivos fica comprometida e embotada. Como dissemos, rotulamos tudo e todos, tentando enquadrá-los à força, de acordo com nossas expectativas e interesses personalistas. Somente aquilo que se encaixa nessa percepção pobre da realidade é captado como sendo real, isto é, só vivenciamos aquilo que foi anteriormente projetado por nós mesmos, gerando um círculo vicioso difícil de ser desmascarado e superado. A vida real, o que realmente acontece, passa ao largo sem que mesmo saibamos o que estamos perdendo!

Para o Quarto Caminho, o ser humano recebe três alimentos para sua sobrevivência. Enquanto nos dois primeiros, comida e ar, a oitava se completa com choques provindos do próprio organismo, não sendo necessários esforços conscientes de nossa parte, no terceiro, e principal, que são as próprias impressões recebidas através dos nossos sentidos, a oitava fica travada desde o início devido à "cegueira" e "surdez" mencionadas, não sendo assimiladas ou digeridas psicologicamente de forma completa, mas apenas superficialmente. Com isso, fica somente garantida a nossa sobrevivência de ordem material, mas, como vimos, pagando um altíssimo preço de ter nossos sentidos internos atrofiados e comprometendo a ligação com a essência, crucial para a nossa real sobrevivência, que é de natureza espiritual. Em outras palavras, quando estamos "adormecidos" psicologicamente, as impressões recebidas assumem uma via apenas de mão única, exclusivamente de fora para dentro, pois não há qualquer tentativa de captar o seu significado oculto por trás das aparências factuais.

Segundo Selim Aissel, uma recepção meramente mecânica e passiva das impressões recebidas nos torna cada vez mais insensíveis à riqueza de detalhes enviada a cada experiência vivida, fazendo com necessitemos crescentemente de impressões intensas, fortes, porém grosseiras, para nos sentirmos "vivos". Buscamos ansiosamente uma superexcitação por meio das impressões: sensações cheias de adrenalina; de perigos reais ou virtuais; emoções passionais; competição desenfreada; sabores e odores fortes; música barulhenta; drogas lícitas e ilícitas; espetáculos grandiosos para multidões; gosto por catástrofes, crimes e notícias ruins; em suma, tudo o que apele para um uso desproporcional de nossos instintos, o que é habilmente explorado pelas mídias e pela propaganda. No entanto, e ironicamente, essa superexposição exagerada a esse tipo de sensações, além de gerar uma óbvia tensão nervosa e as doenças que lhe são correlatas, causa também um efeito colateral contrário, sob a forma de sentimentos de tédio, indiferença e desânimo em relação aos reais desafios trazidos pela vida. Há uma espécie de cansaço existencial generalizado, provocado por esse excesso de sensações artificialmente provocadas e estimuladas. Esse ritmo frenético acaba por fazer com que o fluxo normal das coisas nos pareça algo enfadonho e sem graça, causando males que podem desembocar em doenças degenerativas e depressão. Aissel propõe que façamos uma "dieta de impressões", onde procuramos fazer uma seleção cuidadosa em relação às impressões que realmente queremos receber do ambiente, envolvendo todos os exemplos anteriores, só que agora com a consciência trazida pela lembrança de si, ou seja, comida, música, filmes, conversas, ambiente, etc., de qualidade, leveza e beleza. Desse modo, refinamos os nossos sentidos exteriores e nos preparamos para desenvolver os interiores.

Lembra-nos ainda Aissel, de que não se trata jamais de fechar os olhos para a realidade e não querer ser importunado pela vida, de que devemos aceitar e enfrentar as inúmeras situações desagradáveis que inevitavelmente se apresentam, sendo aqui decisivo o modo como lidamos com elas, se estamos ou não conscientes, se apenas reagimos automaticamente ou se já somos capazes de agir com maior liberdade, serenidade e discernimento. Como vimos no capítulo sobre a lembrança de si, por meio de nossa capacidade de sustentar a atenção simultaneamente para fora e para dentro, impedimos que as **impressões** carregadas de negatividade se transformem interiormente em **emoções** negativas, e mais ainda, fazendo com que sintamos emoções positivas, na medida em que percebemos a nossa parcela de responsabilidade em tudo o que nos acontece, e passamos a ser mais tolerantes e compassivos com os problemas dos outros. No final das contas, é essa "alquimia interior" o fator decisivo para que a oitava das impressões não fique travada e possa servir de alimento para a nossa alma.

Reforçando esse ponto de vista, Maurice Nicoll afirma que, aquilo que usualmente chamamos de "vida exterior", na verdade se constitui no modo pelo qual interiorizamos individualmente as impressões recebidas de fora por meio de **nossos** sentidos físicos, isto é, o que é real para cada um não é a pessoa concreta que está diante de nós, porém, em última instância, a nossa impressão particular dela que, no estado adormecido usual, é frequentemente distorcida pelos nossos preconceitos. Cabe, portanto, ao trabalho espiritual fazer com que gradualmente tornemos nossa subjetividade o mais objetiva possível para nós, a fim de que, concomitantemente, possamos captar com maior acuidade a riqueza subjetiva enviada pelos outros e pelo ambiente que nos cerca. Consequentemente, a transformação possível e desejável deve ser sempre interna, partindo de dentro a fim de, eventualmente, derramar-se para fora como um efeito natural do que foi semeado interiormente.

O que se busca, portanto, não são tanto "fatos" externos a nós, porém a capacidade interna de apreender objetivamente o significado dos eventos que se apresentam a cada momento, percebendo como a nossa tendência é sempre procurar enquadrá-los à nossa agenda pessoal, transformando nossa subjetividade real num mero subjetivismo de natureza unilateral e estreita. Trabalhar-se é saber receber impressões sem reagir maquinalmente a elas, é também, como vimos, reverter nossas projeções e constatar que a negatividade afinal já se encontrava previamente dentro de nós, alterando e distorcendo a pureza das impressões recebidas pelos cinco sentidos, impedindo-nos de aproveitar plenamente a vida. Em suma, através da observação de si no momento preciso da entrada das impressões e pela atenção bilateral dirigida e sustentada por meio da lembrança de si, somos cada vez mais capazes de perceber e avaliar a qualidade de nossas reações habituais às impressões que a vida nos envia, refreando aquelas que não se coadunam com a sabedoria que abraçamos como um ideal e, ao contrário, estimulando as que emergem de nosso lado mais elevado, em contato mais próximo com a essência espiritual. Com isso podemos ser emocionalmente tocados a ponto de fazer das impressões recebidas parte integrante de nosso ser e dar sequência de uma forma fluida e harmônica ao processo da oitava em que nos encontramos.

17

Do esforço sem expectativas à entrega

"Durante muito tempo o trabalho consiste em fazer coisas difíceis, em fazer o que não quero fazer, em certos esforços, e é verdade que isso é assim, porém chega um ponto onde minha necessidade começa a coincidir com o que é pedido, com o que é necessário. Então já não faço por obrigação, faço-o porque o necessito, porque quero fazê-lo, não porque tenho que fazê-lo ou por responsabilidades exteriores, e isso muda tudo, ainda que continue sendo um esforço." Olivier Laignel de Salzmann, *Lo Real Permanece Invisible*, pág. 53.

"Evidentemente, é mais difícil para uma pessoa exercitar-se a trabalhar sobre si própria que vingar-se... Isso requer muito trabalho, muitos esforços, mas é preciso gostar dos esforços e nunca procurar o que é fácil, porque o que é fácil não nos traz nada e acaba por tornar-se o mais difícil." Omraam Mikhaël Aïvanhov, *Respostas à Questão do Mal*, págs. 153 e 154.

"Então, quando você faz um esforço real ou um esforço relativamente real, você nunca fica negativo quando fracassa. Este é um sinal. Seu fracasso faz você pensar mais e lembrar mais. Porém, quando você faz um esforço na imaginação, um esforço imaginário, e não um esforço real, você fica negativo muito rapidamente e passa para a sua galeria de autopiedade com todos os seus retratos antigos." Maurice Nicoll, *Psychological Commentaries on the Teaching of Gurdjieff and Ouspensky*, vol. 3, pág. 830.

O denominador comum em todas as práticas desse ensinamento é a necessidade de esforçar-se. Sem estarmos envolvidos num tipo específico de esforço, de natureza consciente, não seremos realmente capazes de nos observarmos ou de praticar a atenção dirigida e bifurcada relativa à lembrança de si; não poderemos nem mesmo assimilar e refletir acerca das ideias do ensinamento e muito menos as aplicaremos às nossas vidas. Ambas as leis, de Três e Sete, igualmente exigem que façamos esforços para ultrapassar resistências e dar o choque consciente quando as vibrações diminuem de intensidade. Mas, antes mesmo fazer esforços, é preciso querer (primeira força) esforçar-se, motivados (terceira força) pelo amor aos valores do caminho espiritual e pela meta de evoluir, a fim de vencer as resistências internas e externas que surgem a todo momento (segunda força).

Se, por um lado, a primeira nota ou passo deve provir necessariamente de uma atitude receptiva e amorosa de nossa parte, para só num segundo momento transformar-se num esforço ativo propriamente dito, por outro ângulo, mesmo essa atitude receptiva inicial pressupõe um esforço prévio de nossa parte, pois é preciso que já tenhamos tomado uma decisão de se abrir e se entregar de coração à sabedoria que nos guiará nos passos seguintes. Nada é realmente passivo no caminho espiritual; assumir uma atitude receptiva é resultado de nossa própria iniciativa individual e demanda um esforço específico de natureza mais sutil, porém não menos efetivo. É a fé e a confiança que depositamos nessa verdade maior que fará com que queiramos e gostemos de empreender esforços em sua direção, como sinalizam Olivier de Salzmann e Omraam Aïvanhov. Quando nos esforçamos motivados por algo que amamos profundamente, o próprio esforço fica mais leve e prazeroso; fica mais fluido, ou seja, é quase uma consequência natural do amor que dedicamos ao ideal e, por causa disso, requer menos uma disciplina autoimposta, evitando assim que desperdicemos energias desnecessariamente.

Dentro de um caminho espiritual trilhado com sinceridade e seriedade, os resultados eventualmente obtidos são diretamente proporcionais à intensidade, qualidade e continuidade dos esforços empreendidos, ou seja, de nosso empenho e dedicação perseverantes. Num certo sentido, podemos mesmo afirmar que nossos próprios esforços continuados já se constituem numa espécie de resultado palpável proveniente de um engajamento sólido na busca espiritual. Em nosso estado adormecido de consciência, entretanto, somos comumente seduzidos para abraçar a via fácil de menor resistência, onde, como vimos, somos presas de uma concepção infantilizada onde todos nos devem a satisfação imediata de nossos desejos. Isso, dentro de um caminho evolutivo, se transforma em "materialismo espiritual", fazendo com que esperemos passivamente receber as benesses celestes como num passe de mágica, numa transformação que prescinda de nossa própria participação, pois deverá ser rápida, indolor, fácil, automática e grátis; por conseguinte, sem nenhum esforço, compromisso, sacrifício ou entrega de nossa parte.

Para Beryl Pogson, o que nós gostamos **de fato,** quando "adormecidos", é não precisar fazer qualquer esforço, seja qual for a sua natureza. Desse modo, tendemos sempre a transferir a sensação daquilo que nos dá prazer para qualquer coisa que permita que continuemos a não fazer nada: drogas, diversões, sedentarismo e assim por diante são meros meios para que não saiamos da inércia proporcionada pelo estado de identificação, nosso verdadeiro "objetivo" não confesso. Não é por acaso que esse estado seja chamado de "adormecido". O ego tem uma visão extremamente limitada acerca da necessidade de esforçar-se; como suas metas são sempre imediatistas e egoístas, qualquer esforço é percebido como algo desagradável, que nos tira da zona de conforto. No caminho espiritual isso se manifesta como escapismo, isolamento ou uma busca por estados místicos desprovida de uma prática social, ou seja, quanto mais inconscientes e passivos somos, mais sonhamos com a possibilidade de uma transformação igualmente inconsciente e passiva!

Segundo Selim Aissel, cabe a um ensinamento espiritual "apenas" a tarefa de expor princípios e nos mostrar as consequências negativas de nossas ações inconscientes, dando um direcionamento aos nossos passos. No entanto, cabe a nós, e somente a nós, fazer os esforços concretos para efetivamente trilhar o caminho, isto é, tomar decisões e implementá-las, vencendo os obstáculos que se interpõem à meta a todo momento. Algo, portanto, só pode ser corretamente valorizado por nós quando for um produto de nossos próprios esforços, pois, como vimos, o que é apenas recebido sem a nossa participação não pode ser devidamente interiorizado e pertencer ao que verdadeiramente somos em nosso íntimo.

Não podemos receber ajuda para algo que temos a capacidade de realizar por meio de nossos esforços, cabendo às forças superiores a tarefa de nos ajudar dentro de um processo iniciado por nós e já em andamento, ensinando-nos a ser mais eficientes, dando-nos direcionamento, coragem e perseverança para que possamos prosseguir sem esmorecer. Somente podemos realmente crescer lutando com nossas próprias dificuldades; todas as outras forças possuem um papel coadjuvante, por mais elevadas que sejam. Cabe a nós construir, por meio de nossos esforços, a sintonia vibratória que atrairá a presença das forças superiores que poderão realmente nos auxiliar.

Como podemos perceber desde já, trata-se de um esforço qualitativamente diferente dos esforços comuns que fazemos no dia a dia. O esforço consciente, paradoxalmente, é um esforço "relaxado", isto é, há um relaxamento simultâneo ao esforço na medida em que estamos mais serenos, equilibrados, pacientes e mesmo eficientes, evitando um desperdício desnecessário de energias físicas e psicológicas. É um esforço "passivo", sem qualquer tensão ou ansiedade, movendo-se em sintonia com o nosso ritmo interno e com a natureza da situação externa. O critério para distingui-los é a sua relativa independência ou dependência em relação às circunstâncias (internas ou externas) nas quais estamos envolvidos, ou seja, se, respectivamente, nos esforçamos de forma consciente, livre e deliberada ou inconsciente, automática e a reboque de tudo o que vem de fora. Nesse esforço comum, mecânico e inconsciente, há pouquíssima liberdade envolvida, pois nos esforçamos a partir de um estado prévio de identificação.

Por exemplo, se porventura somos ambiciosos e estamos identificados com o dinheiro, nos esforçamos muito para obtê-lo, colocando nessa tarefa grande parte de nossas energias disponíveis, não sobrando, contudo, nada ou quase nada para o que pode nutrir a nossa alma ou essência espiritual. Já o esforço realizado dentro de um trabalho espiritual, por sua vez, implica numa decisão que não está atrelada às nossas supostas necessidades cotidianas; pelo contrário, esse esforço muitas vezes precisa até mesmo se contrapor aos nossos esforços e desejos comuns, pois estes geralmente reforçam o próprio estado inconsciente de identificação em que nos encontramos. Nesse caso, percebemos uma necessidade de fazer esforços conscientes para refrear nossa compulsão por esforços meramente mecânicos e inconscientes, pois estes, apesar das aparências, atuam como uma verdadeira segunda força que resiste aos esforços reais relativos ao trabalho interno. Por meio da auto-observação vemos que, muitas vezes, nossos esforços na vida material são realizados como uma forma mascarada a fim de que evitemos fazer os mais importantes, isto é, aqueles nos impulsionam para uma elevação de consciência. Um excesso de atividades na vida material pode esconder uma inércia preguiçosa na vida espiritual; não paramos quietos um só instante para que não precisemos nos confrontar com aquilo que se passa conosco internamente, com nossa vida real.

Já o nosso ser interno real compreende nossa situação de devedores (e não de credores) face ao macrocosmo, em função de todos os nossos desequilíbrios e defeitos de caráter. Somos devedores antes de tudo em relação a nós mesmos, na medida em que nos recusamos a nos esforçar para realização dos nossos potenciais adormecidos, permanecendo numa condição inferior ao que realmente podemos nos tornar. Em segundo lugar somos devedores a todos que sofreram as consequências negativas oriundas de nossos atos egoístas. E, por último devemos ao próprio macrocosmo, pois somos responsáveis por um desequilíbrio na harmonia cósmica.

Em suma, motivados pela constatação desse quadro negativo passamos a querer empreender esforços a fim de transformá-lo positivamente. Passamos agora a querer "pagar" nossos débitos voluntariamente; quanto mais maduros ficamos, mais nos sentimos gratos pela oportunidade de poder fazê-lo e restabelecer a harmonia, curando todos os envolvidos, inclusive nós mesmos. Num sentido mais profundo, nossa dívida será sempre impagável, devido ao nosso baixo nível de consciência e ao tamanho de nossos erros. Porém, como vimos, a ajuda só pode vir se pagarmos adiantadamente através de nossos esforços conscientes.

Não cabe a nós, portanto, ter qualquer expectativa de recompensa, tentando controlar os resultados ou frutos de nossos esforços. Com essa atitude mais personalista, nossos esforços perdem sua qualidade consciente, degenerando para os esforços mecânicos motivados por uma ambição pessoal. Logo, devemos igualmente nos esforçar para entregar todos os frutos de nossas ações, abrindo mão de qualquer tentativa, mais ou menos sutil, de controlá-los, até porque nossas expectativas serão sempre pobres projeções ou imaginações feitas dentro da visão limitada característica da falsa personalidade; não passarão de uma versão inflada ou ampliada dela mesma.

Dito de outro modo, qualquer tentativa ansiosa de antecipar o teor da ajuda a ser recebida acabará por engessar sua manifestação verdadeira, que sempre nos transcenderá. A nós cabe tão somente esvaziar-se do que é falso e entregar-se, renunciando a qualquer expectativa de recompensa pessoal, pois sem essa atitude todos os nossos esforços são manchados pela vaidade. A graça só chega para um ser com um certo grau de "impessoalidade", pois do contrário reforçaria suas tendências personalistas ("devo ser superior aos outros por ter recebido essa graça"). Em suma, as expectativas são meras projeções do ego, mas a ajuda recebida pertence à essência espiritual e pressupõe uma diminuição daquele. Por conseguinte, aquilo que eventualmente receberemos como resultado de nossos esforços será sempre proporcional ao que nos preparamos previamente para poder recebê-lo.

Como salientamos há pouco, uma das expectativas centrais da falsa personalidade é alimentar uma ilusão acerca da possibilidade de uma evolução sem esforço, uma transformação rápida, indolor, fácil, automática e recebida já pronta, como um presente de Papai Noel, conferida por uma divindade que nos perdoa *a priori* por tudo, sem que precisemos ter feito qualquer esforço para nos purificar e reparar os erros cometidos. Em outras palavras, quando estamos num estado inconsciente e mecânico sonhamos com uma evolução igualmente inconsciente e mecânica! Imaginamos infantilmente evoluir sem nossa própria participação! Como afirmava Gurdjieff, é impossível ficar consciente inconscientemente! No fundo, todos nós queremos um caminho espiritual sem segunda força, sem dificuldades e sem trabalho, sendo este o alvo de grande parte de nossas "orações": que nada se interponha entre nós e nossos desejos!

No trabalho interno nosso primeiro esforço é a própria observação de si; então, a partir da visão de nosso desequilíbrio interno, nos sentimos motivados para fazer esforços a fim de sair dessa situação. Como afirma a citação de Maurice Nicoll, se o esforço é consciente, não ficaremos negativos ou desanimados quando não conseguimos atingir a meta, quando não fomos capazes, por exemplo, de evitar a manifestação de emoções negativas. Usaremos o aparente fracasso para aprofundar nossa observação e perceber mais detalhes do *modus operandi* da falsa personalidade. Sabemos respeitar o ritmo possível dos acontecimentos, cientes que a aparente lentidão para o surgimento de resultados palpáveis é inerente ao reino mais denso da matéria, onde algo que forjamos negativamente em nosso caráter por várias vidas em sequência não pode ser simplesmente eliminado rapidamente, somente porque agora tomamos consciência do fato.

Deve forçosamente haver um hiato entre causas e consequências a fim de que estejamos aptos para aproveitar devidamente as lições que nos são enviadas como resultado de nossos atos, agora mais conscientes. Passamos a perceber que essa "lentidão", tal como é vista pela personalidade, na verdade é uma forma de proteção, pois espera pacientemente o nosso amadurecimento a fim de que não desperdicemos açodadamente os resultados obtidos após tantos esforços. Além disso, essa lentidão é também um teste para a nossa fé, paciência e perseverança dentro do caminho espiritual. É preciso, portanto, que trilhemos todos os passos da oitava do trabalho, respeitando suas peculiaridades, para que isso realmente aconteça.

Nesse sentido, uma distinção importante que devemos ter sempre em mente é que **esforçar-se** não significa necessariamente **forçar-se**. Forçar-se supõe violência, impaciência, ansiedade e ambição, sendo todas estas emoções negativas a serem combatidas, provenientes de uma terceira força ou motivação derivada dos interesses egoísticos da personalidade. O esforço consciente, por outro lado, é sereno e incondicional, respeitando o ritmo possível de nossos processos internos e confiando na perfeição da justiça cósmica. Paul Brunton, no livro *A Busca do Eu Superior*, afirma:

"O dever do intelecto de um escritor é, primeiro, através de um esforço prolongado de intensa concentração, manter diante dele e dentro do campo da consciência o tema específico sobre o qual se precisa trabalhar; depois, uma vez conseguido isto e sentido o influxo da calorosa inspiração provocada pelo esquecimento do eu, deve o intelecto entregar-se por inteiro a um estado de passividade, permanecendo contudo mais alerta e consciente do que nunca, e deve interpretar a mensagem sutil na forma de pensamentos e traduzi-la nos termos adequados".

Brunton se refere aqui ao escritor, mas aplica essa ideia igualmente a todos os campos da arte, da experiência mística e mesmo a todas as nossas atividades cotidianas, se bem que estas num grau inferior. Podemos, grosso modo, detectar três etapas distintas dentro do processo de criação proposto pelo autor: primeiro um esforço pessoal de luta, aprendizado, atenção e concentração realizado pela mente; num segundo momento, quando a primeira etapa chegou ao seu limite máximo, entra-se num esquecimento de si mesmo, numa atitude de entrega e abertura para a penetração do influxo que provém de uma fonte transcendente, onde abrimos mão de realizar esforços pessoais e de qualquer tipo de controle por parte da personalidade para que possamos ser tomados por um estado de inspiração que nos ultrapassa; numa terceira etapa, é preciso que voltemos novamente a fazer esforços a fim de que a inspiração recebida do alto tome uma forma concreta, de acordo com nossa capacidade individual de interpretá-la, poli-la e expressá-la dentro de um estilo personalizado.

Desse modo, vemos que nossos esforços devem envolver ou circundar, mas nunca tocar, a inspiração que nos chega "de cima", de uma natureza superior. Começamos e finalizamos o processo com esforços pessoais, mas a matéria-prima propriamente dita não pode ser diretamente fruto de nossos esforços. Concordando inteiramente com Paul Brunton, gostaria apenas de ponderar que, mesmo nesses dois momentos nos quais os esforços pessoais são imprescindíveis, essa natureza pessoal deve possuir uma qualidade mais elevada do que aquela que provém do ego meramente identificado com a vida exterior, ou seja, devem ser esforços conscientes, dentro do que estamos propondo e entendendo como tal neste texto. São esforços que se orientam para uma meta ou ideal elevado, que partem de uma motivação pura e incondicional, não podendo, portanto, vir de um sentimento vaidoso de uma fantasiosa autossuficiência por parte do ego ou personalidade; devem, ao contrário, ter sua origem na parte mais elevada do ego, nas partes superiores dos três centros, aquelas que possuem, por sua vez, afinidade com a nossa essência espiritual. Por conseguinte, esforços meramente pessoais ou personalistas, mesmo que cheguem ao seu limite máximo, não terão qualidade vibratória suficiente para gerar uma abertura que dê origem a uma inspiração transcendente. A qualidade da inspiração é, ao mesmo tempo, independente e dependente do nível que nossos esforços possuem. Até porque esforços interesseiros nunca reconhecerão seus limites intrínsecos e insistirão em manter sempre tudo sob suas rédeas, inviabilizando qualquer possibilidade de um esquecimento de si mesmo e uma atitude sincera de entrega. Não cabe ao ego determinar a chegada desse momento limite que leva à entrega, pois isso é uma sutil contradição em termos; nenhuma entrega genuína pode ser o produto de uma decisão de natureza pessoal.

O problema é que, se nossos esforços iniciais não forem conscientes, nosso nível de consciência não será positivamente afetado após a experiência da inspiração recebida dos planos superiores, dando origem a uma cisão dentro de nós. Vivenciamos um estado transcendente, mas, quando voltamos à consciência "normal", nosso caráter e valores morais permaneceram quase que intocados. A inspiração recebida ficou isolada de nossa vida concreta, numa espécie de bolha ou compartimento estanque. Como salienta Brunton, mesmo num estado receptivo e passivo, cabe ainda ao intelecto uma postura alerta e consciente, simultânea ao estado transcendente vivido.

Há, consequentemente, tanto uma descontinuidade quanto uma continuidade entre as etapas do esforço e a da entrega/inspiração. Deve haver um fluir e um salto qualitativo ao mesmo tempo, se queremos que a experiência vivida seja assimilada e integrada em sua totalidade e nos afete igualmente de uma forma totalizante, penetrando em todos os estratos de nosso ser. Aquilo que é transcendente deve reverberar para o que é imanente ao nosso ser individual, a fim de que se evite uma dicotomia entre nossa capacidade criativa e o nosso comportamento concreto. Paradoxalmente, é importante que sejamos uma parte integrante de nossa própria experiência transcendente. Sem se dar conta disso, numa cisão interior, caímos, por exemplo, nas figuras estereotipadas do artista afetado e de temperamento insuportável ou do místico materialista e sedutor, como assinalamos nos capítulos iniciais.

Em suma, um excesso de foco na continuidade entre o esforço e a entrega acaba por comprometer a entrada de um fluxo de energias superiores, pois coloca nas mãos do ego a decisão de quando e como realizar essa entrega, numa flagrante incoerência. Por outro lado, um excesso de foco na descontinuidade entre as duas etapas acaba por impedir que o fluxo superior seja capaz de "descer" e ajudar nosso processo de autotransformação. É necessário que busquemos incessantemente esse equilíbrio ou sintonia fina entre esses dois momentos qualitativamente diferentes, de modo a preservar sua originalidade e, simultaneamente, possibilitar que atuem como "vasos comunicantes", espraiando-se internamente para nosso intelecto, sentimento, comportamento e, por fim, alimentando a nossa parte espiritual. A inspiração de natureza transcendente deve servir igualmente como uma inspiração imanente, dando-nos confiança, perseverança e coragem para seguir, sem esmorecer, no caminho espiritual.

Esforço e entrega devem ser como dois lados de uma mesma moeda, perfazendo uma totalidade orgânica, viva, pois é sua combinação harmônica que impulsionará o processo de transformação interior. Existe, portanto, simultaneamente, entrega no esforço e esforço na entrega. Tanto a entrega permeia e motiva o esforço, quanto o esforço permite o surgimento de um estado de entrega que, por sua vez, o ultrapassa. Cabe ao esforço a preparação paciente e perseverante do terreno, que deverá ser fértil o suficiente para que a semente da entrega cresça e dê frutos. Cabe à experiência da entrega servir de motivação para novos esforços, cada vez mais conscientes. O esforço consciente é aquele capaz de **entregar** os seus frutos, sem nenhuma expectativa de mérito ou recompensa pessoal, que age motivado por um ideal que transcende a si mesmo. É também o esforço que não é motivado por qualquer pressão por parte do ambiente físico ou psicológico; um esforço verdadeiramente incondicional e livre. E a entrega, na mesma medida, pressupõe uma atitude **ativa** de atenção e abertura para uma eventual intervenção de energias superiores, o que é chamado de "graça" pelas tradições espirituais. Um estimula o outro e ambos são partes integrantes de um todo, como no conhecido símbolo do Tao, onde o elemento ativo ou yang possui um pequeno elemento receptivo ou yin dentro de si e vice e versa, numa perpétua alternância que dá vida e fluidez a todos os processos que respeitam esse ritmo cósmico.

A ajuda ou a graça vêm, portanto, para complementar aquilo que não tivemos capacidade de fazer após ter nos esforçado ao máximo. É necessário ter feito esforços intensos e continuados para que possa acontecer uma entrega real, desprovida de interesses pessoais. Uma entrega prematura, por sua vez, denota comodismo e preguiça de nossa parte, numa tentativa de burlar a ordem e as leis cósmicas, aparentando nos entregar, mas interiormente estando motivados por um desejo calculista de ser devidamente recompensados por nossos esforços. Não pode haver crescimento espiritual sem um embate contra nossas dificuldades por meio de esforços conscientes. Esforços que esperam ser compensados posteriormente não possuem força suficiente para que seja dado o salto para a entrega, pois, como vimos, querem controlá-la à força.

Para Selim Aissel, a luta interior, em si mesma, apesar das aparências, é uma importante **fonte** de energia, pois, ao nos livrarmos gradualmente do peso daquilo que é inferior dentro de nós, igualmente nos abrimos para receber energias muito mais puras e potentes, como um convite e um pedido para o recebimento da ajuda superior. Como vimos, quando estamos no estado mais consciente da lembrança de si, somos duplamente nutridos, tanto pelo que recebemos do ambiente externo quanto das impressões mais sutis recebidas de nosso próprio ser. Por outro lado, exatamente o inverso ocorre com os nossos esforços comuns cotidianos, restritos ao mundo material, pois estes consomem energias mais grosseiras, que precisam ser logo repostas por outros meios, como o repouso corporal e o sono. Já os esforços conscientes, ao contrário, nos enchem de ânimo e esperança, pois estão voltados para fatos concretos previamente verificados pela auto-observação, isto é, é algo que vemos e transformamos por nós próprios e por isso queremos preservar e aprofundar. Logo, só podemos ser ajudados em relação a esse material específico detectado em nós por nós mesmos, e não para alguma coisa vaga ou indefinida, da qual ainda somos inconscientes, pois essa ajuda não poderia ser reconhecida como tal e devidamente valorizada, fazendo-nos correr um risco desnecessário e aumentar ainda mais uma confusão já presente dentro de nós. Os esforços conscientes e continuados são, portanto, aqueles que nos tornam realmente dignos de receber uma ajuda de natureza elevada e aprofundar nosso caminho evolutivo.

18

Do conhecimento à compreensão

"...a fim de compreender a pessoa precisa aprender, e o aprendizado é perceber dentro de si a verdade daquilo que lhe é ensinado – que tal coisa é **assim.** Isso leva à compreensão. O Trabalho ensina que conhecer e compreender são bastante diferentes. Eu posso saber muitas coisas, mas posso nunca ter percebido dentro de mim a verdade de nenhuma delas. Nesse caso, eu não compreendo aquilo que sei, embora possa retê-lo na minha memória." Maurice Nicoll, *Psychological Commentaries on the Teaching of Gurdjieff and Ouspensky*, vol. 3, pág. 1040.

"O estado comum do ser humano é que ele não quer aquilo que sabe. Nós agimos a partir de nosso estado de ser, não a partir de nosso conhecimento. É nossa vontade que age, e ela emerge de nosso nível de ser. Então, uma pessoa sabe melhor, mas age pior; e, enquanto estiver nesse estado, não possui unidade interior e, portanto, nenhuma compreensão, porque existem dois lados separados dentro dela. Para que o conhecimento aja em nosso ser, deve haver desejo, ou deleite, ou prazer, nas ideias do Trabalho...Então, uma pessoa vai querer vivenciar o que sabe, viver seu conhecimento, e sua vontade e seu conhecimento começarão a se unir." Maurice

Nicoll, *Psychological Commentaries on the Teaching of Gurdjieff and Ouspensky*, vol. 1, pág. 93.

Em nossa sociedade o conhecimento é altamente valorizado, e assim, em certa medida, deve ser, pois é o que possibilita o avanço da civilização e da cultura em todas as áreas. Nesse sentido, a posse do conhecimento e de talentos ou dons especiais é o que nos distingue uns dos outros. O problema é que coletivamente nos identificamos com isso; ficamos totalmente fascinados a ponto de não dar o devido valor à pureza de caráter, ao senso moral e à qualidade dos valores que uma pessoa possui. Ao dar-se uma importância desproporcional à posse do conhecimento em si mesmo, deixa-se de questionar sua real contribuição para a melhoria do ser humano como um todo, focando-se mais no progresso das condições materiais. Entretanto, o conhecimento por si só fica no meio do caminho; é uma condição necessária, mas não suficiente, para um verdadeiro progresso civilizatório. Quando o conhecimento suplanta o valor dado ao próprio ser humano, abre-se perigosamente a porta para a eclosão da barbárie, mais ou menos dissimulada, para, por exemplo, a fabricação de artefatos destrutivos a serviço do lucro, numa direção contrária às nossas reais necessidades de confraternização e cooperação mútua.

Para que possamos sair desse impasse, tão velho quanto o ser humano, é preciso haver estímulos para a obtenção de um outro tipo de conhecimento, esotérico ou interior, isto é, voltado especificamente para o autoconhecimento, pois, sem ele, não há possibilidade de uma transformação em nosso nível de consciência capaz de humanizar a civilização atual. Logo, antes mesmo de poder aplicar e vivenciar o ensinamento, é preciso tê-lo recebido, isto é, ter entrado em contato com um novo tipo de conhecimento que se debruce sobre o ser interno, que nos ensine como efetivamente reconhecê-lo e transformá-lo. Quando conseguimos aplicar esse conhecimento às situações cotidianas, criamos com ele um envolvimento existencial e emocional.

No entanto, mesmo esse conhecimento espiritual e esotérico, como o que está sendo proposto aqui, não é suficiente em si mesmo para causar uma mudança de consciência. É necessário que esse conhecimento dê origem ao que é chamado de compreensão no Quarto Caminho. Para Maurice Nicoll, conforme as citações acima, é a compreensão que liga, de forma profunda, o conhecimento ao nosso ser. A compreensão é, portanto, o conhecimento vivenciado, pois foi sendo, aos poucos, verificado internamente por meio de todas as práticas propostas pelo ensinamento. Para Olivier de Salzmann, nessa mesma linha, não pode haver uma verdadeira compreensão sem uma transformação concomitante no nível de nossa consciência e de nosso ser. Compreender e ser caminham, portanto, forçosamente juntos, enquanto que pode haver, e infelizmente é comum, uma separação entre nível de conhecimento e nível de ser, ou seja, é possível conhecer muito, porém "ser" pouco ou possuir um baixo nível de consciência. Ou ainda, conhecer muito, porém sem compreender o que se conhece.

Então, na verdade, o conhecimento só realmente nos pertence quando foi aplicado ao nosso ser, concretamente vivenciado ou experimentado e, por conseguinte, compreendido. Sem essa ancoragem interna, que implica em primeiro lugar a presença de uma reflexão profunda individual sobre o conhecimento adquirido a fim de saber como aplicá-lo, a sabedoria, por mais verdadeira que seja, permanece apenas de forma superficial na memória e na mente "formatória", calcada na mera repetição e imitação, como vimos. Por outro lado, o conhecimento vivido vai formando uma espécie de nova memória em nós, e que vai aos poucos corrigindo a velha memória subjetiva que foi registrada quando éramos mais inconscientes, sendo por causa disso raramente confiável. A compreensão nos leva então a uma nova interpretação, mais objetiva, realista e compassiva, do passado, à luz do nosso estado de consciência mais maduro atual e assim sucessivamente, à medida que evoluímos e ampliamos cada vez mais a nossa capacidade de compreensão.

Ao verificarmos em nós mesmos as verdades até então abstratas e teóricas da sabedoria espiritual, damos origem a uma compreensão experiencial que, por sua vez, fomentará a nossa confiança de que a verdade pode ser, dentro do possível, acessada empiricamente e devidamente interiorizada, gerando mudanças palpáveis em nosso caráter e no modo como nos comportamos. Segundo Girard Haven, devemos partir sempre de uma abertura amorosa para que a verdade da sabedoria possa se fazer presente em nós (o dó passivo) e dar origem à compreensão, de uma fé e uma certeza intuitivamente percebidas e valorizadas, e nunca, a partir de uma postura desconfiada e desafiadora, procurando testar arrogantemente o ensinamento. Mesmo nossos necessários questionamentos devem ser feitos com o devido respeito e humildade, se realmente queremos ser tocados e transformados por meio de um conhecimento calcado na sabedoria.

Além disso, a nova memória nos mostra o significado oculto de todas as nossas experiências traumáticas passadas, possibilitando, aos poucos, a sua cura. Resolvemos o problema, na verdade, transcendendo-o e percebendo-o dentro do quadro mais abrangente de nossa evolução espiritual, libertando simultaneamente todos os envolvidos, até então aprisionados em nossos próprios ressentimentos. A compreensão vai unindo, portanto, a cabeça e o coração, trazendo um entendimento mais compassivo tanto dos outros como de nós mesmos. É esse duplo "fervor" que faz com que queiramos praticar o que conhecemos, unindo a teoria e a prática e a própria prática a seus resultados concretos, num fluxo contínuo. A ação só surge pela nossa vontade deliberada de agir, por um anseio emocional unido a um interesse intelectual, e não apenas pelo ato de conhecer propriamente dito. Amando o saber passamos quase naturalmente a buscar vivenciar o que conhecemos mentalmente.

Por outro lado, qualquer motivação personalista faz com que não compreendamos o que estamos fazendo. Não estamos realmente presentes no que estamos fazendo, não somos capazes de medir as consequências de nossos atos, abrindo a porta para todos os tipos de violência, implícita ou explícita. Porque estamos focados em recompensas futuras, sejam elas intelectuais, emocionais ou materiais, nossa energia de atenção se divide e se fragmenta, nos tirando da presença daquilo que está diante de nós aqui e agora, tornando nossos atos algo sem força, sem emoção e sem eficiência.

Uma motivação meramente interesseira mancha os conhecimentos por nós adquiridos, pois sua aplicação aos fatos concretos tornou-se somente um meio para se chegar a outro, verdadeiro e inconfesso, fim. Aquilo ou aqueles que estão diante de nós, por definição, nunca serão suficientes para que lhes dediquemos uma atenção de qualidade, na medida em que nosso foco real está centrado em recompensas futuras. Cria-se, desse modo, um perigoso círculo vicioso que bloqueia nosso acesso à experiência da compreensão. Porque buscamos aprioristicamente ser compensados por nossos atos, aquilo que está diante de nós fica sempre desprovido da intensidade e da densidade existencial que nos moveria emocionalmente para um ato com envolvimento total de nosso ser, reforçando assim mais ainda nossa agenda personalista, e assim numa escala negativa crescente. Porque o aqui e agora é, a nosso ver, pobre, buscamos ser ressarcidos, e, porque buscamos ser ressarcidos, o aqui e agora será sempre pobre. Sugiro, então, que façamos uma comparação: quando desanimados com a situação presente, percebamos nosso foco oculto e inconfesso no futuro permeando sutilmente nossa atitude interior e, tendo dado a si mesmo esse choque consciente de realidade, olhemos novamente para o que está acontecendo à nossa volta e constatemos como tudo assume um novo colorido, uma nova vivacidade, onde tanto nós quanto os outros parecem ter ganho uma vida mais rica e intensa, fazendo-nos quase gritar interiormente um "eureka!", pela compreensão subitamente experimentada.

Em nossa sociedade não nos cansamos de ver gênios desprovidos de caráter e ética. No polo oposto estão as pessoas sem muito conhecimento ou "cultura", mais próximas da natureza, que possuem boa índole e um nível de ser mais puro. São menos perigosas para a sociedade, sem dúvida, do que o cientista genial e perverso, porém lhes falta muitas vezes o devido discernimento, ou seja, possuem um ser bom, porém mais "ingênuo", não permitindo que compreendam aquilo que realmente são e por que o são, tornando-as frequentemente massa de manobra fácil de ser manipulada por pessoas maldosas com intenções veladas e escusas. A compreensão, na verdade, está no meio, no equilíbrio entre conhecimento e ser, sem uma visão unilateral que privilegie apenas um dos lados. Conhecimento e ser devem, portanto, idealmente funcionar como duas asas, sendo a compreensão o próprio voo, como uma espécie de média aritmética entre os dois. No entanto, é importante sempre salientar, o ser é o elemento principal, cabendo ao conhecimento a tarefa, secundária, de servir ao seu crescimento.

Beryl Pogson afirma que, como a compreensão está sempre enraizada em nosso ser, não é preciso que esteja presente o tempo todo em nossa memória, o que seria, aliás, muito cansativo. Quando necessitamos realmente dela, em momentos pontuais, vem à tona e nos ajuda. A partir da compreensão podemos sempre perceber novos significados, antes despercebidos, no que lemos ou escutamos, percebendo-os mesmo quando ainda imersos em determinada situação. Todavia, apenas com a posse do conhecimento, é mais fácil que resvalemos para um estado de identificação, ou seja, tendemos a repetir acriticamente o que recebemos, causando uma postura rígida, uma apreensão literal e superficial, onde qualquer abordagem nova é vista como uma agressão pessoal.

Porque não interiorizamos verdadeiramente o conteúdo, somos obrigados a nos lembrar das palavras exatas pronunciadas pelos professores ou lidas, por termos sido incapazes de uma suficiente formulação conceitual e individual e sua consequente aplicação ao nosso caso concreto. Já a partir de um estado de compreensão, não precisamos tanto da memória para acessar o que sabemos, somos mais capazes de discorrer sobre um tema melhor adaptados às circunstâncias e àqueles com quem estamos conversando ou interagindo no momento. Ficamos mais flexíveis, comunicativos e criativos. Esses dois usos e qualidades diferentes de memória podem inclusive nos servir de critério para que saibamos se já nos encaminhamos do conhecimento para a compreensão.

Para Maurice Nicoll a própria supervalorização atual do conhecimento revela um empobrecimento do ser a nível coletivo, deixando aparente uma falta de sensibilidade em relação à presença e à realidade de nosso próprio ser interior e, consequentemente, também o dos outros. Cremos que o conhecimento pode ser possuído, tornando-nos superiores aos que, supostamente, não o possuem. Agimos quase como "ladrões" que se apoderaram de um saber que não lhes pertence e para o qual não se dedicaram ou contribuíram. Neste sentido, Ouspensky igualmente nos alerta que, sem um nível de ser adequado, adquirir sempre mais conhecimento pode ser até mesmo perigoso (individual e socialmente), pois tenderemos a distorcê-lo a fim de adequá-lo aos nossos interesses pessoais.

Em nossa sociedade ofertamos conhecimentos sem levar em conta o caráter e a ética daquele que vai recebê-los, considerando suas capacidades intelectuais como sendo suficientes. A enorme tendência à especialização, sem dúvida necessária num certo sentido, acaba levando a extremos onde se perde a visão da totalidade, isto é, até que ponto isso atende aos interesses de um real progresso que vá além dos benefícios exclusivamente materiais para a humanidade. Por outro lado, o autor também diz que, mesmo com nosso nível de ser limitado atual, é sempre possível e desejável adquirir novos conhecimentos, desde que nos empenhemos em sua compreensão e aplicação, a fim de poder elevar continuamente esse nível. Com isso, aumenta nossa capacidade de assimilar e extrair significados mais profundos com a **mesma** quantidade de conhecimento, bem como o grau de coerência entre aquilo que sabemos ser correto e nossa capacidade de agir em conformidade, tornando-nos pessoas mais harmônicas e íntegras.

Por conseguinte, através da compreensão, o ensinamento cada vez mais nos toca emocionalmente, pois agora nos vemos existencialmente à sua luz, revelando a enorme distância entre o que apenas conhecemos e o que realmente somos. Essa dura realidade vai, aos poucos, golpeando as defesas que preservam nossa falsa autoimagem, tornando-nos menos exigentes e mais compassivos (porque mais compreensivos). Como dissemos, compreender-se, ou seja, tomar consciência das próprias dificuldades, facilita que nos coloquemos no lugar dos outros e percebamos, em alguma medida, as dificuldades deles também. A compreensão mútua é a base mais sólida para relacionamentos harmônicos e profundos. Consequentemente, um dos principais sinais de um nível de ser mais elevado é quando o grau de compreensão adquirido já permite que não se fique negativo em função da negatividade dos outros, preservando a própria serenidade interior e sendo capaz de, dentro do possível, oferecer alguma ajuda.

19

Considerações "finais": um incentivo à perseverança

"É preciso perder-se, para encontrar-se a Si Mesmo. Neste sentido, a grande coisa que deveis desejar está fora do alcance de vosso 'Eu' de hoje e é dentro de vós que a encontrareis; é verdadeiramente o vosso Eu Real, vós mesmo, como sereis. Podemos explicá-lo mais claramente? O menino deseja ser homem; objeto do seu desejo está fora de seu alcance, mas o menino é o homem em embrião e os elementos do homem estão presentes nele, aguardando a hora do desenvolvimento. Quando, porém, esse menino chega a ser homem, deixou de ser menino: perdeu o seu 'Eu' de criança, mas encontrou em seu lugar o seu 'Eu' de homem. Assim é que aquilo que o menino deseja, realmente faz que não se encontre a si mesmo. A borboleta está na lagarta – mas também está fora do seu alcance – e quando a lagarta chega a ser borboleta, não é mais lagarta." Yogue Ramacharaca, *Curso Adiantado de Filosofia Yogue*, pág. 42.

Meu maior propósito ao escrever esse livro foi fazer um convite àqueles que, em menor ou maior grau, estão trilhando um caminho espiritual ou, pelo menos, estão abertos para essa possibilidade, para que percebam a vida a partir de um ponto de vista diferente, centrado em nossa vida interior. Creio que, qualquer que seja a tradição com que o leitor sinta mais afinidade, é sempre possível, e, às vezes, mesmo desejável, aceitar a entrada de pontos de vista alternativos e complementares, a fim de enriquecer e aprofundar aquilo com que já estamos envolvidos. A partir de uma nova atitude perante a vida, geraremos pensamentos de maior qualidade e experimentaremos sentimentos mais puros que, por sua vez, combinados, nos impulsionarão para comportamentos mais coerentes com os dois. Aos poucos seremos cada vez mais capazes de perceber e intuir os significados que se ocultam por trás das experiências que vivenciamos exteriormente e, com isso, desenvolveremos mais nossos dons e talentos a fim de que contribuamos para a melhoria da sociedade.

Minha esperança é, consequentemente, de que as ferramentas aqui trazidas possam servir sempre como um incentivo para que o caminho seja percorrido com coragem, ânimo, alegria, confiança e perseverança; como a coisa mais importante para nós, pois explica e dá sentido à nossa existência como um todo. Cada começo e cada recomeço, cada tropeço e cada vez que nos reerguemos deve ser, portanto, motivo de júbilo e celebração. Tentei mostrar que, apesar das dificuldades normais e inevitáveis, é possível e viável trabalhar-se interiormente, que **está** ao nosso alcance, aqui e agora, realizar um trabalho para a elevação da consciência e de nosso nível de ser. E que, uma vez dentro desse processo, passaremos gradualmente a atrair, tanto uma ajuda proveniente dos planos superiores, quanto situações externas mais compatíveis com o que passa conosco interiormente. Não me dirijo aqui tanto aos estudantes mais avançados e calejados nessa busca, aqueles que já fluem mais harmonicamente no caminho ou ainda os que já deixaram de buscar, porque encontraram a si mesmos. Mas como, num certo sentido, a evolução da consciência não tem fim e somos, e seremos sempre, todos principiantes, talvez algumas ideias possam ser, quem sabe, mesmo por estes, aproveitadas.

Procurei então fazer uma síntese de tudo o que me influenciou positivamente e me ajudou ao longo do meu próprio caminho, procurando estabelecer uma espécie de diálogo com cada autor, tentando extrair dessa multiplicidade de visões de sabedoria uma unidade, a mais coerente e clara possível, para que possa, por sua vez, ser entendida e aplicada pelo leitor, gerando resultados compatíveis com seu nível de consciência no momento, mas, de qualquer modo, algo suficientemente concreto para que possa alterar positivamente a qualidade de sua vida. Uma síntese do que recebi de fora, bem como uma síntese do que foi assimilado interiormente por mim ao longo de meu próprio caminho individual. Nesse sentido, minhas pretensões a uma originalidade de pensamento são bastantes modestas. Eu me sentirei bastante satisfeito se esse livro for útil para divulgar e espalhar uma sabedoria milenar que, **em muito**, transcende as minhas melhores capacidades.

Vejo-me, assim, como uma espécie de divulgador entusiasmado, mas talvez sem grandes vivências internas, que, entretanto, estudou bastante e possui uma certa capacidade didática para tornar o assunto mais acessível para quem está começando. Por um certo ângulo, esse livro surgiu **por** minha causa, da singularidade do meu próprio ser e de meu estilo pessoal para expressá-la (o homem latente no menino); porém, por outro, surgiu quase **apesar** de mim mesmo, de minhas fraquezas e limitações, onde meu papel foi apenas servir de "canal" para algo muito maior (o menino que aspira, mas conhece sua condição limitada). Com o tempo, todavia, fui aprendendo a ver que a constante luta interior entre essas duas instâncias, em vez de me exaurir energeticamente, podia servir como um estímulo, uma fricção positiva que me faz ir sempre adiante, tentando "resolvê-la" de forma que ambas fiquem em equilíbrio, como no "fio da navalha". Os arquétipos da "criança interior" e do "velho sábio" se alternam e se combinam incessantemente dentro de cada um, ora enfatizando sua continuidade, ora sua descontinuidade, como nos lembra o Yogue Ramacharaca. Acabei aceitando serenamente o fato de que nunca poderei ter certeza absoluta se uma mensagem será ou não passada adequadamente, e que assim **deve ser**, pois as certezas absolutas acabam sendo muletas que nos travam quando já podemos caminhar por conta própria, e de que, por outro lado, esse questionamento constante aprofunda minha compreensão ao invés de comprometê-la, como poderia parecer à primeira vista.

Devemos sempre nos precaver contra a falácia de crer que, no caminho espiritual, estamos diante de uma questão que se resume a um tudo ou nada, a dois opostos absolutos; ou somos seres totalmente dominados pelo ego ou já somos realizados ou iluminados. Essa postura é muito perigosa porque, dentre outras coisas, nos faz cair numa atitude de cobrança incompatível com nossas possibilidades reais neste momento, bloqueando, na realidade, que estas possam vir a se manifestar em seu próprio tempo de maturação. O caminho supõe, ao contrário, incontáveis tons de cinza que vão paulatinamente se aclarando, à medida que o processo de purificação interior vai se consolidando e estabelecendo a primazia do que é mais elevado dentro de nós.

Como vimos ao longo dos capítulos precedentes, os opostos ainda convivem em nosso psiquismo, mas agora é possível que não mais nos identifiquemos com a nossa negatividade; percebemos sua presença sem que necessariamente nos tomemos por ela. Nosso avanço, na verdade, não pode nem ser qualificado de lento, pois esta é uma avaliação que provém das expectativas do ego ou personalidade. Caminhamos em nosso ritmo possível e apropriado quando o espiritual se tornou a prioridade maior. Experimentamos cada vez mais pequenos vislumbres de níveis de consciência mais elevados que tendem, por sua vez, a se amalgamar, anunciando aquilo de positivo que eventualmente virá de uma forma mais sólida e permanente.

Logo na citação de abertura nas considerações iniciais fiz questão de salientar a importância da palavra escrita e do livro como instrumentos valiosos para o aprendizado dentro de um caminho evolutivo. Sem deixar, é claro, de valorizar devidamente a insubstituível transmissão oral do ensinamento, principalmente quando feita por um mestre espiritual, pois além das palavras proferidas, transmitem-se também vibrações magnéticas sutis e elevadas, o livro, por sua vez, possibilita um acesso muito maior, para pessoas que nunca teriam a oportunidade de frequentar escolas ou grupos espirituais. O livro é nosso companheiro fiel em todos os momentos, sempre pronto para receber nossas renovadas visitas, convidando-nos a descortinar novas camadas de significados já presentes em seu conteúdo, mas até então inacessíveis para o nosso nível de compreensão.

Uma ideia possui infinitas profundidades, tanto em sua sequência lógica e contínua, quanto em sua dimensão intuitiva e descontínua, esperando pacientemente que nos debrucemos com paixão para desvendá-las. O componente impessoal do livro, se por um lado é mais pobre do que um contato ao vivo e a cores, por outro é o produto mais acabado, fruto de incontáveis anos de pesquisa e vivências, de pessoas em carne e osso que as destilaram e as ofereceram generosamente para todos aqueles que possuírem a devida afinidade, transcendendo assim, mais democraticamente, as limitações do espaço e tempo. Num certo sentido, essa dimensão mais impessoal da mensagem, quando passada através do livro, pode até nos ajudar a despertá-la em nós mesmos, questionando os critérios mais egoístas da personalidade. A própria leitura estimula o desenvolvimento de nossos sentidos internos, de nosso mundo interior; ler, num certo sentido, é como, a partir da visão, ouvir silenciosamente o que está sendo dito.

Muitas vezes, na verdade, os dois lados acabam se combinado harmonicamente, quando, por exemplo, somos sincronisticamente inspirados para ler o texto que vai, para nosso espanto, ao encontro das nossas mais profundas indagações, atuando quase como um oráculo ou um mestre oculto. Na feitura desse livro, por exemplo, em vários momentos o livro certo "aparecia" para o exato capítulo que estava sendo escrito. Certamente foi "soprado" em nosso ouvido por guias invisíveis que nos assistem amorosamente (e, quem sabe, esse pode ser o seu caso, caro leitor, neste exato momento!). Se não fosse o livro, jamais poderia ter conhecido mestres já falecidos há muitos anos, e sua mensagem teria ficado circunscrita somente a alguns de seus contemporâneos mais evoluídos, tendo se perdido a oportunidade de igualmente despertar outras mentes, aquelas não tiveram o privilégio de um contato pessoal. Como coloquei nos capítulos iniciais, é possível e imprescindível fazer da palavra escrita também uma experiência concreta, e não apenas teórica, isto é, vivenciar seu conteúdo e fazê-la uma parte integrante de nosso comportamento cotidiano. Mesmo sem a presença concreta do autor, quando sinceramente comungamos com a sua mensagem, estabelece-se entre nós uma comunicação sutil, invisível, de natureza magnética, vibratória e espiritual, capaz de ir além das restrições impostas pela dimensão material e nos afetar profundamente.

Ecoando a citação de Thorwald Dethlefsen, igualmente no primeiro capítulo, as palavras do Yogue Ramacharaca nos lembram que aquele que inicia o caminho não é, e não pode ser jamais, o mesmo que chega às suas etapas finais; no entanto, em estado latente, o segundo já se encontra presente no primeiro. Nessa combinação entre continuidade e descontinuidade jaz o mistério da autotransformação. A personalidade simultaneamente "morre" ou abdica voluntariamente de seu papel central para poder servir de alimento àquela que a transcende, mas necessita de sua colaboração para poder crescer, a centelha ou essência espiritual. Começamos, assim, com a parte mais sadia da personalidade, aquela que já intui suas próprias limitações e se volta para a busca de algo que deve necessariamente transcendê-la (o menino e a lagarta), isto é, à medida que vamos avançando no caminho, essa "riqueza" pessoal deve ser

Mergulho interior 319

entregue, a fim de que possa nutrir a essência, fazendo com que saia de sua condição apenas latente ou potencial e passe a desenvolver-se e manifestar-se ativamente, aproximando-nos de algo já presente dentro de nós, mas, até então, oculto para a nossa consciência, tal como a experimentávamos antes de ter dado os primeiros passos para o despertar interior.

Sendo o caminho mais uma espiral, cheia de reviravoltas, começos e recomeços, mas sempre apontando para o alto, do que uma simples linha reta ascendente, à medida que nos desenvolvemos e, concomitantemente, abrimos mão da personalidade como o elemento condutor central em nossa vida, mais ampliamos nossa capacidade de compreensão e percebemos as limitações de nossa visão anterior; percebemos o quão iludidos estávamos, sem que sequer nos déssemos conta disso. Esse processo, entretanto, é inerente a qualquer aprendizado e amadurecimento sérios, e deve ser motivo de celebração e não de lamento, pois é um sinal inequívoco de que um aprofundamento está em pleno curso dentro de nós, ou de que um novo ciclo se inicia em nossa espiral. Por conseguinte, o problema não está na constatação de que estávamos apegados ou identificados a algo que hoje se afigura como uma ilusão, mas sim quando, uma vez que compreendemos a necessidade dessa dinâmica para a nossa evolução, continuamos do mesmo modo aferrados e apegados à nossa visão corrente do que é verdadeiro, de forma rígida e dogmática, travando o fluxo para que entendimentos cada vez mais elevados e abrangentes possam romper nosso desejo atávico de continuidade e ser alcançados ou revelados para o novo ser em formação que estamos nos tornando.

O pior cego, nesse sentido, seria aquele que não quer ver pois acredita que **já** vê, numa atitude fechada e autossuficiente, quando não arrogante e violenta, temerosa da descontinuidade existencial que abala suas convicções arraigadas. Seria como o menino ou a lagarta para quem crescer seria uma mera ampliação de seu estado atual: um menino ou lagarta apenas quantitativamente maiores, porém qualitativamente idênticos, iludidos pela sua nova aparência a ponto de crerem que isso seria suficiente para uma transformação de consciência. A verdade possível para cada um de nós é sempre relativa ao nosso nível atual de consciência, e se transforma na exata proporção em que nós mesmos nos transformamos, sendo, portanto, inerentemente flexível, mutável, aberta, tolerante e adaptável; respeitadora e, quando possível, apreciadora dos conteúdos de outras verdades trazidas constantemente pelos nossos semelhantes e pela natureza. Nossa aproximação da verdade imutável e absoluta de origem divina, pelo menos assim me parece, é um processo que, por definição, não pode ter fim, o que igualmente deve ser um motivo de júbilo, pois, afinal, nossa aventura existencial e nosso próprio ser também são eternos e infinitos!

Podemos dizer que todos os capítulos e todas as ideias neles contidas convergem necessariamente para a importância da lembrança de si como o elemento central que nos impulsiona para uma elevação de nosso nível de consciência. A lembrança de si é o elemento que vai possibilitar o choque consciente no qual nos veremos sem máscaras, onde nossas contradições se revelarão para nós mesmos, ou seja, a lembrança de si significa uma constante ruptura, o salto qualitativo e descontínuo entre as etapas "mi" e "fá", entre a lagarta e a borboleta, dentro da oitava do trabalho interno. Consequentemente, recomendamos que, se este livro de alguma forma nos tocou, nos proponhamos a relê-lo periodicamente, mas procurando fazê-lo lembrando-se de si mesmo, ou seja, tendo consciência de como cada passagem considerada importante está reverberando internamente aqui e agora, de quais pensamentos e emoções surgem a cada instante como reações ao que está sendo lido. Perceber igualmente como o conteúdo do livro nos afeta, ou não, em nosso cotidiano, desafiando a continuidade de nossos hábitos físicos, emocionais e mentais, convidando-nos a ver o dia presente como uma síntese de nossa vida como um todo. É somente a partir dessa leitura e releitura mais conscientes que a nossa verdade se amplia e aprofunda, incitando-nos a uma mudança sólida de comportamento, aquela que combina continuidade e descontinuidade em suas exatas proporções.

Segundo Paul Brunton, em seu livro *A Busca do Eu Superior*, "...o benefício vem quando fazemos a leitura com a lentidão requerida para nos assenhorearmos de um assunto novo. Qualquer um pode ler um capítulo em uma hora ou menos, se assim desejar, mas o estudo desse capítulo demandará uma semana ou mais e a sua absorção possivelmente demandará meses" (pág. 161). Podemos constatar, então, a presença de três etapas distintas: a leitura, que leva horas; o estudo, que leva semanas; e a absorção do conteúdo, que leva meses; a essas três etapas, quem sabe, poderíamos ainda acrescentar a transformação existencial propriamente dita, que levaria anos, para não dizer a vida (ou vidas) inteira. A leitura é apenas aparentemente passiva pois, quando feita conscientemente, envolve o necessário esforço da atenção dirigida simultaneamente para fora (no caso, o livro) e para dentro (como reagimos ao que lemos). O estudo, por sua vez, inclui uma reflexão individual sobre as ideias lidas: comentários, questionamentos, dúvidas, anotações, além do esforço para fazer conexões entre as diferentes ideias do ensinamento, bem como a sua comparação com outras ideias previamente absorvidas, procurando ver suas eventuais diferenças dentro de um quadro mais abrangente, percebendo nelas um denominador comum, formulando, por fim, uma síntese que as unifique numa totalidade coerente que nos sirva de orientação.

Já a etapa "absorção" diz respeito à importância de verificarmos e aplicarmos as ideias às situações concretas cotidianas, tornando o ensinamento estudado intelectualmente algo enriquecido por uma experiência de natureza emocional. Essa assimilação, por ser mais profunda, deve ser também mais lenta, demandando uma atitude paciente e respeitosa para com os ritmos e ciclos próprios às experiências internas, de caráter mais delicado e psicológico. Por "último", a etapa "transformação" implica na interiorização de novos valores, numa mudança de caráter e de comportamento, sendo, como vimos, algo que, na realidade, não tem, nem pode ter, um fim definitivo, mas pequenos fins que dão origem a pequenos recomeços, e assim sucessivamente.

Entretanto, é importante lembrar que essas etapas não podem ser vistas como compartimentos estanques que se sucedem quando uma etapa supostamente "acaba". Num certo sentido, ao contrário, todas as etapas devem começar ao mesmo tempo e se superpor umas às outras dentro de suas temporalidades próprias, reforçando-se mutuamente. Assim, por exemplo, a leitura e a releitura nos fazem sempre ver novos significados onde antes havia uma compreensão mais tosca, aprofundando o estudo e sua assimilação, bem como a lenta, mas progressiva, transformação no nível do ser essencial. Por conseguinte, devemos nos esforçar para estar conscientes, em alguma medida, de que estamos sempre sendo, simultaneamente, permeados por essas quatro etapas ao longo de nosso caminho, de que devem ter intensidades e qualidades semelhantes para que o processo ocorra de forma equilibrada entre continuidade e descontinuidade dentro de nós.

Para finalizar, gostaria de recapitular alguns dos principais benefícios que o trilhar de um caminho espiritual pode trazer para as nossas vidas, desde que, é claro, o façamos com seriedade e dedicação; nunca esquecendo, porém, das imprescindíveis alegria e leveza para que tenha equilíbrio e serenidade. Num certo sentido, sei que, desavisadamente, me antecipei e mostrei que o próprio caminhar nos traz, em si mesmo, todas essas virtudes, não sendo estas, portanto, algo que viria apenas num futuro incerto e nebuloso, mas presenças concretas que nos acompanham, como um efeito colateral positivo, aqui e agora. Corroborando Eckhart Tolle, para quem, como vimos, o mais importante, isto é, nosso propósito primário e primeiro, deve ser estar integralmente presentes no que estamos fazendo, física, emocional e mentalmente, neste exato momento, sendo, portanto, nosso objetivo final ou a finalidade que nos move, um propósito secundário, Ralph Waldo Emerson, em seu livro *A Conduta da Vida*, afirma:

> "Grande é aquele cujos olhos estão abertos para ver que as recompensas pelas ações nunca escapam, pois ele mesmo é transformado ao cumpri-las, ao apreender sua natureza, que jaz no próprio resultado, no fruto, como o que acontece com as árvores. Um grande homem (ou mulher) não pode ser impedido de desfrutar o efeito de seus atos, pois eles lhe são imediatos" (pág. 172, os parênteses são meus).

Nesse sentido, qualquer ato, quando representa e manifesta a nossa totalidade, nos basta. Aquele ser que está diante de nós igualmente merece nossa dedicação e atenção totais, não faltando nenhum elemento para uma suposta fruição posterior. Há, consequentemente, uma espécie de comunhão, de harmonia, entre o ato e suas consequências, entre aquele que age e quem experimenta os seus efeitos benéficos. No entanto, como vimos antes, o reverso disso também é verdadeiro, isto é, quando manifestamos exteriormente nossa negatividade, primeiro foi preciso que tivéssemos contaminado a nós mesmos, pois somente podemos exteriorizar algo já presente dentro de nós. Como já sublinhamos, somos sempre, ao contrário das aparências superficiais, os maiores prejudicados pelo mal que causamos aos outros, pois seus efeitos serão mais profundos e duradouros dentro de nós, na medida em que foram acolhidos de bom grado, alojando-se e entranhando-se em nossos pensamentos, sentimentos, temperamento, caráter e, por fim, no modo com que nos comportamos concretamente.

Daí a extrema importância do trabalho interno como instrumento purificador, capaz de evitar que "vomitemos" nossas fraquezas em cima dos outros e, concomitantemente, que transformemos a vida interior que servia de base a essa negatividade. As "recompensas", como afirma Emerson, fazem parte do ato em si mesmo, e não são o fruto posterior dentro de uma sequência temporal. Aquele que recebeu a agressão, por sua vez, sofreu algo que lhe chegou de fora para dentro, ou seja, tem maiores chances de que isso fique circunscrito apenas à situação externa, causando males de natureza mais superficial e passageira em seu ser interior. Entretanto, como somos nós os que, em última instância, atraímos o que acontece conosco, não sendo realmente "vítimas", cabe àquele que sofre a agressão ter consciência dessa dinâmica e não se deixar levar por sentimentos de retaliação ou autopiedade, onde tendemos a ficar remoendo a cena interminavelmente em nossa mente, pois isso geraria um círculo vicioso onde, no próximo passo, **ele** seria o agressor, isto é, aquele que igualmente interiorizou a negatividade e envenenou a si mesmo. Sem essa purificação interna, a simples não manifestação externa carece de fundamento e acaba sendo feita por motivos superficiais, como salvar as aparências e evitar ser "pego". Trata-se, nesse caso, de uma mera repressão circunstancial que irá certamente se manifestar no futuro, muitas vezes de forma ainda mais intensa.

Além disso que salientamos até aqui, creio que cabe fazer um breve sumário dos principais benefícios que um caminho evolutivo pode trazer para a nossa vida. A sequência correta, como reiteradamente salientamos ao longo do livro, parte sempre de dentro para fora, da vida interior para a vida exterior, pois, sem isso, alteraremos somente os sintomas, "a ponta do *iceberg*", causando um retorno perpétuo dos problemas que nos afligem sob outras, mas semelhantes, roupagens. Os benefícios se manifestam primeiro na esfera intangível, para somente depois, em seu próprio tempo de maturação, chegarem a modificar as circunstâncias concretas. Logo, se nós não damos o devido valor à nossa vida interna, ao desenvolvimento de nossos sentidos internos, e nos focamos numa espera ansiosa por supostas recompensas de ordem material no futuro, não teremos a sensibilidade necessária para reconhecer os benefícios que já estão presentes e ativos no momento presente, bloqueando, ironicamente, também os que viriam no futuro! Nada que vem de fora, em última instância, pode nos transformar realmente (incluindo este ou qualquer outro livro ou pessoas, por mais elevadas que sejam), se não tivermos previamente tomado, por conta própria, a iniciativa de entrar num caminho espiritual, a fim de que a ajuda recebida possa se combinar com algo concreto e já em andamento dentro de nós. Tendo em mente esse importante alerta, passemos, então, a elencar os sinais que indicariam que uma transformação se encontra em curso na vida de quem tem isso como o "valor dos valores".

O grande denominador comum a todos esses sinais benéficos é a presença de um processo que, gradativamente, nos purifica mental e emocionalmente, retirando com paciência, uma a uma, nossas máscaras e falsas autoimagens, revelando nossas contradições, e reverberando para uma elevação progressiva de nosso caráter, temperamento e comportamento, ou seja, para uma aproximação crescente de nosso Eu Real de natureza transcendente. Aos poucos vamos adotando critérios superiores para avaliar o que acontece conosco, o que chamamos aqui de "metagosto", uma espécie de intuição de ordem moral que nos faz sentir tudo o que é inferior dentro de nós não mais como algo tolerável ou mesmo desejável, porém, ao contrário, como um elemento invasor, hostil, que deve ser devidamente reconhecido como tal e impedido de se manifestar, primeiro externamente e, com o tempo, também internamente.

Não conseguimos mais ficar nos repetindo impunemente, pois já possuímos sensibilidade suficiente para discernir entre aquilo que promove nossa evolução e o que, ao contrário, a compromete. Porque adequamos o que valorizamos ao que amamos, o que nos atrasa não mais nos agrada e ilude. Somos, por conseguinte, cada vez mais capazes de refrear a expressão de nossa negatividade, poupando aqueles que nos cercam de sofrer os efeitos nocivos decorrentes de nossos atos, bem como de suportar a negatividade alheia sem deixar-se contaminar e ficar igualmente negativos, sustando a proliferação da negatividade em seu nascedouro e impedindo que siga num círculo vicioso muito mais difícil de ser interrompido. Todos os nossos relacionamentos são, dessa forma, genuinamente beneficiados, tornando-se mais transparentes e harmônicos.

Por meio do que denominamos de "nova memória", aquela que deriva do que percebemos através da auto-observação consciente e nos faz assumir a responsabilidade maior pelo que aconteceu conosco, passamos a encarar todo o nosso passado e os traumas que eventualmente sofremos, bem como suas sequelas, com novos olhos, aceitando nossas experiências dentro de um contexto mais abrangente que visa nosso bem verdadeiro e curando quaisquer ressentimentos ou acusações contra nossos supostos "algozes". Essa cura gradativa do passado, por meio de sua reinterpretação à luz da sabedoria, faz de nós pessoas mais leves, serenas, compassivas e confiantes na existência de leis cósmicas que regulam o Universo com justiça e misericórdia em sua mais perfeita combinação. Paramos de nos sentir como vítimas indefesas, sempre prontas a projetar nossos problemas sobre os ombros dos outros e adotamos uma nova atitude diante da vida, fruto de nosso próprio amadurecimento interno. Como vimos, esse "novo passado", por sua vez, atrai e gera um novo presente e possibilita um novo futuro, compatível e coerente com os dois primeiros.

Além desses benefícios que elevam nossa vida interior, outros afetam igualmente nossa postura diante das situações concretas que se apresentam em nosso dia a dia. Em vez de seguir a tendência habitual de repetir velhos padrões de comportamento, sem questionar sua validade no momento atual, à medida que vamos tomando consciência do que se passa dentro e fora de nós, abre-se todo um leque de opções que antes nos passava despercebido, o que nos fazia desperdiçar oportunidades preciosas em todas as áreas de nosso interesse. Porque agora somos mais capazes de refletir e captar a natureza das circunstâncias que nos cercam, passamos a exercer com maior propriedade e eficiência o livre arbítrio, menos dependentes das expectativas dos outros e mais fiéis aos nossos próprios valores, decidindo em favor do que realmente nos convém, ou seja, aquilo que favorece nosso aprendizado evolutivo e beneficia o próximo e a comunidade maior na qual estamos inseridos. Temos maior liberdade de escolha e também maior capacidade de implementá-la, pois há maior coerência entre o que somos e o que fazemos.

Somos capazes, portanto, de direcionar conscientemente a nossa vontade de acordo com nossos ideais mais elevados, em vez de sermos meros reféns de nossos desejos como antes, onde estes flutuavam sem direção ao sabor dos ventos imprevisíveis trazidos pelas situações externas. Agora o nosso querer é também fruto de uma decisão deliberada, isto é, sabemos o que **queremos querer**; queremos de uma forma ativa e não mais passiva, a reboque do que ocorre fora de nós; e, sobretudo, queremos porque somos motivados por ideais elevados, porque o querer passou pelo seu escrutínio, pelo seu crivo minucioso prévio. Decidimos quais pensamentos e sentimentos merecem as nossas boas-vindas e quais devem ser descartados, fazendo com que tenhamos maior clareza para avaliar e tomar decisões mais coerentes com o que aspiramos de mais elevado.

Desse somatório de benefícios importantes, passamos a ter outra postura diante da vida, apreciando genuinamente aquilo que ela nos traz a cada momento, seja isso agradável ou não. Porque percebemos a conexão entre o que somos e os fatos que vivenciamos, sua relação necessária de causa e consequência, procuramos sempre compreender a mensagem oculta de tudo o que acontece conosco, extraindo novos significados que nos permitem amadurecer e ver plenitude e riqueza em tudo o que nos é oferecido. Vemos tudo e todos com maior respeito, apreciação e profundidade, buscando e conferindo maior peso às virtudes do que às fraquezas, tornando nossos relacionamentos mais sinceros e gerando uma confiança mútua.

Mesmo nossos sentidos físicos, na medida em que têm os sentidos internos como sua base, passam a captar nuances e sutilezas que descortinam toda uma beleza no que antes nos parecia mera rotina. Contentamento interior e alegria exterior se aproximam de forma crescente, tornando-nos felizes de uma maneira mais profunda, bem como mais amorosos e dotados de uma calma ou quietude interior, uma paz, uma serenidade que cada vez mais nos acompanha em todas as situações, seja no turbilhão cotidiano ou nos momentos de recolhimento. Como insisti logo nos primeiros capítulos, todos esses benefícios vão surgindo **aos poucos**, em seu próprio ritmo e intensidade, de acordo com nosso grau de envolvimento com o trabalho espiritual. Ansiedade e expectativa devem ser objeto constante de nossa auto-observação, a fim de evitar que nos apeguemos aos resultados de nossos esforços. Porém, mais uma vez, quando percebemos sua ação insidiosa dentro de nós, isso deve ser sempre motivo de ânimo e incentivo para a continuidade em nossa busca, pois aquilo que percebemos já indica que estamos em vias de superá-lo, que, em alguma medida, já nos afastamos e abraçamos outros valores e ideais, mais compatíveis com aquilo que queremos nos tornar.

Esse ensinamento é um convite para que nos empenhemos em permitir que a dimensão da consciência passe a ser nosso eixo central, presente em todas as nossas atividades. É importante que façamos uma comparação entre a mesma tarefa feita do modo semiconsciente habitual e quando a fazemos a partir da lembrança de si, quando estamos presentes em nossos pensamentos, emoções e atos. Assim, gradualmente, vamos percebendo que a ação consciente possui um outro "sabor" (pois somos duplamente nutridos, como vimos), mais rico, intenso, gratificante e mais propenso a ser rememorado em todos os seus detalhes, tornando-se parte ativa em nossa história de vida.

Passamos a fazer tudo com maior aceitação, boa vontade, eficiência e prazer. A diferença é abissal entre, por exemplo, comer, respirar, ter sensações corporais, fazer tarefas domésticas, conversar, divertir-se ou realizar atividades criativas de modo "adormecido" ou "desperto". No mesmo sentido, todas as práticas espirituais ficam igualmente mais profundas: orar, meditar, fazer

Mergulho interior 327

afirmações e visualizações, realizar rituais, yoga, tai chi chuan e assim por diante. Todas as áreas da vida, interior e exterior, podem ser positivamente afetadas. Não há quaisquer limites para a penetração da dimensão profunda da consciência em nossa vida! Quando, portanto, os primeiros passos foram dados e já tivemos algum vislumbre, por menor que tenha sido, do "sabor" incomparável da consciência em nossa experiência, nos damos conta do enorme contraste e não queremos mais voltar a ter experiências "insípidas" como antes; não conseguimos mais ficar nos repetindo impunemente.

Antes de encerrar, gostaria de novamente comentar, à luz dos ensinamentos que estamos trazendo, a importante questão do amor-próprio e sua relação com a autoestima, tão cara à maioria dos livros de "autoajuda". Em primeiro lugar, quero deixar claro que não sou um daqueles que condenam esse gênero logo de saída como se fosse algo inerentemente superficial, muitas vezes sem sequer ter lido algo a respeito. Como em todo os assuntos, os livros de autoajuda possuem uma variedade de abordagens e profundidades, necessárias para atingir leitores também múltiplos em seus graus de interesse. Antes de ler uma obra de filosofia, por exemplo, é preciso ter lido vários livros introdutórios ao tema, sendo que, muitas vezes, somente estes já são suficientes para saciar a sede de conhecimento naquele momento. Nem todos estão dispostos a fazer terapia ou frequentar grupos espiritualistas, sendo os livros de autoajuda, como aliás já diz seu próprio nome, importante auxílio para fornecer orientação interior àqueles que sentem algum impulso para o autoconhecimento. Feitas essas ressalvas iniciais, citarei a abordagem de M. Scott Peck, em seu livro *The Road Less Travelled and Beyond*, para essa importante questão, pois me parece ser bastante esclarecedora nessa espécie de confusão entre amor-próprio e autoestima presente em muitas obras de autoajuda, e totalmente coerente com os ensinamentos aqui propostos:

> "Por exemplo, existem ocasiões em que agimos de modo impróprio. Se negamos que nosso comportamento foi 'mau' e falhamos em buscar maneiras para corrigi-lo ou nos redimir aprendendo com o que fizemos de errado, então estamos focalizados primariamente na autoestima. Por outro lado, se estamos funcionando a partir de um sentimento de amor-próprio, a coisa saudável a ser feita é reconhecer nossos erros e nos corrigir se for necessário – tanto quanto ter habilidade para discernir que nossa falha em qualquer momento não define totalmente o nosso valor ou quem somos como pessoa... A fim de que sejamos pessoas boas e

saudáveis devemos pagar um preço e, de vez em quando, colocar de lado nossa autoestima e não nos sentirmos sempre bem conosco. Porém, devemos sempre ser capazes de nos amar e valorizar, mesmo se nem sempre devemos sentir estima por nós mesmos" (págs. 114 e 115).

Para o autor, uma autoestima incondicional é um sinal inequívoco de uma postura narcisista e imatura perante a vida, enquanto que uma autoestima condicional demonstra a presença de um amor-próprio saudável, pois deve ser sempre este o que dá os critérios últimos para a avaliação do modo como nos comportamos. Com uma autoestima incondicional não podemos admitir qualquer erro pois, por definição, estamos sempre certos e com razão. Na realidade, como apontamos no capítulo sobre as emoções, por trás dessa atitude se esconde uma paixão do ego por si mesmo, como uma tentativa incansável para compensar sua condição transitória e superficial. Dentro dessa ótica limitada e unilateral, se não aprovamos aprioristicamente qualquer coisa que pensemos, sintamos ou façamos, abre-se uma perigosa brecha em nossa ilusória autoimagem e passamos logo a atacar tudo o que supostamente ameace essa fortaleza.

Esse desejo excessivo e desproporcional de autoafirmar-se a qualquer custo esconde a profunda insegurança do ego ou personalidade quando permitimos que comande a nossa vida. Como vimos, a personalidade, quando "descolada" da essência espiritual que a sustenta e fundamenta, falha em sua missão de servir como alimento para o desenvolvimento dessa essência, sufocando a sua manifestação como condutora de fato e de direito de todos os nossos passos. Por outro lado, quando a autoestima está enquadrada pelo amor genuíno por nós mesmos, ou seja, pelo amor em relação ao espiritual dentro de nós, a própria autoestima passa a ser saudável. Uma autoestima **condicional** expressa, portanto, um amor **incondicional** por nós mesmos, por nosso Eu Real de natureza espiritual. Questionar e sacrificar uma autoestima cega e inflexível é, portanto, um preço módico a ser pago se queremos nos mover para um amor-próprio mais maduro e consciente tanto de nossas fraquezas quanto de nossas virtudes adquiridas ou potenciais.

A personalidade merece ser amada quando, e somente quando, serve aos desígnios superiores da essência, e, quando não os realiza, deve ser restringida e corrigida para que volte logo ao rumo original para a qual foi criada. Por conseguinte, esse mesmo ato de autocorrigir-se é, na verdade, uma manifestação que provém de um sentimento verdadeiro de amor-próprio. Para Eckhart Tolle, uma vez que um erro foi percebido, quando procuramos aprender com ele, corrigi-lo e autocorrigir-se, isso faz com que, em certa medida, o erro se transforme num acerto; usamos, desse modo, a consciência de nossos erros como um elemento positivo que nos faz crescer. O arrependimento surge a partir de uma nova sensação de sermos quem somos, de uma nova atitude perante a vida que deriva dessa nova identidade mais profunda.

Admitir nossos erros e, ao mesmo tempo, saber que errar não mancha, em última instância, nosso valor como seres humanos, são como duas faces da mesma moeda e devem caminhar sempre juntos. Arrepender-se sem esse pano de fundo tem o seu valor, mas a tendência é que repitamos as mesmas coisas sob outras aparências sem dar-se conta disso. Em suma, interrompemos a autoestima centrada na personalidade **porque** nos amamos, porque o amor ao espírito imortal suplanta e está acima da autoestima pela personalidade transitória. Perceber que agimos de modo egoísta já indica um movimento inicial de superação desse estado, um distanciamento mais objetivo onde estamos centrados em algo mais profundo dentro de nós, um ponto superior de observação que nos permite evitar que confundamos nosso real valor como pessoa com os impulsos personalistas que ainda se encontram presentes em nossa motivação. Esses impulsos, como vimos ao longo dessas páginas, **estão**, em algum grau, dentro de nós, mas nós não **somos** mais eles, ou seja, não mais permitimos que definam, representem ou falem em nome do nosso ser interior real.

Tenho plena convicção de que os caminhos espirituais, apesar do denominador comum que os unifica, são múltiplos e variados, e assim devem ser a fim de atender a demandas que são tão diferentes quanto o número de seres humanos numa determinada época. O presente texto procurou apenas apresentar alguns pontos que nos pareceram mais importantes para estimular o caminhante buscador da verdade a prosseguir com alegria, coragem, dedicação e esperança, dentro de uma temática que, na realidade, em muito o transcende em riqueza e sabedoria. Mas, o que, afinal, devemos reter disso tudo que foi exposto? O ensinamento, em última instância, somente pode atuar como um mapa, um roteiro que nos forneça uma orientação ou direção para que nossos esforços nos levem a prosseguir sem esmorecer em nossa jornada rumo ao que é elevado dentro de nós. Deve sempre manter nossa consciência apontada para a meta maior, para o nosso ideal mais sublime, aquele nos move incessantemente para a sua fruição na prática cotidiana. Em poucas palavras, trata-se de escolher aqueles aspectos que mais nos tocaram o coração e fizeram sentido para a razão, a ponto de fazer com que queiramos vivenciá-los na prática, aproximando-nos gradualmente do propósito supremo, que é a união consciente com o divino em todas as suas manifestações! Com a continuidade no caminho espiritual, cada vez mais nos tornamos transparentes para nós mesmos, tomando gradativamente consciência de nossas deficiências e contradições entre nossas vidas interior e exterior, transcendendo sua aparente dicotomia, fazendo assim de nós pessoas mais íntegras e coerentes, reverberando positivamente para todos os nossos relacionamentos.

Ficarei muito satisfeito se tiver havido alguma sintonia entre essas linhas e aqueles que chegaram até aqui em sua leitura, com a esperança de que este livro tenha podido servir como um estímulo ou "isca" para que iniciem ou prossigam em seu caminho, dando voos cada vez mais ousados e elevados ou mergulhos interiores cada vez mais profundos. Se, por exemplo, alguma citação saltou à vista e chamou a sua atenção, que tal fazer disso uma porta de entrada e procurar se aprofundar nessa ideia, lendo o livro do qual foi extraída? Pois a aventura da evolução não pode ter fim e estará sempre nos chamando sutilmente em sua direção! Cabe sempre a nós aceitar esse convite manifestando-o concretamente em nosso comportamento cotidiano.

Bibliografia geral

AÏVANHOV, O.M. La Clef Essentielle. Fréjus: Éditions Prosveta, 2007.
AÏVANHOV, O.M. Know Thyself. 2 vols. Fréjus: Éditions Prosveta, 2004.
AÏVANHOV, O.M. Le Lois de la Morale Cosmique. Fréjus: Éditions Prosveta, 1993.
AÏVANHOV, O. M. Regras de Ouro para a Vida Cotidiana. Rio de Janeiro: Nova Era, 2010.
AÏVANHOV, O. M. Respostas à Questão do Mal. Fréjus: Éditions Prosveta, 1990.
AÏVANHOV, O. M. The Second Birth. Fréjus: Éditions Prosveta, 1988.
AÏVANHOV, O. M. The Seeds of Happiness. Fréjus: Éditions Prosveta, 1992.
AÏVANHOV, O. M. O Trabalho Alqu[imico ou a Busca da Perfeição. Fréjus: Éditions Prosveta, 1985.
ALMAAS, A.H. Essence With The Elixir of Enlightment: The Diamond Approach to Inner Realization. Massachusetts: Samuel Weiser, 1998.
ALMAAS, A.H. The Unfolding Now. Colorado: Shambhala Publications, 2008.
ANDERSON, C. Ted Talks: O Guia Oficial do TED Para Falar em Público, Rio de Janeiro: Intrínseca, 2016.
ANÔNIMO. Meditações sobre os 22 Arcanos Maiores do Tarô. São Paulo: Ed. Paulinas, 1989.
ARROYO, S. Astrology, Karma and Transformation: The Inner Dimensions of the Birth Chart. Massachusetts: CRCS Publ., 1992.
AURÉLIO, M. Meditações. São Paulo: Edipro, 2019.

BATÀ, A.M.L.S. À Procura da Verdade. São Paulo: Ed. Pensamento, 1993.
BATÀ, A.M.L.S. Maturidade Psicológica. São Paulo: Ed. Pensamento, 1997.
BATÀ, A.M.L.S. O Desenvolvimento da Consciência. São Paulo: Ed. Pensamento, 2000.
BATÀ, A.M.L.S. O Caminho do Aspirante Espiritual. São Paulo: Ed. Pensamento, 1997.
BATÀ, A.M.L.S. O Caminho para a Libertação do Sofrimento. São Paulo: Ed. Pensamento, 2009.
BENOIT, H. A Doutrina Suprema. São Paulo: Ed. Pensamento, 1997.
BESANT, A. Karma. São Paulo: Ed. Pensamento, 1993.
BRADSHAW, J. Healing the Shame that Binds You. Flórida: Health Communications, 1988.
BRANCO, R. Os Ensinamentos de Jesus e a Tradição Esotérica Cristã. São Paulo: Ed. Pensamento, 2004.
BROWN, B. Soul Without Shame. Colorado: Shambhala Publications, 1999.
BRUNTON, P. A Busca. São Paulo: Ed. Pensamento, 1998.
BRUNTON, P. Ideias em Perspectiva. São Paulo: Ed. Pensamento, 1995.
BRUNTON, P. O Que é o Karma?. São Paulo: Ed. Pensamento, 2011.
BRUNTON, P. A Busca do Eu Superior. São Paulo: Ed. Pensamento, 1993.
CAMPBELL, J. O Herói de Mil Faces. São Paulo: Ed. Cultrix, 2007.
CARR, N. A Geração Superficial. Rio de Janeiro: Ed. Agir, 2011.
CARVALHO, M.L. Filosofia, Entendimento e Vivência. Brasília: Thesaurus, 1991.
CERMINARA, G. Muitas Moradas. São Paulo: Ed. Pensamento, 1979.
CHÖDRÖN, P. Quando Tudo Se Desfaz. Rio de Janeiro: Gryphus, 1999.
COOPER, D. A. The Heart of Stillness, Pensilvânia: Belltower Books, 1992.
DESJARDINS, A. La Voie et ses Pièges, Paris: Ed. J'ai Lu, 1992.
DETHLEFSEN, T. Édipo: O Solucionador de Enigmas. São Paulo: Ed. Cultrix, 1997.
DETHLEFSEN, T. O Desafio do Destino. São Paulo: Ed. Pensamento, 1995.
ECKHART, M. O Livro da Divina Consolação e Outros Textos Seletos. Petrópolis: Ed. Vozes, 1999.
EPICTETO. A Arte de Viver: Uma Nova Interpretação de Sharon Lebell. Rio de Janeiro: GMT Editores, 2018.
EMERSON, R. W. A Conduta da Vida. Campinas: Ed. Auster, 2019.
FIORAVANTI, C. Karma: A Origem da Dor. São Paulo: Ed. Pensamento, 2002.

FISHER, J. Voltar a Viver. São Paulo: Ed. Pensamento, 2011.
GOLDSMITH, J. O trovejar do Silêncio. São Paulo: Ed. Martin Claret, 2008.
HALL, M. P. Lectures on Ancient Philosophy. Nova York: Penguin, 2005.
HALL, M. P. Questions and Answers. Califórnia: Philosophical Research Society, 1979.
HAN, B. Psicopolítica. Belo Horizonte: Ed. Âyiné, 2018.
HANSON, V.; STEWART, R. Karma: A Lei Universal da Harmonia. São Paulo: Ed. Pensamento, 1997.
HASSELMANN, V.; SCHMOLKE, F. Arquétipos da Alma. São Paulo: Ed Pensamento, 2004.
HERBERT, J. Le Yoga de la Vie Quotidienne. Paris: Dervy-Livres, 1978.
JONES, G. V. The Flowering Tree. Flórida: New Age Press, 1980.
KATIE, B. Ame a Realidade. Rio de Janeiro: Ed. Best Seller, 2009.
KRISHNAMURTI (ALCIONE). Aos Pés do Mestre. São Paulo: Ed. Pensamento, 1993.
KRISHNAMURTI, J. Diálogos sobre a Vida, São Paulo: Ed. Pensamento, 1993.
LANZ, R. Passeios Através da História à Luz da Antropofosia. São Paulo: Ed. Antroposófica, 1995.
LELOUP, J., Caminhos da Realização. Petrópolis: Ed. Vozes, 1996.
MEHTA, R. The Call of The Upanishads. Delhi: Motilal Banarsidass Publ., 1990.
MEUROIS-GIVAUDAN, A.; MEUROIS-GIVAUDAN, D. Viagem a Shambhalla. Rio de Janeiro: Missão Orion Ed., 1996.
MOURAVIEFF, B. Gnose: Estudos Esotéricos. São Paulo: Ícone, 1989.
OLIVEIRA, W. S. de. Reforma Íntima Sem Martírio. Belo Horizonte: Ed. Inede, 2004.
OLIVEIRA, W. S. de. Lírios de Esperança. Belo Horizonte: Ed. Dufaux, 2006.
OSHO. Alegria. São Paulo: Ed. Cultrix, 2006.
OSHO. Eu Sou a Porta. São Paulo: Ed. Pensamento, 1993.
OSHO. La Geometría de la Conciencia. Madri: Edaf, 2007.
YOGANANDA, P. La Segunda Venida de Cristo. vol. 1. Califórnia: Self-Realization Fellowship, 2011.
PECK, M. S, A Trilha Menos Percorrida, Rio de Janeiro: Ed. Imago, 1994.
PECK, M. S. People of the Lie, Nova York: Simon and Schuster, 1983.
PECK, M. S. The Road Less Travelled and Beyond. Londres: Rider, 1997.

PECK, M. S. Further Along The Road Less Travelled. Nova York: Simon and Schuster, 1993.
PIERRAKOS, E. O Caminho da Autotransformação, São Paulo: Ed. Cultrix, 1998.
PIERRAKOS, E. Entrega ao Deus Interior. São Paulo: Ed. Cultrix, 2003.
POWELL, A. E. O Corpo Astral. São Paulo: Ed. Pensamento, 1989.
PROKOFIEFF, S. O. O Encontro com o Mal. São Paulo: Ed. Antroposófica, 2003.
PURYEAR, H. B. El Sexo y el Camino Espiritual. Madri: Edaf, 1995.
RAMACHARACA, Y. Curso Adiantado de Filosofia Yogue. São Paulo: Ed. Pensamento, 1977.
RAMATIS. Fisiologia da Alma. Rio de Janeiro: Freitas Bastos, 1973.
RAVINDRA, R. A Yoga do Cristo. Rio de Janeiro: Ed. Teosófica, 1993.
RICHO, D. Milagres Inesperados. São Paulo: Ed. Pensamento, 2005.
RINPOCHE, L. Z. Transformando Problemas em Felicidade, Rio de Janeiro: Ed. Mauad X, 2004.
RUSKAN, J. Purificação Emocional. Rio de Janeiro: Ed. Rocco, 2001.
SANFORD, J. A. Mal: O Lado Sombrio da Realidade. São Paulo: Ed. Paulinas, 1988.
SCHULTZ, F. (organizador) Eu Maior. Rio de Janeiro: Ed. Sextante, 2017.
SPARROW, L. E. Reencarnação. São Paulo: Ed. Pensamento, 1997.
STEINER, R. A Crônica do Akasha. São Paulo: Ed. Antroposófica, 1994.
STEINER, R. As Manifestações do Carma. São Paulo: Ed. Antroposófica, 2017.
TOLLE, E. O Despertar de uma Nova Consciência. Rio de Janeiro: Ed. Sextante, 2007.
TOLLE, E. The Power of Now. Califórnia: New World Library, 1999.
TULESKI, V. Signos Astrológicos: As Doze Etapas Para a Auto-realização. Disponível em: https://vanessatuleski.com.br/signos-astrologicos/ Aqui permito-me abrir um parênteses especial para recomendar enfaticamente esse trabalho da Vanessa Tuleski, com o qual tive o privilégio de colaborar. Trata-se de uma abordagem muito criativa sobre os 12 signos, explicando, tanto para o leigo quanto o estudante, a razão pela qual cada um deles possui suas mais ou menos conhecidas características, fazendo o leitor compreender aquilo que está por trás da sequência que vai de Áries a Peixes. A edição impressa está esgotada, mas pode ser lido *on-line*.

TRIGUEIRINHO, J. Hora de Crescer Interiormente. São Paulo: Ed. Pensamento, 1993.
TSÉ, L. Tao-Te King. Toronto: Attar Ed., 1995.
WALSCH, N. D Conversando com Deus. 3 vols. Rio de Janeiro: Ediouro, 2001.
WILBER, K. Espectro da Consciência. São Paulo: Ed. Cultrix, 2007.
WHITTON, J. L.; FISHER, J. Vida Transição Vida. São Paulo: Ed. Pensamento, 1997.
ZOHAR, D.; MARSHALL, I. Inteligência Espiritual. Rio de Janeiro: Ed. Viva Livros, 2012.
ZUKAV, G. The Seat of the Soul. Nova York: Simon and Schuster, 1990.

SOBRE O QUARTO CAMINHO

AISSEL, S. La Nouvelle Psychologie Spirituelle, Tome 1 – Les Traits du Caractère. Barr: Spiritual Book France, 2001.
AISSEL, S. La Nouvelle Psychologie Spirituelle, Tome 2 – La Pratique de la Connaissance de Soi et des Autres. Barr: Spiritual Book France, 2003.
AISSEL, S. La Nouvelle Psychologie Spirituelle, Tome 3 – Vivre au Meilleur Niveau de Soi-Même. Barr: Spiritual Book France, 2003.
AISSEL, S. La Nouvelle Psychologie Spirituelle, Les 5 Traits Principaux du Caracrère. Barr: Spiritual Book France, 2005.
AISSEL, S. Decidez de Votre Vie. Barr: Spiritual Book France, 2003.
AISSEL, S. Réincarnation ou Récurrence. Barr: Spiritual Book France, 2013.
AISSEL, S. L'Université de L'Être, Paris: Èditions EccE, 2013.
AISSEL, S. L'Alchimie de L'Être. Barr: Spiritual Book France, 2006.
AISSEL, S. Amour,Désir et Aspiration Spirituelle. Barr: Spiritual Book France, 2012.
AISSEL, S. Psychologie Spirituelle 4 – Pratique et Attention. Barr: Spiritual Book France, 2004.
AISSEL, S. The Path to Our Essence. Living Wisdom Press, 2010.
ANÔNIMO, A Point in the Work, 2 vols. Utrecht: Eureka Editions, 2000.
BENJAMIN, H. Basic Self-Knowledge. Massachusetts: Samuel Weiser, 1995.
BENNETT, J. G. O Homem Interior. Rio de Janeiro: Ed. Martins Fontes, 1986.
BENNETT, J. G. O Eneagrama. São Paulo: Ed. Pensamento, 1993.
BENNETT, J. G. O Caminho Para Ser Livre. São Paulo: Ed. Gente, 1995.
BENNETT, J. G. What Are We Living For?. Novo México: Bennett Books, 1991.
COLLIN, R. The Theory of Celestial Influence. Nova York: Penguin Arkana, 1993.

COLLIN, R. The Theory of Eternal Life. Texas: Mercury Publ., 2006.
COLLIN, R. The Theory of Conscious Harmony. Texas: By The Way Books, 1998.
GURDJIEFF, G. I. Encontros com Homens Notáveis. São Paulo: Ed. Pensamento, 1980.
GURDJIEFF, G. I. A Vida Só É Real Quando "Eu Sou". São Paulo: Horus Ed., 2006.
GURDJIEFF, G. I. Gurdjieff Fala a Seus Alunos. São Paulo: Ed. Pensamento, 1993.
GURDJIEFF, G. I. In Search of Being. Colorado: Shambhala Publ., 2012.
HUNTER, B. The Attention Paradox. Utrecht: Eureka Editions, 2009.
HUNTER, B. The Tyrant Within. Utrecht: Eureka Editions, 2007.
NICOLL, M. Psychological Commentaries on the Teaching of Gurdjieff and Ouspensky. 5 vols. Colorado: Shambhala Publ., 1985.
NICOLL, M. Selections From Meetings in 1953. Utrecht: Eureka Editions, 1997.
NICOLL, M. The New Man. Colorado: Shambhala Publ., 1984.
NICOLL, M. The Mark. Londres: Watkins, 1981.
NICOLL, M. Simple Explanation of Work Ideas. Missouri: Ash Grove Press, 1998.
NICOLL, M. Living Time. Colorado: Shambhala Publ., 1985.
NICOLL, M. Informal Work Talks and Teachings. Quacks Books, 1995.
NOTT, C. S. Teachings of Gurdjieff – A Pupil's Journal. Nova York: Penguin Arkana, 1990.
NOTTINGHAM, R. The Fourth Way and Esoteric Christianity. Indiana: Theosis Books, 2009.
NOTTINGHAM, R. Fourth Way Teachings. Indiana: Theosis Books, 2014.
NOTTINGHAM, R. Practical Christianity. Indiana: Theosis Books, 2010.
NOTTINGHAM, T. The Wisdom of the Fourth Way. Indiana: Theosis Books, 2011.
OUSPENSKY, P. D. Conscience – The Search for Truth. Londres: Routledge and Kegan Paul, 1979.
OUSPENSKY, P. D. A New Model of the Universe. Nova York: Vintage Books, 1971.
OUSPENSKY, P. D. A Further Record. Nova York: Penguin Arkana, 1986.
OUSPENSKY, P. D. Psicologia da Evolução Possível ao Homem. São Paulo: Ed. Pensamento, 1997.
OUSPENSKY, P. D. The Fourth Way. Nova York: Vintage Books, 1971.

OUSPENSKY, P. D. Fragmentos de um Ensinamento Desconhecido. São Paulo: Ed. Pensamento, 1993.

PENTLAND, J. Exchanges Within. Nova York: Jeremy P. Tarcher – Penguin, 2004.

POGSON, B. The Work Life. Massachusetts: Samuel Weiser, 1994.

POGSON, B. Work Talks at The Dicker 1966. Quacks Books, 1993.

POGSON, B. Mind and Energy. Utrecht: Eureka Editions, 2000.

POGSON, B. Rogue Elephant. Utrecht: Eureka Editions, 2003.

QUEIROZ, M. S. Em Busca do Paraíso Perdido. São Paulo: Ed. Mercúryo, 1995.

SALZMANN, O. L. Lo Real Permanece Invisible. Bogotá: Corporación Ojodeagua, 2005.

SALZMANN, J. The Reality of Being. Colorado: Shambhala Publ., 2011.

SPEETH, K. R. O Trabalho de Gurdjieff. São Paulo: Ed. Cultrix, 1989.

VAYSE, J. Rumo ao Despertar a Si Mesmo. São Paulo: Ed. Pensamento, 1993.

WALDBERG, M. Gurdjieff – An Approach to His Ideas. Nova York: Penguin Arkana, 1989.

WALKER, K. Os Ensinamentos de Gurdjieff. Rio de Janeiro: Ed. Martins Fontes, 1988.

WELLBELOVED, S. Gurdjieff – The Key Concepts. Londres: Routledge, 2003.

https://www.facebook.com/GryphusEditora/

twitter.com/gryphuseditora

www.bloggryphus.blogspot.com

www.gryphus.com.br

Este livro foi diagramado utilizando a fonte Adobe Garamond Pro
e impresso pela Gráfica Decolar, em papel offset 75 g/m²
e a capa em papel cartão supremo 250 g/m².